作業療法学

ゴールド・マスター・テキスト

作業療法管理学

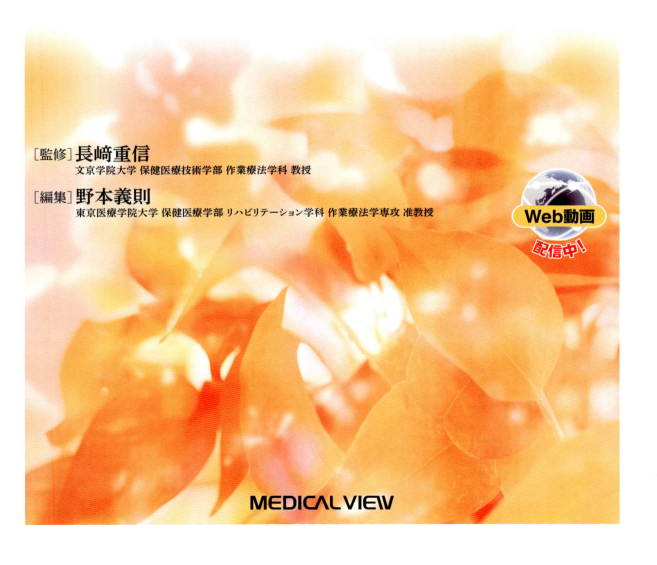

[監修] **長﨑重信**
文京学院大学 保健医療技術学部 作業療法学科 教授

[編集] **野本義則**
東京医療学院大学 保健医療学部 リハビリテーション学科 作業療法学専攻 准教授

Web動画 配信中！

MEDICAL VIEW

Gold Master Textbook : Occupational Therapy Management
(ISBN 978-4-7583-2265-2 C3347)

Chief Editor : NAGASAKI Shigenobu
Editor : NOMOTO Yoshinori

2024. 12. 10 1st ed

©MEDICAL VIEW, 2024
Printed and Bound in Japan

Medical View Co., Ltd.
2-30 Ichigayahonmuracho, Shinjyukuku, Tokyo, 162-0845, Japan
E-mail   ed@medicalview.co.jp

監修の序

『作業療法学ゴールド・マスター・テキスト シリーズ』は，2010年の発刊から15年経ち，本テキストシリーズも「作業療法学概論」・「作業学」・「作業療法評価学」・「身体障害作業療法学」・「高次脳機能障害作業療法学」・「精神障害作業療法学」・「発達障害作業療法学」・「老年期作業療法学」・「地域作業療法学」・「日常生活活動学（ADL）」・「福祉用具学」・「義肢装具学」に今回の，「作業療法管理学」を加え全13巻となりました。

第3版改訂時の2020年は，作業療法教育の変革の年でした。臨床実習では，学生が実習指導者の下で対象者の評価から治療まで行う学生主体の形態から，実習指導者の行う対象者の評価から治療を，学生は見学し，模倣し，一部対象者に実施し，実習指導者はその場で学生にフィードバックするというクリニカル・クラークシップの作業療法参加型への転換，地域作業療法実習の追加という大きな変更がありました。

そこで執筆者の先生方には，教科書の内容が作業療法参加型臨床実習との関連性がわかるように示していただき，動画も提供していただきました。また，2020年はコロナ禍により教育方法の変更を求められた年でもあり，対面授業を遠隔授業に切り替え，実習や実技科目が大きな影響を受けました。臨床実習は模擬患者を用いた学内実習に切り替えたところも多かったかと思います。このような状況のなかで，アクティブ・ラーニングの重要性が再認識されたように思います。教室に学生を集めて講義し，試験やレポートを課すスタイルから，学生は自宅でネット配信された講義動画を視聴し，その都度課題レポートを提出し，教員が評価とコメントをつけて返却することが繰り返されました。学生が講義動画から課題を理解し，自ら調べ，課題を分析するということを，学生自身が行う授業形態がアクティブ・ラーニングです。これを進めるために，教員は個々の学生との双方向での情報のやり取りをする機会を増やした結果，個々の学生への指導量は増えましたが，学生の主体的な学びが伸びたように思われます。

パソコン等を用いたeラーニングに関しては，文部科学省が2024年に小中高でデジタル教科書の配布を始めました。今回の遠隔授業の経験から，動画媒体がアクティブ・ラーニングにも役立つと考えます。『作業療法学ゴールド・マスター・テキスト シリーズ』も，時代の要請に応えられるよう変化させていきたいと考えています。

今回追加しました「作業療法管理学」を含め，本シリーズをよりよいものにするためにも，諸氏の忌憚ないご意見を聞かせていただければ幸いです

2024年10月

文京学院大学
長﨑重信

編集の序

　本書は『作業療法学ゴールド・マスター・テキスト シリーズ』に新たに加わりました「作業療法管理学」の教科書です。作業療法の専門分野に新設された必修科目である「作業療法管理学」のわかりやすい教科書となることを目指しました。本科目の教育の目標である「医療保険制度，介護保険制度を理解し，職場管理，作業療法教育に必要な能力を培うとともに，職業倫理を高める態度を養う」，これを達成できるよう，過不足なくわかりやすくなるようにと，『作業療法学ゴールド・マスター・テキスト シリーズ』の特徴を踏襲し，多くのすばらしい先生方とともに作成しました。

　本書では，各項目の要点が理解されやすいように，できるだけ表を用いて整理し，ふんだんに図やイラストを用いて，記述内容を視覚的にイメージできるようにもしました。また，学習者が興味をもって主体的に学び，クラスメイトとともに協力して学び合うことを促すような内容を「アクティブラーニング」として掲載しました。これは，学力の三要素の一つである「主体性をもって学ぶ態度」への対応を心がけたものであり，本書内でも強調した「自ら学ぶ姿勢」や「チーム医療」などの実践的練習ができるようにしたものでもあります。事例を用いた「Case Study」により，臨床場面などでの具体的な対応を考えながら学べるようにもしております。さらに「作業療法参加型臨床実習に向けて」として，学習した内容を実習でどのように活かすかなど，見学・模倣・実施のポイントを記載しました。これらは，本書での学びが，知識としてはもちろん，実習や臨床現場で実際に使えるものとなることを目指したものです。もちろん，作業療法管理学で扱う内容は「作業療法士国家試験」でも出題されます。「試験対策Point」として国家試験の頻出事項などを網羅し，その対策としても有効なものになると自負しています。

　本書は，作業療法管理学で扱う内容，すなわち社会制度，職場管理，倫理，作業療法教育などを専門とされる先生方に執筆いただいております。これらの内容についての研究者はもちろん，社会制度や倫理に関する諸問題などについて実践的に取り組まれている方，リハビリテーション部門や施設などの管理責任者を現在もされている方，臨床実習を含む教育，国際交流や研究指導の現場で活躍する方，それぞれの領域のエキスパートといえる方々にご執筆いただき，充実した内容の教科書となりました。ご執筆いただいた方々に心より御礼申し上げます。

　本書の編集では「学生や臨床家など，読み手にとってわかりやすいもの」となるように，最大限の配慮を行いました。また内容面に関しては最善を尽くしてはおりますが，本書の活用に際して，お気づきの点がございましたら，ぜひご意見をお寄せいただけたら幸いに存じます。

　社会制度の変化，社会の多様化，それらに伴い作業療法士の役割も変化しており，これからも変化し続けていくでしょう。本書が，これからの時代にふさわしい作業療法士の養成に役立つことを願ってやみません。

2024年10月

東京医療学院大学
野本義則

執筆者一覧

監修

長﨑重信 文京学院大学 保健医療技術学部 作業療法学科 教授

編集

野本義則 東京医療学院大学 保健医療学部 リハビリテーション学科 作業療法学専攻 准教授

執筆者（掲載順）

野本義則 東京医療学院大学 保健医療学部 リハビリテーション学科 作業療法学専攻 准教授

古田常人 東京医療学院大学 保健医療学部 リハビリテーション学科 作業療法学専攻 教授

田中秀宜 文京学院大学 保健医療技術学部 作業療法学科 准教授

太田睦美 元 竹田健康財団 介護福祉本部長代理, 日本作業療法士協会 倫理委員会委員長

平野大輔 国際医療福祉大学 保健医療学部 作業療法学科 准教授

佐伯まどか 横浜鶴見リハビリテーション病院 リハビリテーション技術科

宮　訓子 横浜相原病院 リハビリテーション技術科

金山　桂 介護老人保健施設 千の風・川崎

生方　剛 東京医療学院大学 保健医療学部 リハビリテーション学科 作業療法学専攻

清野由香里 いろどり訪問看護リハビリステーション

菅原　章 釜石リハビリテーション療法士会

下岡隆之 帝京平成大学 健康メディカル学部 作業療法学科 准教授

内山博之 横浜リハビリテーション専門学校 作業療法学科

木村修介 合同会社RURA アイ・エル訪問看護ステーション 代表

大郷和成 遊びリパーク lino'a

木村　達 鶴巻温泉病院 リハビリテーション部

北島栄二 国際医療福祉大学 小田原保健医療学部 作業療法学科 学科長

河野　眞 国際医療福祉大学 小田原保健医療学部 作業療法学科 教授

今井　孝 東京医療学院大学 保健医療学部 リハビリテーション学科 作業療法学専攻 助教

沼田一恵 神奈川県作業療法士会

宮寺亮輔 東京都立大学 健康福祉学部 作業療法学科 准教授

錠内広之 日本鋼管病院 リハビリテーション技術科 科長

髙橋香代子 北里大学 医療衛生学部 リハビリテーション学科 作業療法学専攻 教授

神保洋平 湘南医療大学 保健医療学部 リハビリテーション学科 作業療法学専攻

神山真美 上尾中央医療専門学校 作業療法学科 学科長

奥原孝幸 神奈川県立保健福祉大学 保健福祉学部 リハビリテーション学科 作業療法学専攻 教授

戸塚香代子 川崎市中央療育センター リハビリテーション部 部長

久保田哲夫 元 介護老人保健施設ビバ・フローラ リハビリテーション科

v

目次

本書の特徴 ………………………………………………………………………………… xi

動画の視聴方法 …………………………………………………………………………… xii

1　作業療法管理学の概要　　1

1　作業療法管理学とは　　野本義則　2

❶ 作業療法管理学とは ………………………………………………………………… 2

❷ 作業療法管理学の新設の背景と作業療法管理学を学ぶ意義 …………………… 3

❸ 本書のねがい ………………………………………………………………………… 6

2　作業療法士と倫理　　9

1　作業療法士としての責務と役割　　10

❶ 作業療法士に求められるもの ………………………………… 野本義則　10

❷ 基本的人権の理解と擁護 ……………………………………… 野本義則　17

❸ 多様性の理解 …………………………………………………… 野本義則　24

❹ 作業療法士に求められる資質 ………………………………… 古田常人　28

❺ チームの一員としての作業療法士 …………………………… 田中秀宜　35

2　倫理規範，倫理原則　　44

❶ 倫理とは ………………………………………………………… 野本義則　44

❷ 日本作業療法士協会の倫理綱領と職業倫理指針 …………… 太田睦美　49

❸ 作業療法をとりまく倫理的課題 ……………………………… 太田睦美　54

3 作業療法研究における倫理
平野大輔　59

❶ 作業療法士の研究 　59

❷ 研究倫理 　60

Case Study Answer 　65

3 業務管理
67

1 作業療法部門管理業務
68

❶ 作業療法部門の日常業務 　野本義則, 佐伯まどか, 宮 訓子, 金山 桂　68

❷ 業務管理 　田中秀宜　70

❸ 人事管理 　田中秀宜　76

❹ 物品管理 　Web動画　生方 剛　87

❺ 組織とは 　野本義則, 佐伯まどか, 宮 訓子, 金山 桂　91

2 セーフティマネジメント
98

❶ 安全性の確保 　生方 剛　98

❷ アクシデントとインシデント 　生方 剛　101

❸ 感染制御 　Web動画　生方 剛　103

❹ 災害医療支援 　清野由香里, 菅原 章　107

3 診療録（カルテ）と個人情報管理
112

❶ 診療記録と書類管理 　下岡隆之　112

❷ 個人情報保護 　内山博之　116

❸ 情報のマネジメント 　内山博之　120

4　作業療法士と経営的視点　123

- ❶ 経営的視点とは　………………………………………………………　木村修介　123
- ❷ 業務拡大　………………………………………………………………　木村修介　124
- ❸ 作業療法士の起業　……………………………………………　木村修介，大郷和成　127

5　作業療法の質の保証　131

- ❶ 作業療法の質の保証　……………………………………………………　下岡隆之　131
- ❷ 作業療法と第三者評価　………………………………………　野本義則，木村　達　133
- Case Study Answer　……………………………………………………………………　137

4　社会の動向，保健・医療・福祉制度と作業療法　139

1　現代社会の動向や特性　140

- ❶ 少子高齢社会とその影響　………………………………………………　北島栄二　140
- ❷ 公衆衛生および医療と福祉の動向　………………………………………　河野　眞　146

2　日本における社会保障制度　150

- ❶ 日本における社会保障制度　……………………………………………　北島栄二　150
- ❷ 医療保険制度の特徴と変遷　………………………………………………　今井　孝　157
- ❸ 介護保険制度と作業療法　…………………………………………………　今井　孝　164
- ❹ 障害者福祉制度と作業療法　………………………………………………　沼田一恵　173
- ❺ 地域包括ケアシステムと作業療法　………………………………………　宮寺亮輔　177
- ❻ その他の制度と作業療法　…………………………………………………　今井　孝　181

3 作業療法士の職能団体 錠内広之 189

❶ 日本作業療法士協会 …………………………………………………… 189

❷ 都道府県作業療法士会 …………………………………………………… 193

4 国際社会と作業療法 髙橋香代子 198

❶ 世界の作業療法 …………………………………………………… 198

❷ 国際社会への貢献 …………………………………………………… 200

Case Study Answer …………………………………………………… 204

5 養成教育と卒後教育，作業療法士のキャリア形成 205

1 作業療法士養成教育 野本義則 206

❶ 養成教育の変遷 …………………………………………………… 206

❷ 現在の作業療法教育 …………………………………………………… 207

2 作業療法士養成教育の臨床実習 神保洋平 212

❶ 臨床実習の目的 …………………………………………………… 212

❷ 作業療法参加型臨床実習 …………………………………………………… 215

3 教育方法論 221

❶ 教育とは …………………………………………………… 野本義則 221

❷ 教育目標 …………………………………………………… 野本義則 222

❸ 教育評価 …………………………………………………… 野本義則 224

❹ 学習理論 …………………………………………………… 生方 剛 227

❺ コーチング・ティーチング Web動画 …………………… 生方 剛 228

ix

4 作業療法学生が求められるもの　232

❶ 養成校が求めるもの　野本義則　232

❷ 臨床実習で求められるもの　古田常人　234

❸ 就職活動で求められるもの　神山真美　240

5 卒後教育とキャリア形成　243

❶ 生涯にわたって学ぶ姿勢　奥原孝幸　243

❷ 日本作業療法士協会の生涯教育制度　奥原孝幸　244

❸ 作業療法士と大学院教育　奥原孝幸　245

❹ 作業療法士のキャリア形成　奥原孝幸，沼田一恵，戸塚香代子，久保田哲夫　245

Case Study Answer　252

索引　253

本書の特徴

本書では，学習に役立つ以下の囲み記事を設けております。

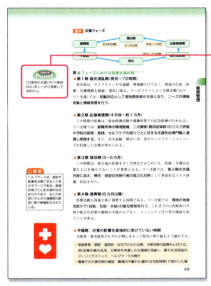

試験対策 point
学内試験や国家試験に役立つ内容を掲載しています。

アクティブラーニング
学生の考える力を養う質問をご提案しています。

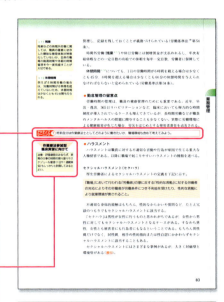

作業療法参加型臨床実習に向けて
新しい実習形式に役立つ解説を掲載しています。

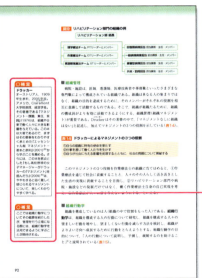

Case Study・Question
授業や自習で活用できる，事例に関する質問を掲載しています。

補足
本文の内容をさらに掘り下げた内容や関連情報，注意点などを解説しています。

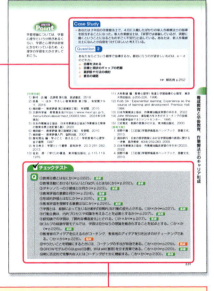

チェックテスト
各項目のまとめを質問形式でまとめた囲み記事です。質問の解答は，当社ウェブサイトに掲載しています。下記URLまたは右のQRコードよりアクセスしてください。

https://www.medicalview.co.jp/download/ISBN978-4-7583-2265-2/

メジカルビュー社ウェブサイト

xi

動画の視聴方法

　本書に掲載の内容の一部は，メジカルビュー社ウェブサイト動画配信サービスと連動しています。動画を配信している箇所には **Web動画** マークが付属しています。動画は，パソコン，スマートフォン，タブレット端末などで観ることができます。下記の手順を参考にご利用ください。なお，動画は今後も追加していく予定でございますので，当社ウェブサイトを随時ご確認ください。

※動画配信は本書刊行から一定期間経過後に終了いたしますので，あらかじめご了承ください。

動作環境
下記は2024年11月時点での動作環境で，予告なく変更となる場合がございます。

- **Windows**
  OS ：Windows 11/10（JavaScriptが動作すること）
  ブラウザ ：Edge・Chrome・Firefox 最新バージョン
- **Macintosh**
  OS ：13/12/11（JavaScriptが動作すること）
  ブラウザ ：Safari・Chrome・Firefox 最新バージョン
- **スマートフォン，タブレット端末**
  2024年11月時点で最新のiOS端末では動作確認済みです。Android端末の場合，端末の種類やブラウザアプリによっては正常に視聴できない場合があります。
  動画を見る際にはインターネットへの接続が必要となります。パソコンをご利用の場合は，2.0 Mbps以上のインターネット接続環境をお勧めいたします。また，スマートフォン，タブレット端末をご利用の場合は，パケット通信定額サービス，LTE・Wi-Fiなどの高速通信サービスのご利用をお勧めいたします（通信料はお客様のご負担となります）。
  QRコードは（株）デンソーウェーブの登録商標です。

■ メジカルビュー社ウェブサイトで動画一覧ページから動画を観る方法

インターネットブラウザを起動し，メジカルビュー社ウェブサイト（下記URL）にアクセスします。

https://www.medicalview.co.jp/movies/

表示されたページの本書タイトルそばにある「動画視聴ページ」ボタンを押します。

ここを押す

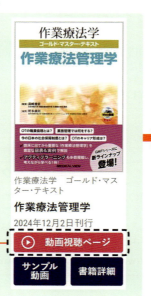

作業療法学　ゴールド・マスター・テキスト
作業療法管理学
2024年12月2日刊行

スマートフォン，タブレット端末で閲覧する場合は，下記のQRコードからメジカルビュー社ウェブサイトにアクセスします。

メジカルビュー社ウェブサイト

パスワード入力画面が表示されますので，利用規約に同意していただき，下記のパスワードを半角数字で入力します。

82330547

本書の動画視聴ページが表示されますので，視聴したい動画のサムネイルを押すと動画が再生されます。

1章

作業療法管理学の概要

作業療法管理学の概要

1 作業療法管理学とは

野本義則

Outline

- ●作業療法管理学の教育目標を理解する。
- ●作業療法管理学の新設の背景を理解する。
- ●作業療法管理学を学ぶ意義を理解する。
- ●本書の構成とねがいについて理解する。

1 作業療法管理学とは

■作業療法管理学の教育目標

　作業療法管理学は，2020年度以降に入学する学生を対象として，2018年10月に公布された「理学療法士作業療法士学校養成施設指定規則の一部を改正する省令」により，作業療法の専門分野に新設された必修科目である（指定規則については「作業療法士養成教育」p.206を参照）[1]。

　この改正の際に示された「理学療法士作業療法士養成施設指導ガイドライン」では，作業療法管理学の教育の目標について以下のように示している[2]。

> 医療保険制度，介護保険制度を理解し，職場管理，作業療法教育に必要な能力を培うとともに，職業倫理を高める態度を養う。

■作業療法管理学に含まれる内容

　2018年の指定規則改正以前から，医療保険制度や介護保険制度などを含む社会保障制度，人事管理や物品管理，セーフティマネジメントなどを含む職場管理，ハラスメントを含む職業倫理，実習に関することを含む作業療法教育に関する内容について，作業療法士養成施設のそれぞれのカリキュラムのなかで取り扱われてきた。

　しかし厚生労働省は，2018年の指定規則改正において，「作業療法管理学」を必修科目と定めている。厚生労働省は今回の改正の趣旨について**表1**のように示している[1]。この趣旨から作業療法管理学においては，高齢化の進展に伴う医療需要の増大に関する内容，地域包括ケアシステムの構築などの社会制度の変化に関する内容，これまでとは異なる役割を果たし，その役割を果たすのに十分な知識を身につけられる内容を含む必要があるととらえられ，作業療法学生はこれらについて学習する必要があるといえる。

表1　指定規則改正の趣旨

高齢化の進展に伴う医療需要の増大や，地域包括ケアシステムの構築等により，理学療法士および作業療法士に求められる役割や知識等が大きく変化してきており，また，理学療法士および作業療法士の学校養成施設のカリキュラムについて，臨床実習の実施方法や評定方法が各養成施設でさまざまである実態を踏まえ，臨床実習の在り方の見直しをはじめ質の向上が求められている

2 作業療法管理学の新設の背景と作業療法管理学を学ぶ意義

作業療法を取り巻く社会の変化から作業療法管理学新設の背景をとらえ，作業療法管理学を学ぶ意義について考える。

■ 人口の高齢化に伴う課題

「令和4年版高齢社会白書」によると，わが国の高齢化率は28.9%であり，2025年には前期高齢者(65〜74歳)の人口は1,497万人，後期高齢者(75歳以上)の人口は2,180万人に達すると予測している[3]。すなわち，国民の約3人に1人が65歳以上，約5人に1人が75歳以上となる。このことは「2025年問題」とも称され，**社会保障費の負担増大**，**医療介護体制維持の困難**，**労働力不足**，といった社会に与える影響が指摘されている(**図1**)。

このような状況に対応するため，医療費抑制や病床確保のための**在院日数の短縮化**，退院支援，日常療養支援，急変時の対応，看取りといった**在宅医療の推進**，住まい・医療・介護・予防・生活支援が一体的に提供される**地域包括ケアシステムの構築**など，さまざまな取り組みが推し進められている。

作業療法士は，このような社会の課題や医療福祉制度の改革をとらえ，即応することが求められる。人口の高齢化に伴う課題に関連する事項について，本書では以下の項目で学習できる。

- 少子高齢社会とその影響(p.140)
- 公衆衛生および医療と福祉の動向 (p.146)
- 社会保障制度の特徴と変遷(p.150)
- 医療保険制度の特徴と変遷(p.157)
- 介護保険制度と作業療法(p.164)
- 障害者福祉制度と作業療法(p.173)
- 地域包括ケアシステムと作業療法 (p.177)
- その他の制度と作業療法(p.181)

図1 2025年問題

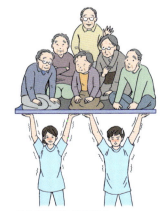
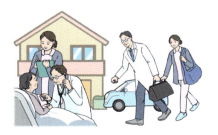
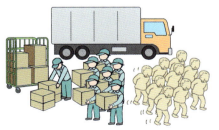

a **社会保障費の負担増大**
多くの高齢者を少ない働き手で支えることになる

b **医療介護体制維持の困難**
少ない人手で在宅で暮らす多くの高齢者の家を訪問

c **労働力不足**
高齢による定年退職や障害で働けない人が増え，働き手が不足

■ 多様性のある社会

　わが国は多様性のある社会を目指している。性別，人種，国籍，年齢，障害の有無などにかかわらず，すべての人が生きがいを感じて，いきいきと暮らすことのできる社会の構築を進めている[4]。作業療法士は，このような多様性のある社会構築に貢献できるように，障害がある者の権利を守り，国際的な視点をもち，多様な文化や価値観・嗜好を理解し，すべての人々のいきいきとした暮らしに寄与することが求められる。多様性社会に関連する事項について，本書では以下の項目で学習できる。

- 基本的人権の理解と擁護(p.17)
- 多様性の理解(p.24)
- 世界の作業療法(p.198)
- 国際社会への貢献(p.200)

■ 患者やその家族の権利意識や医療・福祉に関する関心の高まり

　患者やその家族が医療に対してもつ期待や権利意識が変化し，医療安全に関する意識も高まっている。厚生労働省は，2010年度より「医療の質の評価・公表等推進」に取り組み，この前後から**患者の満足度**といった言葉が使われるようになった。一方，医療や福祉の従事者が起こす事件の報道も少なくなく，医療福祉関係者に対してより高い倫理性を求める声が高まっている。さらには，医療や福祉を受ける側である患者・当事者やその家族に対しても，医療や福祉への主体的な参加が期待されるようになった。

　作業療法士は臨床業務はもちろん，研究においても高い倫理感をもち，医療や福祉の質の担保に貢献し，患者らの意識の変化に対応することが求められる。これらに関する事項について，本書では次の項目で学習できる。

- 倫理とは(p.44)
- 日本作業療法士協会の倫理綱領と職業倫理指針(p.49)
- 作業療法をとりまく倫理的課題(p.54)
- 作業療法士の研究(p.59)
- 研究倫理(p.60)
- 作業療法の質の保証(p.131)
- 作業療法と第三者評価(p.133)

■ チーム医療の一員として（図2）

　厚生労働省は，2010年3月に「チーム医療の推進について(チーム医療の推進に関する検討会 報告書)」をまとめ，医療関連職種に対してチーム医療推進のための方針を示した[5]。作業療法士は，チーム医療の一員であること，医療以外の分野においてもほかの職種との協同が求められていることを自覚しなければならない。チーム医療に関連する事項に関して，本書では以下の項目で学習できる。

- 作業療法士に求められる資質(p.28)
- チームの一員としての作業療法士(p.35)

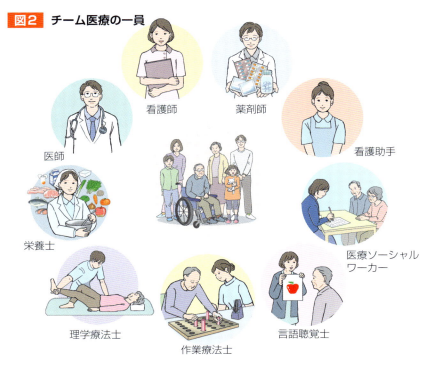

図2 チーム医療の一員

■ 作業療法士の管理部門への参画や作業療法士の開業

　作業療法士がリハビリテーション部門の責任者を務めていることは，特別なことではなくなった。病院や老人保健施設の事務長や副施設長を務めている作業療法士も少なくない。近年では，放課後等デイサービスや訪問看護ステーション，福祉用具販売店を開業する作業療法士もいる。もちろん，日常業務における安全管理や物品管理も，作業療法士にとって重要な仕事である。作業療法士は，日々の業務管理や経営的な視点を含めた職場管理の基礎を学ぶことが求められる。これらに関する事項について，本書では以下の項目で学習できる。

- 作業療法部門の日常業務（p.68）
- 業務管理（p.70）
- 人事管理（p.76）
- 物品管理（p.87）
- 組織とは（p.91）
- 安全性の確保（p.98）
- アクシデントとインシデント（p.101）
- 感染制御（p.103）
- 災害医療支援（p.107）
- 診療記録と書類管理（p.112）
- 個人情報保護（p.116）
- 情報のマネジメント（p.120）
- 経営的視点とは（p.123）
- 業務拡大（p.124）
- 作業療法士の起業（p.127）
- 作業療法士のキャリア形成（p.245）

■ 作業療法士養成教育の変化

　2016年の国会において，理学療法士・作業療法士の臨床実習に関する現状と課題が取り上げられ[6]，リハビリテーション専門職養成課程における臨床実習の在り方に関する議論が加速した。現在の作業療法士養成教育においては，従来の臨床実習の抱える問題点を改善した「作業療法参加型

臨床実習」が行われるようになった。

この作業療法参加型臨床実習の原型ともいえるクリニカルクラークシップは，医療現場などで**学生が主体**となって，実習指導者の下で患者の診療などを行う実習形式である。また日本作業療法士協会の『作業療法教育ガイドライン2019』において，作業療法士の卒前教育の到達目標は「自ら学ぶ力を育て，作業療法の基本的な知識と技能を修得する」と記されている[7]。

従って，学生は実習や学習を受動的に行うのではなく，実習を含む作業療法士養成教育の目標，その実施方法，評価のつけ方などを理解して，それらに即して能動的に学ぶことが求められる。これらに関する事項について，本書では次の項目で学習できる。

- 養成教育の変遷（p.206）
- 現在の作業療法士養成教育（p.207）
- 臨床実習の目的（p.212）
- 作業療法参加型臨床実習（p.215）
- 教育目標（p.222）
- 教育評価（p.224）
- 学習理論（p.227）
- コーチング，ティーチング（p.228）
- 養成校が求めるもの（p.232）
- 臨床実習で求められるもの（p.234）
- 就職活動で求められるもの（p.240）
- 生涯にわたって学ぶ姿勢（p.243）
- 日本作業療法士協会の生涯教育制度（p.244）
- 作業療法士と大学院教育（p.245）

■ 広がる作業療法（士）の役割

作業療法（士）を取り巻く環境は，少子高齢化の進展，医療技術の進歩，社会制度や社会そのものの変化などにより，大きく変わってきた。このような変化に応じて，作業療法（士）は今後さらに幅広い役割を担っていくことが期待されている。そして変化に応じるだけではなく，まだ求められていない新たなニーズを，作業療法士が自ら創造することもその役割ととらえられる。そのような作業療法（士）の変化や発展を支えている，作業療法士の職能団体について理解することも大切である。

従って，これまでの作業療法，今の作業療法，そしてこれからの作業療法について学ぶことが求められる。これらに関する事項について，本書では以下の項目で学習できる。

- 作業療法士に求められるもの（p.10）
- 日本作業療法士協会（p.189）
- 都道府県作業療法士会（p.193）

3　本書のねがい

「管理学」と聞くと，学生にとっては縁遠いものに感じたかもしれない。しかしこの章を読むことで，作業療法管理学で学ぶ内容やその意義が伝わったと思う。本書で作業療法管理学を学ぶことにより，どのように社会が変化したとしても，それに対応し，質の高い作業療法を提供できる作業療法士となることを願う（**図3**）。

さぁ，作業療法管理学を学ぼう。

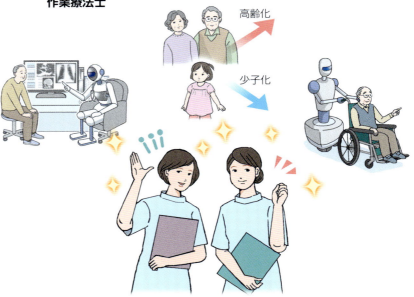

図3 少子高齢化やAI／ロボット時代になっても活躍・成長し続ける作業療法士

【引用文献】
1) 厚生労働省：理学療法士作業療法士学校養成施設指定規則の一部を改正する省令案について（概要）．
2) 厚生労働省：理学療法士作業療法士養成施設指導ガイドラインについて，2018．
3) 内閣府：令和4年度版高齢社会白書，2022．
4) ユニバーサルデザイン2020関係閣僚会議：ユニバーサルデザイン2020行動計画（https://www.kantei.go.jp/jp/singi/tokyo2020_suishin_honbu/ud2020kkkaigi/pdf/2020_keikaku.pdf，2024年1月現在）
5) 厚生労働省：チーム医療の推進について（チーム医療の推進に関する検討会 報告書），2010．
6) 阿部知子：理学療法士・作業療法士の臨床実習に関する質問主意書．第190回国会 質問の一覧，2016．（http://www.shugiin.go.jp/internet/itdb_shitsumon.nsf/html/shitsumon/a190180.htm，2024年2月現在）
7) 日本作業療法士協会教育部：作業療法教育ガイドライン2019，2019．

【参考文献】
1. 日本作業療法士協会教育部：作業療法士養成教育モデル・コア・カリキュラム2019，2019．
2. 日本作業療法士協会：作業療法白書2021，2023．

✓ チェックテスト

Q ①2018年の指定規則改正に伴うガイドラインにおける作業療法管理学の教育目標はなにか（☞p.2）。 基礎

2章

作業療法士と倫理

作業療法士と倫理

1 作業療法士としての責務と役割

野本義則，古田常人，田中秀宜

Outline

● 作業療法管理学を学ぶに当たり，その基礎となる項目を理解する。

● 作業療法について，その定義を理解する。

● 理学療法士及び作業療法士法から，作業療法士の法的義務を理解する。

● 作業療法士の活躍する場，その広がりについて理解する。

● 基本的人権について学ぶ。

● 対象者の人権を擁護する手段・方法について学ぶ。

●「インフォームド・コンセント」について学ぶ。

● 対象者が自己決定できない場合の対応について学ぶ。

●「多様性」について理解する。

● 多様性に関する課題を知り，そこでの作業療法士の役割について理解する。

● 作業療法の教育水準について学ぶ。

● 基礎教育として，社会人基礎力，リベラルアーツ教育などについて学ぶ。

● 作業療法士におけるコンピテンシーについて学ぶ。

● 作業療法士は，さまざまな専門職で構成されるリハビリテーションチームの一員である。

● 作業療法士の業務範囲として，①移動，食事，排泄，入浴等の日常生活活動（ADL：activities of daily living）に関する訓練，②家事，外出等の手段的ADL（IADL：instrumental ADL）訓練，③作業耐久性の向上，作業手順の習得，就労環境への適応等の職業関連活動の訓練，④福祉用具の使用等に関する訓練，⑤退院後の住環境への適応訓練，⑥発達障害や高次脳機能障害等に対するリハビリテーションなどが挙げられる。

● カンファレンスにより，リハビリテーションチームで情報共有を行い，目標や方針を決定する。

● チーム医療とは，「医療に従事する多種多様な医療スタッフが，各々の高い専門性を前提に，目的と情報を共有し，業務を分担しつつも互いに連携・補完し合い，対象者の状況に的確に対応した医療を提供すること」とされている。

● 多職種連携によるチーム医療を推進する目的としては，①疾病の早期発見・回復促進・重症化予防など医療・生活の質の向上，②医療の効率性の向上による医療従事者の負担の軽減，③医療の標準化・組織化を通じた医療安全の向上が挙げられる。

1 作業療法士に求められるもの
野本義則

■ 作業療法とは

あなたは「作業療法」をわかりやすく説明することができるだろうか。作業療法士は，その対象者や家族に対して「作業療法」について説明する場面が多々ある（図1）。ここでは，作業療法の定義から「作業療法」とは何かを振り返っていく。

図1 作業療法とは

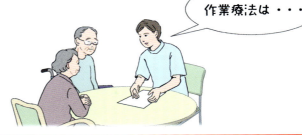

> **アクティブラーニング ①** クラスメイト(作業療法を目指す友達)以外の友達や家族などに、作業療法をわかりやすく伝えてみよう。そして、どのように理解したか確認しよう。

補足

作業療法概論を復習しよう

作業療法とはなにか、その本質を学ぶべき読者の皆さんは、本書の項目だけでなく、作業療法の概要を学ぶ「作業療法概論」の復習もぜひ行ってほしい。また作業療法士になった後も、作業療法概論の教科書を開き、作業療法とはなにか、と立ち返っていただきたい。「作業療法概論」の復習には、『第3版 作業療法学ゴールド・マスター・テキスト 作業療法学概論』を参考にするとよい。

■ 作業療法の定義

定義とは、物事をわかりやすく簡潔に説明することである。従って、作業療法の定義は作業療法をわかりやすく説明したものといえる。

作業療法の定義はいくつかあるが、その代表的なものを以降に示す。

●「理学療法士及び作業療法士法」による定義

1965年に制定された「理学療法士及び作業療法士法」により、作業療法士の資格が定められ、そのなかで作業療法が定義されている(表1)。この「理学療法士及び作業療法士法」による定義について、厚生労働省「医療スタッフの協働・連携によるチーム医療の推進について」(2010年)にて作業療法に含まれるものを「作業療法の範囲」として、表2のように記している。作業療法士はこれらの内容について、作業療法士としての専門性の発揮が期待されていることと理解し、これらに関する知識・技術の向上と他職種との連携に励む必要があると考えられる。

表1 理学療法士及び作業療法士法による作業療法の定義

この法律で「作業療法」とは、身体または精神に障害のある者に対し、主としてその応用的動作能力または社会的適応能力の回復を図るため、手芸、工作その他の作業を行わせることをいう

(文献1より引用)

表2 作業療法の範囲

理学療法士及び作業療法士法第2条第1項の「作業療法」については、同項の「手芸、工作」という文言から、「医療現場において手工芸を行わせること」といった認識が広がっている。以下に掲げる業務については、理学療法士及び作業療法士法第2条第1項の「作業療法」に含まれるものであることから、作業療法士を積極的に活用することが望まれる
- 移動、食事、排泄、入浴等の日常生活活動に関するADL訓練
- 家事、外出等のIADL訓練
- 作業耐久性の向上、作業手順の習得、就労環境への適応等の職業関連活動の訓練
- 福祉用具の使用等に関する訓練
- 退院後の住環境への適応訓練
- 発達障害や高次脳機能障害等に対するリハビリテーション

(文献2より引用)

● 日本作業療法士協会による定義

日本作業療法士協会は，2018年に新たな作業療法の定義を定めた（**表3**）。この定義は，作業療法の現状を十分に反映した表現にすることを重視している。また定義文はこれまでの定義（**表4**）と比べて端的に示され，その詳細は注釈にて説明されている。

この定義は，「作業療法とはなにか」の問いに対する日本作業療法士協会の答えともとらえられ，日本作業療法士協会が作業療法として何を行っていくのかを示すものと考えられる。

表4 日本作業療法士協会の作業療法の定義（2018年改定前）

作業療法とは，身体又は精神に障害のある者，またはそれが予測される者に対し，その主体的な生活の獲得を図るため，諸機能の回復，維持及び開発を促す作業活動を用いて，治療，指導及び援助を行うことをいう

表3 日本作業療法士協会の作業療法の定義

作業療法は，人々の健康と幸福を促進するために，医療，保健，福祉，教育，職業などの領域で行われる，作業に焦点を当てた治療，指導，援助である。作業とは，対象となる人々にとって目的や価値をもつ生活行為を指す

（注釈）
- 作業療法は「人は作業をとおして健康や幸福になる」という基本理念と学術的根拠に基づいて行われる
- 作業療法の対象となる人々とは，身体，精神，発達，高齢期の障害や，環境への不適応により，日々の作業に困難が生じている，またはそれが予測される人や集団を指す
- 作業には，日常生活活動，家事，仕事，趣味，遊び，対人交流，休養など，人が営む生活行為と，それを行うのに必要な心身の活動が含まれる
- 作業には，人々ができるようになりたいこと，できる必要があること，できることが期待されていることなど，個別的な目的や価値が含まれる
- 作業に焦点を当てた実践には，心身機能の回復，維持，あるいは低下を予防する手段としての作業の利用と，その作業自体を練習し，できるようにしていくという目的としての作業の利用，およびこれらを達成するための環境への働きかけが含まれる

（文献3より引用）

● 世界作業療法士連盟による作業療法の定義（**表5**）

世界作業療法士連盟（WFOT：World Federation of Occupational Therapists）は，作業療法士の国際組織であり，作業療法（士）の国際協力，実践力，養成教育などを推進し，社会に貢献することを目的とする組織である。世界作業療法士連盟の定義では，作業療法は**対象者を中心とした，健康とwell being**[*1]の促進にかかわる専門職であることと，その目標は**人々が日常生活の活動に参加できるようにすること**と記されている。

＊1 well being

well beingについて，厚生労働省は「個人の権利や自己実現が保障され，身体的，精神的，社会的に良好な状態にあることを意味する概念」と示している。身体的な良好であるとか健康であるということに留まらない，人間の豊かな生活や幸福といったことを表している。作業療法士は，人々の健康とは，肉体的にも，精神的にも，そして社会的にもwell beingな（満たされた）状態であることを理解することが求められる。

表5 世界作業療法士連盟の作業療法の定義

Occupational therapy is a client-centred health profession concerned with promoting health and well being through occupation. The primary goal of occupational therapy is to enable people to participate in the activities of everyday life. Occupational therapists achieve this outcome by working with people and communities to enhance their ability to engage in the occupations they want to, need to, or are expected to do, or by modifying the occupation or the environment to better support their occupational engagement.

（文献4より引用）

> **アクティブ ラーニング②** 日本作業療法士協会が策定した作業療法の定義の新旧を比較し，その違いや改訂がなぜ必要だったかについて調べよう。

● 作業療法の領域・対象・目的

前述の作業療法の定義から，作業療法の領域・対象・目的について**表6**のように整理する。

表6　作業療法の対象・領域・目的

	対象	領域	目的
理学療法士及び作業療法士法による作業療法の定義	身体または精神に障害のある者	・ADL訓練 ・IADL訓練 ・職業関連活動の訓練 ・福祉用具の使用等に関する訓練 ・退院後の住環境への適応訓練 ・発達障害や高次脳機能障害等	主としてその応用的動作能力または社会的適応能力の回復を図る
日本作業療法士協会の作業療法の定義	身体，精神，発達，高齢期の障害や，環境への不適応により，日々の作業に困難が生じている，またはそれが予測される人や集団	医療，保健，福祉，教育，職業など	・作業に焦点を当てた治療，指導，援助 ・心身機能の回復，維持，あるいは低下を予防 ・作業自体を練習し，できるようにしていく ・環境への働きかけ
世界作業療法士連盟の作業療法の定義	・健康とwell beingに困難を抱える人 ・日常生活活動への参加に困難を抱える人	－	人々が日常生活活動に参加できるようにする

試験対策 Point

理学療法士及び作業療法士法については，本編の内容のほか，制定された年（昭和40年），免許の交付（厚生労働大臣による），業務（医師の指示の下，診療の補助）などの内容がポイントとなるので，確認しておくとよい。

■ 理学療法士及び作業療法士法

1965年（昭和40年），理学療法士及び作業療法士法が身分法として制定された。この法律は，「理学療法士及び作業療法士の資格を定めるとともに，その業務が，適正に運用されるように規律し，もつて医療の普及及び向上に寄与することを目的」としている。ここではこの法律を概観し，作業療法士の法的な義務などを確認する。

● 作業療法士

作業療法士について，この法律では「厚生労働大臣の免許を受けて，作業療法士の名称を用いて，医師の指示の下に，作業療法を行なうことを業とする者をいう」と記されている（第1章第2条4）。

また「作業療法士になろうとする者は，理学療法士国家試験又は作業療法士国家試験に合格し，厚生労働大臣の免許を受けなければならない」とも定めている（第2章第3条）。

第4条では，その欠格事由（該当する者には，免許を与えないことがある）が示されている（**表7**）。また作業療法士が第4条各号のいずれかに該当した場合は，免許が取り消されたり，期間を定めて作業療法士の名称の使用の停止が命じられたりすることがある（第7条，免許の取り消し等）。

表7 作業療法士免許に関する欠格事由

次の各号のいずれかに該当する者には，免許を与えないことがある
一　罰金以上の刑に処せられた者
二　前号に該当する者を除くほか，理学療法士又は作業療法士の業務に関し犯罪又は不正の行為があつた者
三　心身の障害により理学療法士又は作業療法士の業務を適正に行うことができない者として厚生労働省令で定めるもの
四　麻薬，大麻又はあへんの中毒者

(文献1より引用)

● 名称独占

「作業療法士でない者は，作業療法士という名称又は職能療法士その他作業療法士にまぎらわしい名称を使用してはならない」と定められており，これを名称独占という（**図2**）。すなわち，作業療法士は名称独占であるため，無資格者が作業療法に関する業務を行っても問題はない。しかし，無資格者が作業療法士と名乗ると罰則に当たる。

名称独占と対比される言葉として**業務独占**がある。業務独占では，有資格者以外が携わることを禁じられている業務を独占的に行うことができる資格であり，医療職では医師，歯科医師，看護師などが相当する。無資格者がその業務を行うだけで罰則に当たる。また業務独占資格は名称独占資格でもあるので，その資格を名乗って業務を行うことに対しても罰則がある。

図2 業務独占と名称独占

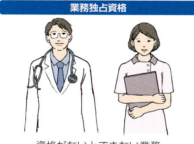

業務独占資格
資格がないとできない業務
医師・看護師等

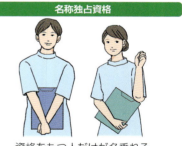

名称独占資格
資格をもつ人だけが名乗れる
作業療法士，理学療法士等

● 守秘義務

「作業療法士は，正当な理由がある場合を除き，その業務上知り得た人の秘密を他に漏らしてはならない。作業療法士でなくなった後においても，同様とする」と定められている。すなわち作業療法士は，知り得た患者や対象者，その家族などに関することを，他者に不必要に漏らしてはならないということである。「業務上知り得た人の秘密」の範囲は広い。主なものを**表8**に示す。

最良な医療を提供するためには，患者に関するさまざまな情報が必要で

表8 主な業務上知り得た人の秘密の範囲

- 一般的患者情報：患者の氏名，生年月日，居住地，家族構成など
- 診療情報（診療録に記載されている内容）：健康状態，病歴，症状の経過，診断名，予後および治療方針など
- その他，患者個人を特定するあらゆる情報

作業療法参加型臨床実習に向けて

実習中の守秘義務に関する注意

実習メモは十分に気をつけて管理する。実習中にメモを紛失した事例は少なくない。万が一メモを落とした際に，そこから「知り得た人の秘密」が漏れないように配慮することが求められる。メモには，患者の氏名を書かないことはもちろん，イニシャルも使用しない。実習病院名等も記載しないなど，第3者が見てわからないように記載する工夫が求められる。各養成施設の実習要綱などでしっかり確認すること。

あり，作業療法士はその開示を患者に求めることがある。その際，患者の作業療法士に対する信頼がなければ，安易に開示できない。守秘義務は，患者が安心して個人の情報を開示できるよう，作業療法士に対する「信頼」のためにある義務と理解する必要がある。

　なお守秘義務は，作業療法士の仕事を離れた後も守らねばならない。守秘義務を怠った場合には，刑法により罰せられる（刑法第134条，6カ月以下の懲役または10万円以下の罰金）。

■ 作業療法士が活躍する場
● 作業療法士の働く場

　作業療法士の有資格者数は，2023年の時点で11万人を超えている（日本作業療法士協会調べ）。これらの作業療法士の働く場については，日本作業療法士協会が作成した『**作業療法白書2021**』[*2]の調査によると，医療関連施設で働く作業療法士が最も多く，特に一般病院や精神科病院といった病院で働く作業療法士が多い[5]。次いで介護関連施設で働く作業療法士が多く，そのなかでは介護老人保健施設や通所リハビリテーションに勤務，また訪問リハビリテーションに従事する作業療法士が多い。割合としては少ないものの，障害関連施設で働く作業療法士もおり，放課後等デイサービスなどの児童福祉法関連施設，障害福祉サービス事業所などの障害者総合支援法関連施設が含まれる（図3）。

> ＊2　作業療法白書
> 作業療法白書は，日本作業療法士協会が作業療法（士）の現状分析やその動向を調査し，今後の見とおしを記した，作業療法士や医療従事者のみならず，国民にとっても有益な資料といえる。1985年に発刊されて以来，5年ごとに発刊されている。調査の対象は日本作業療法士協会会員となるため，より正確な調査結果を得るためには，多くの作業療法士が日本作業療法士協会に入会することが望まれる（日本作業療法士協会についてはp.189参照）。

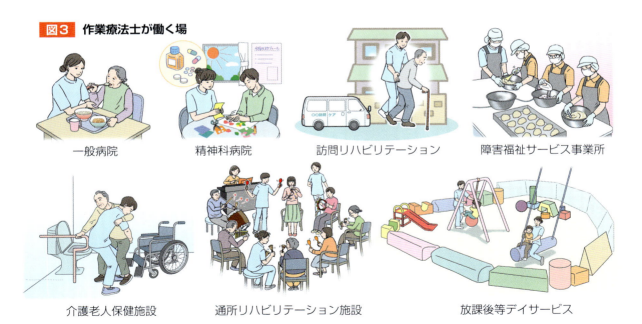

図3　作業療法士が働く場

一般病院　　精神科病院　　訪問リハビリテーション　　障害福祉サービス事業所

介護老人保健施設　　通所リハビリテーション施設　　放課後等デイサービス

> アクティブラーニング ③　これまでの作業療法白書を用いて，作業療法士の働く場やその変化について調べてみよう。

● 広がる作業療法士の活躍の場（図4）

　日本作業療法士協会の作業療法の定義には、「人々の健康と幸福を促進するために、医療、保健、福祉、教育、職業の領域で行われる」といった記述があるように、作業療法士の活躍の場の中心はこれらの領域にあるといえる（表9）。一方で作業療法士の対象については、「日々の作業に困難が生じている、またはそれが予測される人や集団」と記されている。すなわち、作業に困りごとを抱えている人、その人を支援する場所のすべてが、作業療法士が活躍する場といえる。中心となる領域から、困りごとを抱える対象者へ手を伸ばすことで、作業療法士が活躍する場はますます広がっている（作業療法士の起業や企業に勤める作業療法士の事例はp.128, 130参照）。

表9　作業療法士が活躍する場

医療	病院，クリニックなど
介護	介護老人保健施設，通所リハビリテーション施設，訪問看護ステーションなど
福祉	放課後等デイサービス，就労移行支援事業所など
保健	保健所，市町村保健センターなど
教育	特別支援学校，教育委員会など
職業	障碍者就労・生活支援センター，ハローワークなど

図4　広がる作業療法士が活躍する場

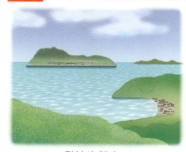
僻地や離島

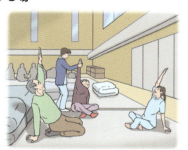
災害や避難所

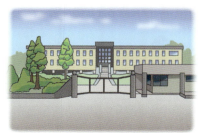
刑事司法領域

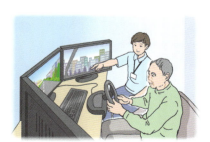
自動車運転

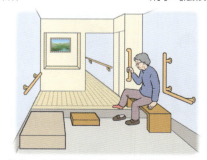
住宅・生活用具企業，介護用品ショップ

> **アクティブラーニング ④** あなたの作業療法士養成校の先生は，教員になる前にどのような臨床現場で働いていただろうか。臨床現場でのお話を聞いてみよう。また，あなたは作業療法士として，将来どのようなことを取り組んでみたいだろうか。クラスメイトと話し合ってみよう。

② 基本的人権の理解と擁護

■ 作業療法に関する人権の理解

作業療法士は，高度な知識や技術はもちろんのこと，対象者の心と向き合い，その生命や尊厳を守るための**高い人権の意識**が必要となる。ここでは人権に関する基本的なことを確認し，作業療法士が直面する人権の問題について学ぶ。

● 人権とは

日本国憲法における人権

人権とは，「人間が誰もが生まれながらにして持っている基本的な権利のこと」をいう。日本国憲法では，このことを「基本的人権」と記し，憲法第11条にて基本的人権は誰からも侵害されない永久の権利として，すべての国民に与えられることが定められている。

基本的人権には，**自由権，平等権，社会権，参政権，請求権**がある（**表10**）。憲法13条（「すべて国民は，個人として尊重される。生命，自由及び幸福追求に対する国民の権利については，公共の福祉に反しない限り，立法その他の国政の上で，最大の尊重を必要とする」）は基本的人権の核をなすものである。

表10 日本国憲法の基本的人権の内容

自由権	思想・良心の自由，信教の自由，学問の自由，表現の自由，職業選択の自由
平等権	人種，信条，性別，社会的身分または門地により差別されないといった権利
社会権	健康で文化的な最低限度の生活を営む権利（生存権），教育を受ける権利
参政権	国民が政治に参加する権利（選挙権，被選挙権）
請求権	国民が国などに対し行為を要求する権利，裁判を受ける権利

憲法第25条（「(1)すべて国民は，健康で文化的な最低限度の生活を営む権利を有する。(2)国は，すべての生活部面について，社会福祉，社会保障及び公衆衛生の向上及び増進に努めなければならない」）は，国民の**生存権**を保障しており，この生存権を保障する方法の一つに社会保障がある。作業療法士に関係する社会保障については第4章2（p.150）を参照。

個人の尊厳

広辞苑によれば，「尊厳」とは，「尊く厳かなこと。気高く犯しがたいこと」とされる[6]。

尊厳は，個人が自己と他者の双方を尊重することにより実現される，人々の生活のなかで重要なものである。憲法13条には，すべての個人が互いを尊重すること，生命の安全が守られ，自由や幸せになることが保障されること，社会全体の利益のために個人の人権が制限されること（公共の福

祉），が記されており，これらは**個人の尊厳**について規定している（**図5**）。

個人の尊厳は，個人の考えが優先されたり，他者の考えや利益を無視したりしてよいということではない。その際には**公共の福祉**[*3]により人権相互の調整を行う。

> **＊3 公共の福祉**
> 人権と人権の衝突（例：表現の自由と名誉毀損）を公平に調整するものであり，「社会全体の利益を考えた場合に，個々人の人権が制限されることがある」というのが，公共の福祉の考え方である。

図5 個人の尊厳

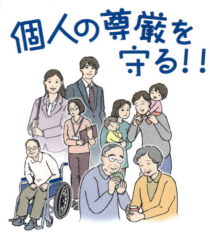

人権に関する課題

人権に関するわが国が抱える課題について，法務省では啓発活動強調事項として17項目を挙げている（**表11**）。「人々の健康と幸福を促進する」作業療法士は，これらの課題にさらにかかわることが求められる。

表11 人権に関するわが国が抱える課題

(1) 女性の人権を守ろう
(2) こどもの人権を守ろう
(3) 高齢者の人権を守ろう
(4) 障害を理由とする偏見や差別をなくそう
(5) 部落差別（同和問題）を解消しよう
(6) アイヌの人々に対する偏見や差別をなくそう
(7) 外国人の人権を尊重しよう
(8) 感染症に関連する偏見や差別をなくそう
(9) ハンセン病患者・元患者やその家族に対する偏見や差別をなくそう
(10) 刑を終えて出所した人やその家族に対する偏見や差別をなくそう
(11) 犯罪被害者やその家族の人権に配慮しよう
(12) インターネット上の人権侵害をなくそう
(13) 北朝鮮当局による人権侵害問題に対する認識を深めよう
(14) ホームレスに対する偏見や差別をなくそう
(15) 性的マイノリティに関する偏見や差別をなくそう
(16) 人身取引をなくそう
(17) 震災等の災害に起因する偏見や差別をなくそう

（文献7より引用）

アクティブラーニング⑤ 法務省の啓発活動強調事項の17項目について，その具体的な内容を調べよう。

● 日本作業療法士協会の倫理綱領・職業倫理指針における人権

日本作業療法士協会はその倫理綱領のなかで，「作業療法士は，個人の人権を尊重し，思想，信条，社会的地位等によって個人を差別することをしない」と定めている。また日本作業療法士協会の職業倫理指針では，「第4項 人権尊重・差別の禁止」にて，「個人の人権尊重，思想・信条・社会的地位による差別の禁止，業務遂行における人権尊重，セクシャルハラスメント・パワーハラスメントの防止」について定めている（**表12**）。

なお倫理綱領・職業倫理指針についてはp.49参照。

表12 作業療法士の人権尊重について

作業療法士は，対象者の思想，信条，出生により決定される社会的身分や後天的な社会的地位のほか，国籍，人種，民族，性別，年齢，性的指向，宗教，疾病，障害，経済状態，ライフスタイルにより，差別的な言動や行動，不平等・不利益な対応，サービス提供の拒否を行ってはならない。日常生活のなかで人権尊重の意識がより高められるよう，地域や家庭においてもさまざまな人権問題に対する理解と認識を深める努力が必要である

（文献8より引用）

■ 患者・対象者の権利とその擁護

作業療法士は，かかわる患者や対象者が，抱える病気や怪我などの理由や精神疾患や認知機能の低下により，自分で意思決定や判断が困難になったときであっても，その人の人権を保持するように努めなければならない。一方医療の歴史を振り返ると，医療の名の下に患者の人権を侵害した重大な事件は決して少なくない。

ここでは患者・対象者の権利とその擁護について確認する。

アクティブ ラーニング ❻ わが国の医療の歴史において，医療の名の下に患者の人権が侵害された問題について調べてみよう。

● 患者・対象者に対する人権侵害

患者や対象者に対する人権侵害は，現代においても暴行や虐待，差別などさまざまな問題が生じている。近年でも例えば，感染症に関連した差別やプライバシーの侵害，精神科病院内での暴言・暴力，高齢者施設での劣悪な処遇，障害者に対する嫌がらせやいじめ，これらに限らずさまざまな人権侵害が**虐待**として報じられている。**虐待の種類**について**表13**に示す。

医療や福祉の現場では，患者や対象者が自ら意思決定せず，「先生にお任せします」と治療者にすべてを委ねることがある。治療者も「患者さんのためになる」という考えから，本人の意思とは異なる行為をしたり，自立の意欲を阻害したりすることがある。

「その人のために」と考え，その人の意思決定や行動に干渉することを**パターナリズム**といい，これも患者・対象者の権利の侵害となる。

作業療法士と倫理

19

表13　虐待の種類

虐待の種類	内容
身体的虐待	殴る，蹴る，つねる，やけどをさせるなど暴力を振るう，体を縛りつける，過剰な投薬で動きを抑制するなど
心理的虐待	どなる，ののしる，無視する，脅しや侮辱などの言葉や態度で精神的に苦痛を与えるなど
経済的虐待	必要なお金を与えない，本人の合意なく預貯金や年金・賃金などを流用する，勝手に財産を処分するなど
性的虐待	性的行為の強要，下半身を裸にして放置するなど
ネグレクト(介護・世話の放棄・放任)	おむつを替えない，食事を与えない，入浴をさせない，不潔な環境に置く，必要な医療・介護サービスを受けさせないなど

アクティブラーニング⑦ 最近の患者・利用者の人権が侵害された問題について調べてみよう。

● 患者・利用者の権利

　患者のもちうる権利に関して宣言したものに，世界医師会(WMA：World Medical Association)による「患者の権利に関するWMAリスボン宣言」がある(**表14**)。WMAの宣言ではあるが，その序文には「**医師および医療従事者**，または医療組織は，この権利を認識し，擁護していくうえで共同の責任を担っている」と記されており，作業療法士も認識すべき宣言といえる。

表14　患者の権利に関するWMAリスボン宣言(日本医師会 訳)

1. 良質の医療を受ける権利	a. すべての人は，差別なしに適切な医療を受ける権利を有する b. すべての患者は，いかなる外部干渉も受けずに自由に，臨床上および倫理上の判断を行うことを認識している医師から治療を受ける権利を有する c. 患者は，常にその最善の利益に即して治療を受けるものとする。患者が受ける治療は，一般的に受け入れられた医学的原則に沿って行われるものとする d. 質の保証は，常に医療のひとつの要素でなければならない。特に医師は，医療の質の擁護者たる責任を担うべきである e. 供給を限られた特定の治療に関して，それを必要とする患者間で選定を行わなければならない場合は，そのような患者はすべて治療を受けるための公平な選択手続きを受ける権利がある。その選択は，医学的基準に基づき，かつ差別なく行われなければならない f. 患者は，医療を継続して受ける権利を有する。医師は，医学的に必要とされる治療を行うにあたり，同じ患者の治療にあたっているほかの医療提供者と協力する責務を有する。医師は，現在と異なる治療を行うために患者に対して適切な援助と十分な機会を与えることができないならば，今までの治療が医学的に引き続き必要とされる限り患者の治療を中断してはならない
2. 選択の自由の権利	a. 患者は，民間，公的部門を問わず，担当の医師，病院，あるいは保健サービス機関を自由に選択し，また変更する権利を有する b. 患者はいかなる治療段階においても，ほかの医師の意見を求める権利を有する
3. 自己決定の権利	a. 患者は，自分自身にかかわる自由な決定を行うための自己決定の権利を有する。医師は，患者に対してその決定のもたらす結果を知らせるものとする b. 精神的に判断能力のある成人患者は，いかなる診断上の手続きないし治療に対しても，同意を与えるかまたは差し控える権利を有する。患者は自分自身の決定を行ううえで必要とされる情報を得る権利を有する。患者は，検査ないし治療の目的，その結果が意味すること，そして同意を差し控えることの意味について明確に理解するべきである c. 患者は医学研究あるいは医学教育に参加することを拒絶する権利を有する

(次ページに続く)

4. 意識のない患者	a. 患者が意識不明かその他の理由で意思を表明できない場合は，法律上の権限を有する代理人から，可能な限りインフォームド・コンセントを得なければならない b. 法律上の権限を有する代理人がおらず，患者に対する医学的侵襲が緊急に必要とされる場合は，患者の同意があるものと推定する。ただし，その患者の事前の確固たる意思表示あるいは信念に基づいて，その状況における医学的侵襲に対し同意を拒絶することが明白かつ疑いのない場合を除く c. しかしながら，医師は自殺企図により意識を失っている患者の生命を救うよう常に努力すべきである
5. 法的無能力の患者	a. 患者が未成年者あるいは法的無能力者の場合，法域によっては，法律上の権限を有する代理人の同意が必要とされる。それでもなお，患者の能力が許す限り，患者は意思決定に関与しなければならない b. 法的無能力の患者が合理的な判断をしうる場合，その意思決定は尊重されねばならず，かつ患者は法律上の権限を有する代理人に対する情報の開示を禁止する権利を有する c. 患者の代理人で法律上の権限を有する者，あるいは患者から権限を与えられた者が，医師の立場から見て，患者の最善の利益となる治療を禁止する場合，医師はその決定に対して，関係する法的あるいはその他慣例に基づき，異議を申し立てるべきである。救急を要する場合，医師は患者の最善の利益に即して行動することを要する
6. 患者の意思に反する処置	患者の意思に反する診断上の処置あるいは治療は，特別に法律が認めるか医の倫理の諸原則に合致する場合には，例外的な事例としてのみ行うことができる
7. 情報に対する権利	a. 患者は，いかなる医療上の記録であろうと，そこに記載されている自己の情報を受ける権利を有し，また症状についての医学的事実を含む健康状態に関して十分な説明を受ける権利を有する。しかしながら，患者の記録に含まれる第三者についての機密情報は，その者の同意なくしては患者に与えてはならない b. 例外的に，情報が患者自身の生命あるいは健康に著しい危険をもたらすおそれがあると信じるべき十分な理由がある場合は，その情報を患者に対して与えなくともよい c. 情報は，その患者の文化に適した方法で，かつ患者が理解できる方法で与えられなければならない d. 患者は，他人の生命の保護に必要とされていない場合に限り，その明確な要求に基づき情報を知らされない権利を有する e. 患者は，必要があれば自分に代わって情報を受ける人を選択する権利を有する
8. 守秘義務に対する権利	a. 患者の健康状態，症状，診断，予後および治療について個人を特定しうるあらゆる情報，ならびにその他個人のすべての情報は，患者の死後も秘密が守られなければならない。ただし，患者の子孫には，自らの健康上のリスクにかかわる情報を得る権利もありうる b. 秘密情報は，患者が明確な同意を与えるか，あるいは法律に明確に規定されている場合に限り開示することができる。情報は，患者が明らかに同意を与えていない場合は，厳密に「知る必要性」に基づいてのみ，ほかの医療提供者に開示することができる c. 個人を特定しうるあらゆる患者のデータは保護されねばならない。データの保護のために，その保管形態は適切になされなければならない。個人を特定しうるデータが導き出せるようなその人の人体を形成する物質も同様に保護されねばならない
9. 健康教育を受ける権利	すべての人は，個人の健康と保健サービスの利用について，情報を与えられたうえでの選択が可能となるような健康教育を受ける権利がある。この教育には，健康的なライフスタイルや，疾病の予防および早期発見についての手法に関する情報が含まれていなければならない。健康に対するすべての人の自己責任が強調されるべきである。医師は教育的努力に積極的にかかわっていく義務がある
10. 尊厳に対する権利	a. 患者は，その文化および価値観を尊重されるように，その尊厳とプライバシーを守る権利は，医療と医学教育の場において常に尊重されるものとする b. 患者は，最新の医学知識に基づき苦痛を緩和される権利を有する c. 患者は，人間的な終末期ケアを受ける権利を有し，またできる限り尊厳を保ち，かつ安楽に死を迎えるためのあらゆる可能な助力を与えられる権利を有する
11. 宗教的支援に対する権利	患者は，信仰する宗教の聖職者による支援を含む，精神的，道徳的慰問を受けるか受けないかを決める権利を有する

(文献9より引用)

● **患者・利用者権利の擁護**

インフォームド・コンセント（説明と同意）

医療におけるパターナリズムへの反省と，リスボン宣言にある患者の「選択の自由の権利」「自己決定の権利」などに基づき，患者の意思を尊重し，その権利を守るためにインフォームド・コンセント（説明と同意）という考え方がある（図6）。

インフォームドは，「患者がしっかりと情報を得ている」ということであり，単に「治療者が患者に説明すればよい」ということではない。治療者は患者に丁寧に説明し，患者の理解を得られるようにしなくてはならない。

コンセントは，患者本人による自己決定であり，患者の意思が最大限尊重されることである。

すなわちインフォームド・コンセントとは，医療従事者からの十分な説明により，患者が十分に理解し，納得したうえで同意したり，選択したりすることである。

作業療法士が評価や治療・援助などを行う際にも，その目的や内容，治療の見通しなどについて，患者・対象者にわかりやすく丁寧に説明し，十分に理解し納得していることを確認したうえで，その実施についての可否を判断，選択してもらわねばならない。

図6 説明と同意

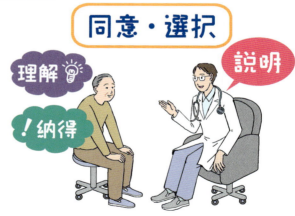

> **作業療法参加型臨床実習に向けて**
>
> インフォームド・コンセントは説明と同意と日本語訳されている。しばしば，「患者に説明し，説明を受けたことの証拠としてサインをもらう」という一連の流れをインフォームド・コンセントと誤解されていることがあるので注意が必要である。実習指導者がインフォームド・コンセントを行っている場面をしっかり見学し，わかりやすく丁寧な説明の仕方を模倣しよう。

対象者が自己決定できない場合の対応

作業療法士は，例えば認知症や知的障害，精神障害，終末期おける意識の障害などにより，自らの意思を自己決定することが困難な患者・対象者とかかわることがある。対象者が自己決定できない場合の対応について，厚生労働省はさまざまな**意思決定ガイドライン**を策定している。代表的なガイドラインにおける意思決定支援の定義を**表15**に示す。

医療や福祉の場面で，「患者の権利を守る」という意味で**アドボカシー**（**advocacy**）という言葉が用いられている。アドボカシーとは，利用者

図7 アドボカシー

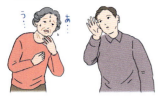
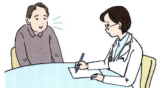

が障害や認知症などにより，自ら意見や希望などを主張できない場合に，援助者がその利用者に代わって気持ちを代弁・擁護し，権利の実現を支援することをいう（図7）。

ガイドラインやアドボカシーに基づく支援であっても，作業療法士は常に本人の自己決定を尊重することが求められることを忘れてはならない。

表15 厚生労働省の意思決定ガイドライン

名称	障害福祉サービスの利用等にあたっての意思決定支援ガイドライン（2017年3月）	認知症の人の日常生活・社会生活における意思決定支援ガイドライン（2018年6月）
意思決定支援の定義	意思決定支援とは，自ら意思を決定することに困難を抱える障害者が，日常生活や社会生活に関して自らの意思が反映された生活を送ることができるように，可能な限り本人が自ら意思決定できるよう支援し，本人の意思の確認や意思および選好を推定し，支援を尽くしても本人の意思および選好の推定が困難な場合には，最後の手段として本人の最善の利益を検討するために事業者の職員が行う支援の行為および仕組みをいう	認知症の人であっても，その能力を最大限活かして，日常生活や社会生活に関して自らの意思に基づいた生活を送ることができるようにするために行う，意思決定支援者による本人支援をいう ・本ガイドラインでいう意思決定支援とは，認知症の人の意思決定をプロセスとして支援するもので，通常そのプロセスは，本人が意思を形成することの支援と，本人が意思を表明することの支援を中心とし，本人が意思を実現するための支援を含む

（文献10, 11より引用）

試験対策Point

看護師や介護福祉士の試験ではリスボン宣言やアドボカシーに関する出題があるので確認しよう。

Case Study

- 70歳代男性，Alzheimer型認知症で老人保健施設に入所中。リハビリテーションの最中に，「長男は立派なんですよ。1番信頼しています」と作業療法士に自慢げに話していた。ある日，久しぶりに長男が面会に来たとき，「お前は誰だ。帰ってくれ」という本人の声と，「お父さん，しっかりしてくれよ」と怒鳴る長男の声が部屋から聞こえた。

Question 1

アドボカシーの視点から，作業療法士が長男に行う対応として，最も適切なものはどれか。
a 長男の面会を禁止する。
b 本人の長男に対する思いを，長男に話す。
c 「この方は長男さんです」と本人に説明する。

☞ 解答 p.65

作業療法士と倫理

3 多様性の理解

■ 多様性の理解に向けて

「多様性のある社会を目指す」「多様性の尊重」といった言葉を耳にしたことがあると思う。2020年のオリンピック・パラリンピック大会の基本コンセプトの一つに「多様性と調和」があった[12]。

世界作業療法士連盟（WFOT）の「作業療法士教育の最低基準2016年 改訂版」のなかにも「多様性」という言葉が多く記されており[13]，すなわち「多様性」に即した作業療法の実践や「多様性」を熟知した作業療法士の養成が求められているととらえられる。

ここでは，多様性に関する知識や課題を学び，作業療法士として，どのような役割があるかについて考えていく。

● 多様性とは

多様性の意味

多様性という言葉には，「いろいろな種類や傾向のものがあること。変化に富むこと」といった意味がある。英語ではdiversity（ダイバーシティ）であり，そこには「ある集団のなかに異なる特徴・特性をもつ人がともに存在する」という意味があり，性別や年齢，国籍，民族的背景，障害の有無，性的指向，宗教・信条，価値観など，それぞれの人がもつ多種多様なバックグラウンドのことを表す。

従って，**多様性の理解や多様性の尊重**とは，性別や年齢，国籍，民族的背景，障害の有無，性的指向，宗教・信条，価値観など，それぞれ個人の違いを認め合い，その考えを理解し合い，尊重し合うことである（図8）。

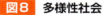

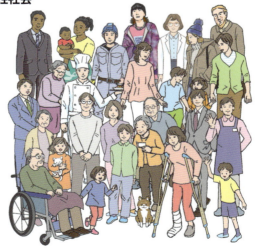

図8 多様性社会

多様性に関する課題

多様性に関する課題として表16のようなものが挙げられる。

表16 多様性に関する課題

	例
性別：男性または女性であることを理由に不当な扱いや差別を受けること	・「家事や子育ては女性がするべきものだ」「女の幸せは結婚」と言われた ・「力仕事は男が」「（食事など）男がおごる（支払う）ものでしょ」と言われた ・髪型や服装から「女（男）らしくない」と言われた
年齢：年齢に基づいた偏見，多くは高齢者に対するもの（エイジズム）	・年齢だけを理由に退職を促された ・「いい年して，そんな服装は派手でみっともない」と言われた ・高齢者であるために，スマホのポイント決済の説明を省かれた
障害児者：障害および社会的障壁による，日常生活や社会生活における制限や不当な扱い	・車椅子を使用している人が，エレベーターがないため上の階にある飲食店を利用できなかった ・スーパーの障害者等用駐車区画に「入り口が近い」という理由で，一般車両が駐車していた ・1人暮らし用の物件を探しに不動産会社へ行ったが，精神障害を理由にアパートを紹介してもらえなかった
感染症や疾病：感染症や疾病に対する知識や理解の不足から生じる，社会生活のさまざまな場面での差別やプライバシー侵害	・感染症のワクチンを接種していないことを理由に，職場を解雇された ・感染者が発生した大学に所属していたため，本人やその家族が来店を拒否された
性的指向・性自認など：LGBTQ＋をはじめ性的マイノリティ（性的少数者）であるために受ける偏見や差別，生活における制限や不当な扱い	・「男のくせに」「女らしくない」などと侮蔑的な言葉を投げかけられた ・職場や学校でのトイレや更衣室の使用の際に，どうしてよいのかわからない ・医療者の無理解のため，受診をためらってしまう
外国人：言語，宗教，文化，習慣等の違いに基づく偏見や差別	・特定の国籍の外国人を排斥する趣旨の言動が公然と行われていた（ヘイトスピーチ） ・名前や外見などを理由にからかわれたり，じろじろ見られたりする

補足　ステレオタイプとエイジズム

「高齢者とはこういう人だ」というイメージをもちがちである。このような「〇〇とは・・・である」といった一律な考え方を**ステレオタイプ**とよび，対象者一人ひとりの個別的な理解の妨げとなる（図9）。
年齢によるステレオタイプに基づいた態度や行動をとることを**エイジズム**（年齢による差別）とよぶ。年齢による偏見や差別は高齢者だけが受けるものではなく，「今どきの若者は・・・」「最近の学生は・・・」などと年長者や目上の人が年齢だけに基づいて若者を見ることも少なくない。
高齢者は**個人差が大きい**という特徴を踏まえ，エイジズムに陥らずに支援することが重要である。

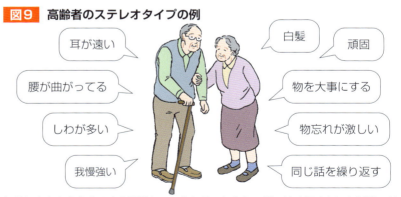

図9　高齢者のステレオタイプの例

加齢にともなう心身の変化は誰にでも生じる。しかし，当てはまる人もいれば当てはまらない人もいる。すなわち個人差が大きい

補足 LGBTQ+

LGBTQ+とは(表17)，セクシュアルマイノリティを代表する「lesbian(レズビアン)」「gay(ゲイ)」「bisexual(バイセクシュアル)」「trans-gender(トランスジェンダー)」「queer/questioning(クィア/クエスチョニング)」の5つの頭文字を取った言葉に，「+(プラスアルファ)」をつけたものである。当事者が自らをポジティブに語る呼称としても用いられ，現在では，「性は男性と女性だけではない」といった多様な性のあり方の表記として，日本でも広まりつつある。作業療法士は，すべての人がどんな性であっても差別されることなく，自分らしく生きることができる社会をつくることに貢献することが重要である。

表17 LGBTQ+

lesbian(レズビアン)	同性を好きになる女性
gay(ゲイ)	同性を好きになる男性
bisexual(バイセクシュアル)	両方の性を好きになる人
trans-gender(トランスジェンダー)	からだの性とこころの性が一致しない人
queer/questioning(クィア/クエスチョニング)	どのセクシュアリティにも当てはまらない人
+(プラスアルファ)	アセクシュアル(他者に対して性的興味をもたない人)，パンセクシュアル(あらゆるセクシュアリティの相手を好きになる人)など

アクティブラーニング ❽ 身近な多様性に関する課題にはどのようなものがあるか，調べてみよう。

補足

性的指向と性自認

性的指向とは，人の恋愛・性愛の対象がどのような性別に向いているかを示す概念である。性の指向は人によって一様ではなく，異性を好きになる人，同性を好きになる人，好きになる相手の性別を問わない人，男性・女性どちらに対しても恋愛感情をあまり抱かないという人もいる。

性自認とは，自分の性別をどのように認識しているかを示す概念で，「心の性」ともいう。身体は男性で，自分を女性と認識している人，身体は女性で，自分を男性と認識している人，男性，女性どちらにも当てはまらないと感じている人もいる。自分の性別をどのように認識するかは人それぞれ違う。「身体の性」と「心の性」が一致しないことにより違和感を覚えたり，身体の手術を通じて「身体の性」と「心の性」の適合を望んだりすることもある。

Case Study

- 90歳代男性，脳血管障害，左片麻痺。リハビリテーション目的で老人保健施設に入所中であったが，誤嚥性肺炎となった。

Question 2

家族への説明として，エイジズムにあたるのはどれか。。
a 「年齢から判断すると，治療への反応は遅いかもしれません」
b 「年齢から判断すると，肺活量が落ちている可能性があります」
c 「年齢から判断すると，何もせず経過をみるのがよいでしょう」

☞ 解答 p.65

● 共生社会の実現に向けて

女性と男性，高齢者と若者，障害の有無や国籍などにかかわらず，誰もがお互いに人格と個性を尊重し，支え合い，多様な在り方を相互に認め合える全員参加型の社会を**共生社会**という。すべての人がお互いの人権や尊厳を大切にし，支え合い，誰もが生き生きとした人生を送ることができる**共生社会**をともに作っていかなければならない。

ノーマライゼーションとソーシャルインクルージョン

ノーマライゼーション(normalization)は，障害のある人をノーマルな人にすることを目的としているのではなく，その障害をともに受容することである。障害があっても，ありのままで健常者とともに生活ができるようにする，すなわち普通(ノーマル)の生活や権利が保障されるよう，環境を整えることである。

ソーシャルインクルージョン(social inclusion)は，日本語では「社会

試験対策 Point

看護師や介護福祉士の試験では、エイジズムや性の多様性に関する出題があるので確認しよう。

補足

ソーシャル・エクスクルージョン（社会的排除）

フランスの戦後復興の際に、社会的に排除されている状態のことを「ソーシャル・エクスクルージョン」とよんだ。その後1980年代に、若者の失業などの社会問題が生じ、ヨーロッパで広まった概念である。日本では、性や人種、階級、民族、能力、障害などを理由に、社会において少数派とみなされ、必要な支援や制度が整備されず、社会的に受け入れられにくい状態を表す。社会福祉の手が届いていない社会的援護を必要とする人々として、厚生省（当時）がまとめた「現代における社会福祉の対象」について表19を示す。

補足

ユニバーサルデザイン2020行動計画[14]

日本では、2020年東京オリンピック・パラリンピック開催に際して、世界に誇れる水準でユニバーサルデザイン化された公共施設・交通インフラを整備し、**心のバリアフリー**を推進することにより、共生社会を実現することを目指した。

的包摂」と訳されており、「すべての人々を孤独や孤立、排除や摩擦から援護し、健康で文化的な生活の実現につなげるよう、社会の構成員として包み支え合う」という理念である。社会的に排除されている状態である「ソーシャル・エクスクルージョン（社会的排除）」の反対語である。

ノーマライゼーションとソーシャルインクルージョンの違いを**表18**に示す。

表18 ノーマライゼーションとソーシャルインクルージョンの違い

	ノーマライゼーション	ソーシャルインクルージョン
対象	障害を抱えている人	すべての人々
目的	その障害をともに受容することであり、彼らにノーマルな生活条件を提供すること	社会的に全体を包み込むこと、つまり誰も排除されず、全員が社会に参画する機会をもてるようにすること

表19 現代における社会福祉の対象

心身の障害・不安	社会的ストレス問題、アルコール依存など
社会的排除や摩擦	路上死、中国残留孤児、外国人の排除や摩擦など
社会的孤立や孤独	孤独死、自殺、家庭内の虐待・暴力など

(文献15より引用)

心のバリアフリーの推進

心のバリアフリーとは、「さまざまな心身の特性や考え方をもつすべての人々が、相互に理解を深めようとコミュニケーションをとり、支え合うこと」である（**図10**）。ユニバーサルデザイン2020関係閣僚会議は、心のバリアフリーを体現するためのポイントを示している（**表20**）。

図10 こころのバリアフリーの例

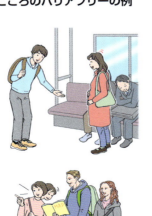
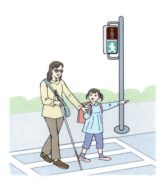
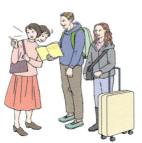
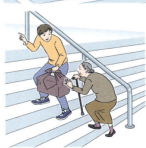

表20	心のバリアフリーを体現するためのポイント

①障害のある人への社会的障壁を取り除くのは社会の責務であるという，「障害の社会モデル」を理解すること
②障害のある人（およびその家族）への差別（不当な差別的取扱いおよび合理的配慮の不提供）を行わないよう徹底すること
③自分とは異なる条件をもつ多様な他者とコミュニケーションをとる力を養い，すべての人が抱える困難や痛みを想像し共感する力を培うこと

アクティブ ラーニング ⑨ あなたの身近な建物（例：学校の校舎）のバリアフリーの状況はどうだろうか。バリアになっているものはないか確認してみよう。

4 作業療法士に求められる資質　　　　　　　古田常人

■ はじめに

「資質」と「能力」は類似する表現であるが，「能力」は環境などの要因に大きく依存することから後天的に錬成することが可能であるのに対して，「資質」は生来備わっているものであるため後からは習得することは不可能であるというイメージがある。「資質」に関して，『広辞苑』（岩波書店）では「うまれつきの性質や才能，資性，天性」と定義されている[6]。また，「資質に恵まれる」「小説家としての資質がある」などの用例にあるように，先天的な性質を表す意味で用いられる。

一方，『作業療法士教育の教育水準 改訂第5版』（以下，『教育水準』）では，教育目標に「豊かな教養を基盤として人間性を豊かにし，作業療法士としての「資質」を高める努力ができる」と明記されており[16]，「資質」も向上できるものとしていると考える。**作業療法の適性というものは，生まれながらにして決定されているような単純なものではなく，養成課程での臨床実習を含めた学びをとおして，徐々に形成されていくものと考える。**

また『教育水準』では，**表21**のように10項目の教育目標が示されている。この『教育水準』では，作業療法士としての資質能力が示されていると考える。養成課程を踏まえた学生の卒業時の教育水準であり，①作業療法スキル（技術，知識，態度および研究），②マネジメント（コミュニケーション，連携力），③社会貢献（後輩育成／地域・国際貢献），④人間性（豊かな教養／倫理・道徳観をもち，多様な価値観の尊重），⑤持続性（①〜④の資質を高め続ける努力）と，これらは作業療法士という専門職が求められているコンピテンシー（p.33参照）ともいえる。

○補足

専門職（教員）の資質に関して，1997（平成9）年7月の教育職員養成審議会の第1次答申において，教員の資質能力とは，一般に専門的職業である「教職」に対する愛着，誇り，一体感に支えられた知識，技能等の総体といった意味内容を有するもので，「素質」とは区別され後天的に形成可能なものと解される」とある[17]。対象者・家族・社会に対しての貢献したい気持ちを背景に知識を蓄え，技術を磨く専門性を高める研鑽は，作業療法という専門職においても同様であり，「資質」とは後天的なものも含めるといえる。

表21 『作業療法士教育の教育水準 改訂第5版』

教育理念	国民の健康増進，保健医療福祉教育就労支援に寄与するために，関連職種と連携し，協力して活動できる質の高い作業療法士を育成する。また，作業療法士の専門性を考慮し，地域特性や作業に焦点を当てた教育の指針を持て，学生自身がその専門性を意識できるようカリキュラムを構成する
教育目標	1）作業療法の専門的実践に必要な基礎知識技術態度を習得する 2）作業療法を利用する人の基本的人権を守る倫理観を身につける 3）作業療法を利用する人の生活歴，社会基盤，価値観，文化などの多様性を尊重できる 4）主体的および創造的に問題を提起し，それを解決する能力を習得する 5）関連する人々と連携した取り組みの必要性を理解する 6）作業療法士の専門的集団の継続的発展のために後輩の育成指導の必要性を理解する 7）作業療法の専門的発展のために必要な研究の基礎知識技術を習得する 8）作業療法士として地域社会に貢献する能力を習得する 9）作業療法の国際的な動向を理解し，将来国際的に貢献できる基礎的能力を身につける 10）豊かな教養を基盤として人間性を豊かにし，作業療法士としての資質を高める努力ができる

(文献16より引用)

　この項では，この『教育水準』を踏まえ「基盤教育（教養）」「専門職教育（コンピテンシー）」の2つの視点で述べていく。「基盤教育」では，社会人基礎力，および新指導要領，合理的配慮などについて説明し，「専門職教育」ではコンピテンシーを中心に述べていく。

■ 基盤教育

● 社会人基礎力

　経済産業省（2006）が主催した有識者会議にて，職場や地域社会で多様な人々と仕事をしていくために必要な基礎的な力を「社会人基礎力」として定義している[18]。この社会人基礎力は，3つの能力と12の能力要素で示されている（**表22**）。元来社会人基礎力は，職場や地域社会で活躍するために必要な能力で，大人になる過程で「自然に」身につくものと考えられ，明確な定義はされてこなかった。しかし，家庭や地域社会の教育力の低下や集団活動への参加の機会が減ることにより，社会人基礎力の自然な獲得は困難となってきていることが指摘され[19]，大学教育における社会人基礎力の教育の必要性が出てきている。

表22 社会人基礎力における3つの能力と12の能力要素

3つの能力	12の能力要素	能力要素概要
前に踏み出す力(アクション): 1歩前に踏み出し，失敗しても粘り強く取り組む力	主体性	物事に進んで取り組む力
	働きかけ力	他人に働きかけ巻き込む力
	実行力	目的を設定し確実に行動する力
考え抜く力(シンキング): 疑問をもち，考え抜く力	課題発見力	現状を分析し目的や課題を明らかにする力
	計画力	課題の解決に向けたプロセスを明らかにし準備する力
	創造力	新しい価値を生み出す力
チームで働く力(チームワーク): 多様な人々とともに，目標に向けて協力する力	発信力	自分の意見をわかりやすく伝える力
	傾聴力	相手の意見を丁寧に聴く力
	柔軟性	意見の違いや立場の違いを理解する力
	情況把握力	自分と周囲の人々や物事との関係性を理解する力
	規律性	社会のルールや人との約束を守る力
	ストレスコントロール力	ストレスの発生源に対応する力

社会人基礎力の評価方法として，全体の評価基準(**表23**)と12の能力要素ごとの具体例が示され，学生が各能力要素の現状を自己評価することに長けたものとなっている[20]。

表23 社会人基礎力評価基準

【レベル1】 未経験	【レベル2】 個人レベル：経験・知識	【レベル3】 学内レベル：主体性	【レベル4】 学外・地域レベル： リーダー・管理者
対象となる能力要素について，あまり意識したりしたことがない。これまでもあまり経験がないレベル	対象となる能力要素について，ある程度意識している。また，過去の人生(日常，学校生活，課外活動，その他)において，経験をしていたり知識を得たりしているレベル	対象となる能力要素について，社会人として必要な意識や能力をもっている。会社や組織などに入っても，上司や同僚からの指示待ちだけでなく，積極的にも動けるレベル	対象となる能力要素について，社会人として必要な意識や能力をかなり高いレベルでもっている。会社や組織などに入っても，上司や同僚から信頼できる，頼りになると思われるようなレベル

(文献21より引用)

アクティブラーニング⑩ 社会人基礎力の能力要素について，自身を振り返ってみよう

● 新しい学習指導要領で育む資質能力[22]

*4 **社会の激しい変化**

グローバル化，スマートフォンの普及，ビッグデータや人工知能(AI：artificial intelligence)の活用など，技術革新が進み，激しい変化が起きており，今後さらに進化したAIがさまざまなことを判断したり，身近な物の働きがインターネット経由で最適化されたりする時代が到来し，社会や生活を大きく変えていくとの予測がされている。

社会の激しい変化*4により，未来の予測が困難であり，そういったなかで変化を前向きに受け止め，社会や人生を，人間ならではの感性を働かせてより豊かなものにしていくことが期待され，新しい学習指導要領が示されている。この新しい学習指導要領は，小学校(2020年度)，中学校(2021年度)，高等学校(2022年度)より順次適用が始まっており，2025年度よりそういった学生への養成教育も始まっていく。

図11で示しているように，育む資質能力として「知識および技能」「思考力，判断力，表現力など」「学びに向かう力，人間性など」の3つの柱を示している。「知識および技能」は実際の社会や生活で生きて働く資質能力

とし，これは個別の事実的な知識のみでなく，習得した個別の知識を既存の知識と関連づけて深く理解し，社会で生きて働く知識となるものも含んでいる。「学びに向かう力，人間性など」は，学んだことを人生や社会に生かそうとする資質能力とし，「思考力，判断力，表現力など」は「知識および技能」を有効に使い，未知の状況にも対応できる資質能力としている。

これらは，作業療法士においても身につけてほしい資質能力といえる。これに向けての教育方法もこれから変わっていくはずであり，新学習指導要領に関して，知識不足や偏りが出てくることが懸念されているが，「情報リテラシーを含むプログラミング」「主権者教育」「消費者教育」「起業に関する教育」「金融教育」「防災安全教育」「国土に関する教育」など充実が図られている。これからの作業療法士は，専門性だけでなくこれらも学び，対象者の支援につなげていくことが求められていくものと考える。

図11　新しい学習指導要領で育む資質能力の3つの柱

- 「学びに向かう力，人間性など」
  学んだことを人生や社会で生かそうとする
- 「知識および技能」
  実際の社会や生活で生きて働く
- 「思考力，判断力，表現力など」
  未知の状況にも対応できる

● 主体的な学び（active-learning）

図12に「学修意欲（学修動機づけ）[*5]」「学修方略[*6]」「メタ認知[*7]」の主体的な学びの3要素[30)]，および実施するための流れを示した。

図12　「主体的な学び」の3要素および「学習の流れ」

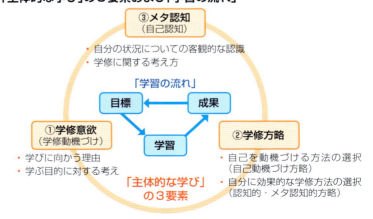

補足

リベラルアーツ教育
多様な領域を学び，総合する力をつけることで，学問分野の壁を越える多角的思考性，幅広い視野の下で意味を問い直す批判的思考性，課題解決に向けて能動的に活動する実践的思考性を身につけ，そして物事を的確に判断し，解決に導く力を養う。

*5 **学修意欲（学修動機づけ）**
学ぶ目的や学びに向かう理由などをもって学修行動に向かうことが重要で，その要素として，好奇心や関心によって学ぶ「内発的な学修意欲」，賞罰・強制などから学ぶ「外的動機づけ」，将来への意識をもって学ぶ「自己実現のための学修意欲」などがある。

*6 **学修方略**
学修成果を上げるためには自分に合った効果的な学修方法を選択する必要がある。その方略として，自分で設定した計画や方略を修正しながら学修を進める「調整方略（メタ認知的方略）」，目標や計画が予定どおりに進んでいるかを確かめながら目標達成に向けて学修を進める「モニタリング方略（メタ認知的方略）」，学修内容を覚えるために繰り返し暗唱したり反復したりする「リハーサル記憶方略（認知的方略）」がある。

*7 **メタ認知**
自分の状況を客観的に認識することで，学修が進んでいるか把握できていなければ，努力しても的はずれな学修をしてしまっていれば，学びにはつながらない。また何を学ぶ必要があるのかわからなければ，「学修方略」は立てられず，学びの目的もわからず，成果につながらなければ「学修意欲」は高まらない。

● 主体的に学ぶ姿勢

　主体的に学ぶ姿勢，自ら調べたり考えたりする態度を獲得することが，学修するためには非常に重要となる。学生に知識や技能を身につけさせても，社会の変化や医療技術・科学の進歩のなかで，それらがいつまでも価値をもつとは限らない。知識は常に，獲得しアップデートしていく必要がある。そのため，**自ら学び続ける姿勢**[*8]が求められる。

　そうとはいえ主体的に学んでいくためには，目標や目標達成のための課題が明確である必要がある。もちろん，自ら問いを立てるところから主体的に学習できるならばよいが，この学修目標や必要な課題は，教員・指導者が示す必要がある。そして興味関心が主体的な学ぶ姿勢を引き出すが，その興味関心を高めるためには，学修目標とその達成のための課題解決の経験が重要である。課題解決を通して，達成感・自己効力感を高め，作業療法への興味関心も高まっていく。

● 課題解決能力（問題解決力）

　課題解決能力には課題発見力と課題を発見し，解決に必要な情報の収集・分析・整理を行うことで，その課題解決につながる。作業療法プロセスは対象者の生活課題を聴取，あるいは評価で明確にし，その関連する要因を明らかにし，改善のためのプログラムを実践するという，まさに課題解決のプロセスであり，課題解決能力は重要なスキルとなる。

● コミュニケーション能力

　課題解決を確実に進めるためには，コミュニケーション能力を備えることが一役を担う。コミュニケーション力とは「相手の考えを聞く力」と「自分の考えを伝える力」で，職場環境やスタッフ同士の関係性など，大きな影響を与える。まずは共感の姿勢が重要であり，対象者や同僚と対話する際，相手の立場や感情に寄り添うことで，より信頼関係を構築できる。そのために「相手の考えを聞く力（傾聴力）」を養うことが大切であり，相手の話を注意深く聴くことで，彼らの本当のニーズや不安を理解し，適切な対応ができる。また，明確な情報伝達能力を身につけることも欠かせない。正確でわかりやすい言葉で情報を伝えることは，誤解や混乱を避け，円滑な支援につながる。

● 合理的配慮

　障害者差別解消法施行に伴い，すべての大学等についても不当な差別的取扱いが禁止され，合理的配慮の提供が求められている。なお「『障害者差別解消法』の一部を改正する法律」および「障害を理由とする差別の解消の推進に関する基本方針（改定）」は，2024（令和6）年4月1日に施行され，私立大学においても合理的配慮の提供の義務化が始まった。作業療法士の養

＊8　自ら学び続ける姿勢

日本作業療法士協会倫理綱領においても，第2項「作業療法士は，知識と技術に関して，つねに最高の水準を保つ」とし，社会的な要請に応えるために，知識と技術の更新および自己研鑽を行い，専門職としての質の向上を図ることは重要な社会的責務であると，自主的な学ぶ姿勢とその継続性を示している。

◎補足

これまでの同僚や教え子などを思い起こすと，視覚障害，聴覚障害，上肢切断，腕神経叢麻痺や脳血管障害，不全の頸髄損傷など中途障害も含めてだが，障害を抱えながらも作業療法士になり活躍している。それぞれの個性に合わせて活躍できる場がある，ということだと考える。そういった面では，すべてができなくてもその人の個性に合った働く場を見すえ，合理的配慮を含めた養成教育の見直しの時期が来ているものと考えている。そして多様さが，社会の課題をより明確にし，有用な支援の具体策が生まれる。

成課程においても当然合理的配慮を推し進めていく必要があるが，合理的配慮で作業療法士になることが可能なのか，より教育を考え直す必要が出てくる。**表24**にテクニカル・スタンダードを示した。これは学力の3要素，「主体性・多様性・協働性」「知識・技術」「思考力・判断力・表現力」で構成され，受験生本人や親御さんを含めて，入学前の一般の方々が具体的にリハビリテーションをイメージできるものの代表例を示したものである。ただしこれらが排除の条件とならず，必要な基本的技術を示し，その情報を基に「○○できるようになるための支援」という視点で，対話を進める資料として利用していく。

作業療法士と倫理

表24 臨床実習に向けたテクニカル・スタンダード例

主体性・多様性の尊重・協働性	対象者およびその家族等の関係者に真摯に向き合うことができる	現病歴や生活環境を聴取できる
		対象者のニード（規範的ニード）を把握できる
	スタッフに真摯に向き合うことができる	毎日の報告を行うことができる
		相手の目をみて声を出して挨拶することができる
基本的な知識・技能	筋の起始停止に代表される程度の知識が身につけられる	－
	ROM，MMTに代表される程度の技術が身につけられる	－
	リスク管理：転倒・転落予防に関して配慮できる	転倒・転落を常に想定できる
		転倒・転落予防のための環境を整えられる
		単独での介助（支持）が不安な場合，助けを求めることができる
思考力・判断力・表現力	基本動作の動作観察・動作分析に代表される程度の観察，思考，説明ができる	－
その他	他者の手脚に，衣服等を介さず触れることができる	－
	他者から触れられることができる（例：トランスファー）	－
	自分に対する助言を，前向きにとらえることができる	－

■ 専門職教育

● コンピテンシー

コンピテンシー[*9]は専門職活動に密接に関連し，さらに個々のコンピテンシー同士は関連し合っている[23]。そしてこのコンピテンシーを活用した教育が，コンピテンシー基盤型教育である。コンピテンシー基盤型教育とは，専門職の成長段階に応じたコンピテンシーの獲得を教育に組み込んでいく方法論である[24]。

専門職は，「新人」「初心者」「できる職業人」「熟達者」「エキスパート」の段階を経て成長する。「新人」とは，断片的な個々の要素だけを知識としてもつ段階である。「初心者」は要素を統合し，知識としてもつものの，独り立ちしておらず，スーパーバイズを必要とする段階である。「できる職業

---

*9 コンピテンシー

専門職業人がある状況で専門職業人として業務を行う能力であり，そこには知識，技術の統合に加えて倫理感や態度も求められる。もって生まれた能力ではなく，学習により修得し，第3者が測定可能な能力である。

人」は実際の現場で応用できる実践能力をもち，信頼できる行動をとることができる。そして，「熟達者」「エキスパート」となっていく[25~27]。

コンピテンシーを獲得することで学生は研修生となり，独り立ちした専門職へと熟達していく。コンピテンシーは，知識，態度，技能すべてを含む包括的かつ永続的な能力であり，ある状況下で統合される必要がある[28]。

● 作業療法士におけるコンピテンシー

會田らの「3つのキーワードと10のコンピテンシー」[29]，小林によるentry level OTのコンピテンシー[30]に関して紹介する。

作業療法コンピテンシーにおける3つのキーワードと10のコンピテンシー[29]

- 客観性（①客観性，②状況判断力）：思考の習慣および性格に属し，対象者および自己を論理的に把握し，評価，治療を進めていくための基本的な要素である。「客観性」は対象者の治療を効果的に進めるばかりでなく，対象者の状態，心情をいち早くキャッチし適切に対処するという，リスク認識の基本である側面も大きい。対象者の気持ちや動きを客観的に把握することによって，対象者の心身に及ぶ可能性のあるリスクを察知し，未然に対処することを可能にする。また対象者との信頼関係を早く構築し，早期に対象者のモチベーションや満足度を高めるのに効果があると考えられる。

- 人間理解力（③人間理解力，④コミュニケーション能力，⑤話を聞く力，⑥向上心，⑦情熱）：対象者の心理，個人因子，環境因子を深く理解し，対象者に共感し，作業療法の目的である対象者の生活，生活の質（QOL：quality of life）の向上にむけてアプローチするための最も重要な感性を含んでいる。人間理解力を高めるためには，対象者に人生を語らせるためのコミュニケーション能力，対象者や同僚，指導者の話を素直に受け止める力，失敗を恐れない向上心，自ら楽しむことで対象者の治療に向き合う情熱が必要である。またそれらは，チームで仕事を進める資質とも考えられる。「人間理解力」は，意欲や態度，我慢強さや人間性，使命感といったその作業療法士の個人，社会人としての人格を形成している部分であると考えられる。

- 創造性（⑧行動力，⑨人を動かす技術，⑩創造性）：「創造性」は，工夫をする，新しい，柔軟な発想を指し，対象者により最適な，より満足度の高い活動（作業プログラム）を提供するために重要な，自由度の高い能力である。これは感性およびセンスに依存する部分が大きく，知識や机上学習よりも，人生経験，趣味，体験などから学ぶことによって高められる資質である。

小林による entry level OT のコンピテンシー[30]

　対人援助職のコンピテンシーは，「対象者の開発」「対人関係理解」「クライアント志向」といった対人関係に関するコンピテンシー，「セルフコントロール」「職業意識」「専門的能力」「柔軟性」といった支援者自身の特性に関するコンピテンシー，そして「チームワークと協調」等がある。アイルランド作業療法士協会は，作業療法士の entry level（新人レベル）のコンピテンシーを示している。「プロとしての実践」「支援と提供の質」「教育と自己啓発」の3領域で設定している。これらより，対人援助職としての基本的内容をとらえたうえで，作業療法士の専門性を検討していくことが望ましいと考える。

　OTのコンピテンシーを検討することで，1つには教育目標やカリキュラムの開発，2つには専門職としてのキャリア開発に，非常に有用と考えられる。わが国のOTは，経験を積むことでどのようなキャリア開発ができるのかが不明瞭なために，将来性が乏しい一面があると感じている。表25のように可視化することで役立つと考えている。

表25　OT entry level のコンピテンシー

コンピテンシー領域	新人レベルに必要な項目
プロとしての実践	・作業の活用 ・治療的かつ専門性のある対象者理解 ・コミュニケーション ・チームワーク ・作業療法のプロセス理解 ・ケースの歩む道をマネジメントする ・専門家としての臨床推論 ・プロとしての言動
支援の提供の質	・個人への支援の質 ・根拠に基づく実践と調査 ・実践の文脈
教育と自己啓発	・継続的なプロとしての成長

5　チームの一員としての作業療法士　田中秀宜

■ リハビリテーションチームの連携

　作業療法士の活躍の場は，回復期病棟をもつ病院やリハビリテーションセンター，精神科病院などの医療機関だけでなく，高齢者福祉施設や障がい者・障がい児福祉施設など，福祉関連施設，地域の就労支援施設や放課後等デイサービスなど，多方面で大きく職域の広がりをみせている。作業療法士のみならず，リハビリテーションにかかわる医療福祉専門職は，対象者のために1人で仕事をこなすのではなく，さまざまな専門職と協業し，リハビリテーションチームとして目的を共有しながら業務を遂行し，成果を挙げていくことが求められている。

● チームとは何か（チームとグループの違い）

　チーム・グループ・集団という言葉は，日常では同じ意味として使用されることも少なくないが，実際には異なる概念をもつ用語である。リハビリテーションチームやチーム医療という言葉はあっても，リハビリテーショングループやグループ医療という言葉はあまり耳馴染みがない。プロスポーツの領域でも，サッカーチームや野球チームなど「チーム」という言葉が使われている。

　チームの条件として，①達成すべき明確な目標の共有，②メンバー間の協力と相互依存関係，③各メンバーに果たすべき役割の割り振り，④チームの構成員とそれ以外との境界が明瞭である，ということが挙げられている[31]（表26）。このチームの条件に照らし合わせると，リハビリテーションチームは，リハビリテーションの専門職が各職種の専門性を最大限発揮しつつ協力し，共有した目標を達成していくことが重要であるということがいえる。

● リハビリテーションチームの職種

　リハビリテーションチームは，作業療法士，理学療法士，言語聴覚士，看護師，栄養士，医師，薬剤師，医療ソーシャルワーカー，義肢装具士，ケアマネージャーなどさまざまな医療・福祉専門職から成り立っている（p.5図2参照）。ラボデータ（血液検査の結果など）を取り扱う臨床検査技師や診療放射線技師も，チームの方針を決定する際に非常に大きな役割を担っている。

　各病院・施設の規模や役割，所属しているメンバーのバリエーションによっても，このリハビリテーションチームの編成が異なるため，ここに挙げた専門職種が不足していることもあるであろう。専門職のみならず，場合によっては対象者・患者本人や患者の家族をリハビリテーションチームの一員に含めることもある[32]。

表26　チームの条件

- 達成すべき明確な目標の共有
- メンバー間の協力と相互依存関係
- 各メンバーに果たすべき役割の割り振り
- チームの構成員とそれ以外との境界が明瞭

（文献31より引用）

アクティブラーニング ⑪ リハビリテーションチームのメンバーには，ほかにもどのような職種があるか考えてみよう。

● リハビリテーションチームのなかでの作業療法士

　理学療法士及び作業療法士法において「作業療法」とは，「身体又は精神に障害のある者に対し，主としてその応用的動作能力又は社会的適応能力の回復を図るため，手芸，工作その他の作業を行わせることをいう」[33]とされている。しかし，その「手芸，工作」という文言により，「医療現場において手工芸を行わせる仕事」といった，一側面のみのイメージが広がっている印象を受ける。

　医療スタッフの協働・連携によるチーム医療の推進（医政発0430第1号）の観点からも，作業療法士の業務範囲として，以下のような業務も作業療法に含まれる。これらの業務において，作業療法士は積極的にその専門性を発揮することが望まれる[34]。

> **◎補足**
>
> 筆者が臨床で実習生を受け入れていた際には，リハビリテーションチームのメンバーへの挨拶として，先に挙げた職種の方々はもちろん，日々の患者さんの食事を作っている給食の方々，清掃・リネン室の方々，事務業務をこなしてくださっている方々に，必ず実習生と一緒に挨拶に伺った。直接対象者のリハビリテーション業務にかかわることはないメンバーではあるが，「対象者が少しでもよい状況になってほしい」という同じ目標を共有している大切なチームメンバーであると考えていたからである。

- 移動，食事，排泄，入浴等の日常生活活動に関するADL訓練
- 家事，外出等のIADL訓練
- 作業耐久性の向上，作業手順の習得，就労環境への適応等の職業関連活動の訓練
- 福祉用具の使用等に関する訓練
- 退院後の住環境への適応訓練
- 発達障害や高次脳機能障害等に対するリハビリテーション

また喀痰吸引についても同様に，食事訓練の際に必要となることもあるため，作業療法士が実施できる業務となっている。喀痰吸引については，養成機関や医療機関等において必要な教育・研修等を受けて実施するなど，日々の臨床現場において常に安全に実施できるよう十分に留意しなければならない。

> **アクティブラーニング⑫** 作業療法士の専門性が発揮できる業務の範囲について考えてみよう。併せて，ほかの職種に協力を仰がなくてはならない業務も考えてみよう。

> **◎補足　作業療法士の役割**
>
> 先に挙げた，医療スタッフの協働・連携によるチーム医療の推進（医政発0430第1号）に一部重複する内容のものもあるが，チーム医療推進協議会でも，リハビリテーションチームのなかでの作業療法士の役割として，以下の5点を挙げている[35]。
> ①心身の機能回復や維持（麻痺の回復，装具などでの関節の保護・運動の促進，精神の回復や維持など），2次的な障害の発生などの予防
> ②食事・更衣・排泄などの日常生活活動（ADL）家事・外出・地域活動などの日常生活関連活動（IADL）
> ③作業耐久性の向上や環境調整など，就労や就学に向けた職業関連活動
> ④退院後の住環境整備（手すりの設置，間取りの調整など），環境への適応（改造したトイレ，浴室での出入り動作，家族の介助など），福祉用具（持ちやすい箸，子どもの遊びに適したおもちゃなど）の製作や使用方法
> ⑤集団生活技能（職場や学校内での人間関係，適応的行動など）の獲得，作業遂行（1つ1つの作業の方法や手順）の獲得や代償能力の獲得
> 作業療法士は，他職種からこのような領域の専門家であるという認識をもたれているということを，作業療法士自身もしっかりと自覚することが重要である。

■カンファレンスと情報共有

●カンファレンスとは

リハビリテーションチームで情報共有を行い，目標や方針を設定していくための基本となるものがカンファレンスである。ただ集まって話す（もしくは誰かが一方的に報告する）だけではカンファレンスではない。カンファレンスにより，各専門職の診断・評価・知見に基づき，対象者の長期ゴールと短期ゴールが検討され，治療方針や治療の進め方・優先順位などが決定されていく。医学的情報のみならず，社会資源や生活背景，個人の趣味嗜好など，よりよいゴール設定や，プログラムの立案の際に必要な情報もカンファレンスで共有することがある。

作業療法士と倫理

「できるADL」「しているADL」という言葉もあるとおり，作業療法場面でみられていた対象者の能力と夜間の病棟でみられる能力に差があるかもしれない。このような情報を，カンファレンスにおいて多職種間で共有しながら「しているADLを増やすこと」をチームで検討していく（**表27**）。

通常カンファレンスでは，入院時，再評価時，退院時に行われるが，病棟や診療科において定例で実施されていることが多い。**病棟単位や診療科単位でのカンファレンスだけでなく，最適な栄養状態を対象者に提供することを目的とした**栄養サポートチーム（NST：nutrition support team）や，適切な褥瘡ケアや褥瘡予防ケアの提供を目的とした褥瘡対策チームなど，**病棟や診療科を超えた**プロジェクト単位のチームにも作業療法士が参画し，そのチームの一員としてカンファレンスで情報共有を行うこともある。

アクティブラーニング 13 自分が作業療法士としてカンファレンスに参加した場合，ほかの専門職に伝えたいことを考えてみよう。

表27 リハビリテーションチームの連携の流れ（入院時）

入院の流れ	リハビリテーションサービスの提供	チーム連携による対象者のメリット
入院	評価 予後予測 機能回復練習	・病状や予後についてのわかりやすい説明 ・スタッフが同じ目標を共有したリハビリテーションサービスの提供
初回カンファレンス		
定期カンファレンス	ADL拡大	・統一された介助方法 ・安定した入院生活
退院先決定へ	再評価 退院先検討 家屋訪問 家屋改造 退院後サービス調整	・適切な心理的サポート，退院先決定のための情報提供 ・効率的な医療による入院期間の短縮
退院前カンファレンス		
退院		

（文献36を基に作成）

● カンファレンスのメリット（利点）とデメリット（欠点）

カンファレンスは共通の目標を認識したりすることには非常に有益であるが，その一方で多くの専門職の時間を拘束してしまうなど，デメリットもある（**表28**）。カンファレンスを有用な機会とするために，各自の入念な準備と主体的な話し合いへの参加の姿勢が期待される。

表28 カンファレンスの利点と欠点

利点	欠点
・多くの情報が得られ，その信頼性は高い ・交代案の選択が可能である ・各専門職が共通の目標を認識することにより，協調性が得られる ・決定の意思伝達が速い	・決定に時間がかかる ・各専門職の時間を奪う ・責任の所在が不明確となる ・未決定に終わることがある

（文献37より引用）

● カンファレンス以外の情報共有

　作業療法士として勤務していると，実際には，他職種と立ち話的に情報共有が行われることもある。作業療法実施後に理学療法のスケジュールが入っている場合など，作業療法時の様子を簡単に申し伝えることもある。最近は電子カルテの導入により，作業療法室でもカルテを記録することが可能となってきたが，以前は病棟で紙のカルテに記録をしていたため，必然的に病棟に毎日顔を出すことになる。カルテ記録の際に，そこに居合わせた看護師や看護助手と対象者の睡眠状況やほかの患者との交流の様子など，入院生活に関する情報を共有することも多くあった。
今は作業療法士も看護師も時間に追われ，ちょっとした立ち話もする時間がないほど多忙な者も多いとは思うが，顔見知りになった他職種に少し話しかけてみると自身の作業療法プログラムに活かすことができる有益な情報が得られるかも知れない。

● 異なる病院・施設との情報共有

　地域包括ケアシステムの構築を踏まえると，情報共有の方法は院内・施設内のみならず，院外・施設外についても情報を共有する方法について検討することも大切である。

　筆者は過去に，地域の中核病院である総合病院で作業療法士として勤務していた。急性期の患者を担当することが多かったため，頻回に退院先の回復期病院や介護老人保健施設に向けて，病院で自身が行った作業療法評価やプログラムについての申し送り書を書いていた。後々明らかとなったが，この私の申し送り書については提出先が必要な情報が網羅できておらず，あまり評判がよくなかったようである。提出先のニーズを把握した情報を共有しないと，せっかく記載した申し送り書もただの自己満足の紙切れとなってしまい，対象者のメリットにはつながらない。そういった意味では，不足している部分や必要な情報について率直に指摘してもらったのは幸運であった。

　経験を重ねたり立場が上になってくると，気を遣って周りはなかなか本当のことを言ってくれなくなる。耳の痛いことを正直に言ってくれる方々は，実は自分の成長にとっては大変ありがたい存在でもある。普段から相手が率直に物を言いやすい，話しかけやすいといった立ち振る舞いを心がけることも，専門職のスキルアップには必要な態度なのかも知れない。

● 同職種連携

　これまで他職種や異なる施設についての情報共有について述べてきたが，現実では案外，同施設の作業療法士同士の情報共有がうまくいっていないことも少なくない。身近にいる同じ専門職だからこそ，互いの良し悪しが明確にみえ，批判の対象ともなりがちである。もしくは同職種同士，

作業療法士と倫理

波風を立てたくなくて、お互い本当に問題となっている部分の指摘もできずに、馴れ合い（いわゆる、なぁなぁ）の状態で日々やり過ごしてはいないだろうか。

他職種や他施設との連携もよいが、対象者に提供可能な作業療法の質を高めていくためにも、職業倫理に基づいた、同職種・同施設の作業療法士の連携強化の取り組みも併せて行ってみることも大切であると感じている。

■ チーム医療と多職種連携

● チーム医療を推進する目的と意味

チーム医療とは、「医療に従事する多種多様な医療スタッフが、各々の高い専門性を前提に、目的と情報を共有し、業務を分担しつつも互いに連携・補完し合い、対象者の状況に的確に対応した医療を提供すること」とされている[38]。

このような多職種連携によるチーム医療を推進する目的としては、①疾病の早期発見・回復促進・重症化予防など医療・生活の質の向上、②医療の効率性の向上による医療従事者の負担の軽減、③医療の標準化・組織化を通じた医療安全の向上が挙げられる。この背景には、わが国の高齢者の増加に伴う医療・介護・福祉に対するニーズの増加や、社会保障財政、医療提供体制の課題に対応するねらいもある。地域包括ケアシステムの構築に向け、地域のなかでさまざまな医療・福祉・介護の専門性をもったチームが連携・協働することが必要となっている。

> **補足**
> 作業療法士が単独でリハビリテーションを実施することはできない。さまざまな専門職がそれぞれの役割を果たしながら連携・協働することで、対象者や患者に効果的なリハビリテーションサービスを提供していくことがはじめて可能となる。

● 多職種連携のモデル

多職種連携のチームモデルとしては図13のようなモデルが有名である[36]。

図13 多職種連携のチームモデル

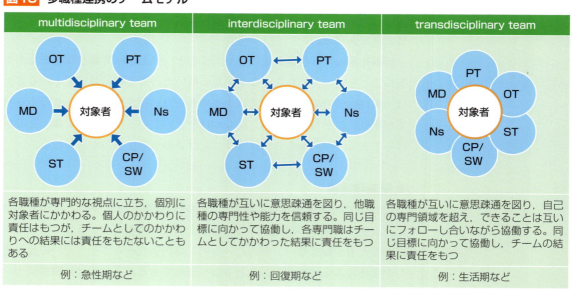

（文献37より引用）

自分の所属するチームが，どのようなモデルに近い多職種連携を実施しているかを考える際に参考にしてみるとよいだろう。一般的には**図5**中transdisciplinary teamが最も有効な方法とされているが，各病院施設の人員のレベルや地域での役割なども踏まえて参考にするとよい。

● 多職種連携推進のポイント

　多職種連携を推進していくためのポイントはいくつか挙げられるが，「一緒に働くメンバーと丁寧・円滑なコミュニケーションを心がける」ということが基本となる。職種，年齢，性別，学歴，国籍などにかかわらず，相手を尊重して人と接するのは専門職ならずとも社会人として当然のことである。自分が年長者であれば，経験年数や役職の差による権威的なコミュニケーションになっていないか，また逆に経験が浅いことを言い訳に，いつまでも周りに甘えて過ごしていないか，それぞれの立場で内省を繰り返していく必要がある。

　もう1つ大切なポイントとしては，高い倫理観をもって自分の専門分野の知識・技術を高めるということである。チームで一丸となって目標に向かって進んでいる際に，陰で手を抜いたり，自分が楽をするために見て見ぬ振りをするような人間は，専門職や社会人としては全く信用されないであろう（**表29**）。

> **◎補足**
>
> 作業療法はその特性から曖昧さや幅広さがあるが，その曖昧さや幅広さは対象者の利益のためのものであり，決して作業療法士がリハビリテーションチームのなかで楽をするための口実のためではないことを肝に銘じるべきである。

表29 多職種連携のチームアプローチを最大限有効にする条件

・理念に忠実であること
・各職種の役割の明確化
・各職種の均衡のとれた参画
・相互関係に関する基本ルールの遂行に対する合意
・明確で効果的な意思の疎通と文章化
・患者の問題点への科学的アプローチ
・明確に定義された測定可能な目標
・グループの過程に対する有効な知識
・合意と意思決定に至るための合理的な手順

（文献37より引用）

【引用文献】
1) 理学療法士及び作業療法士法(昭和四十年六月二十九日)法律第百三十七号
2) 厚生労働省：医療スタッフの協働・連携によるチーム医療の推進について.（https://www.mhlw.go.jp/topics/2013/02/dl/tp0215-01-09d.pdf，2024年10月現在）
3) 日本作業療法士協会：作業療法の定義.（https://www.jaot.or.jp/about/definition/，2023年12月現在）
4) World Federation of Occupational Therapists：About Occupational Therapy.（https://wfot.org/about/about-occupational-therapy，2023年12月現在）
5) 日本作業療法士協会：作業療法白書2021，2023.
6) 新村 出 編：広辞苑 第七版，岩波書店，2018.
7) 法務省：啓発活動強調事項.（https://www.moj.go.jp/JINKEN/jinken04_00005.html，2024年10月現在）
8) 日本作業療法士協会：職業倫理指針.（https://www.jaot.or.jp/files/page/rinri/rinrishishin.pdf，2023年12月現在）
9) 日本医師会：患者の権利に関するWMAリスボン宣言.（https://www.med.or.jp/doctor/international/wma/lisbon.html，2023年12月現在）
10) 厚生労働省：障害福祉サービス等の提供に係る意思決定支援ガイドライン，2017.
11) 厚生労働省：認知症の人の日常生活・社会生活における意思決定支援ガイドライン，2018.
12) 東京都：東京都オリンピック・パラリンピック競技大会ホームページ（https://www.2020games.metro.tokyo.lg.jp/taikaijyunbi/taikai/vision/index.html，2024年1月現在）
13) 世界作業療法士連盟：「作業療法士教育の最低基準」2016年改訂版.
14) ユニバーサルデザイン2020関係閣僚会議：ユニバーサルデザイン2020行動計画.（https://www.kantei.go.jp/jp/singi/tokyo2020_suishin_honbu/ud2020kkkaigi/pdf/2020_keikaku.pdf，2024年1月現在）
15) 厚生省：「社会的な援護を要する人々に対する社会福祉のあり方に関する検討会」報告書.（https://www.mhlw.go.jp/www1/shingi/s0012/s1208-2_16.html，2024年1月現在）
16) 日本作業療法士協会：作業療法士教育の教育水準 改訂第5版.（https://www.jaot.or.jp/files/page/kyoikubu/kyoikusuijyun5han.pdf，2024年9月現在）
17) 教員に求められる資質能力に関する関連答申（資料2）.（https://www.mext.go.jp/b_menu/shingi/chukyo/chukyo11/shiryo/__icsFiles/afieldfile/2010/08/23/1295827_01.pdf，2024年9月現在）
18) 経済産業省：「社会人基礎力」.（https://www.meti.go.jp/policy/kisoryoku/index.html，2024年8月現在）
19) 経済産業省：今日から始める社会人基礎力の育成と評価～将来のニッポンを支える若者があふれ出す！平成19年度産業競争力強化人材育成事業，KADOKAWA，2008.
20) ベネッセ総合研究所：【学びに向かう挑戦】第1回 プロローグ「変わる学校教育」.（https://benesse.jp/berd/special/manabi/manabi_22.html，2024年9月）
21) 広島経済大学：体系的な社会人基礎力育成・評価システム開発・実証事業 成果報告書，2010.
22) 新しい学習指導要領の考え方－中央教育審議会における議論から改訂そして実施へ－：育成すべき資質・能力の三つの柱.（https://www.mext.go.jp/a_menu/shotou/new-cs/__icsFiles/afieldfile/2017/09/28/1396716_1.pdf，2024年9月）
23) Ten Cate O：Entrustability of professional activities and competency-based training. Med Educ,

24) Frank JR, et al.：Toward a definition of competency-based education in medicine: A systematic review of published definitions. Med Teach, 32(8):631-637, 2010.
25) Carraccio C, et al.: Shifting paradigms: from Flexner to competencies. Acad Med, 77(5):361-367, 2002.
26) 佐藤 純：各社事例にみる評価と活用．コンピテンシー評価モデル集【改訂増補第5版】生産性労働情報センター，p.154，2015.
27) 松尾 睦：経験からの学習：プロフェッショナルへの成長プロセス，同文館出版，p.272，2007.
28) ライル・M・スペンサー ほか著：コンピテンシー・マネジメントの展開，p.456，生産性出版，2011.
29) 會田玉美：作業療法士のコンピテンシーに関する一考察，目白大学健康科学研究，4:15-19, 2011.
30) 小林幸治：臨床実習のコンピテンシーとその評価－臨床教育におけるコンピテンシー面接の活用－．作業療法教育研究，18(2),2019.
31) 山口裕幸：チームワークの心理学 よりよい集団づくりをめざして，サイエンス社，p.11-14，サイエンス社，2008.
32) 上好昭孝：リハビリテーション概論，p.29，永井書店，2011.
33) 厚生労働省：理学療法士及び作業療法士法(昭和四十年六月二十九日法律第百三十七号).（https://www.mhlw.go.jp/web/t_doc?dataId=80038000，2024年3月）
34) 医療スタッフの協働・連携によるチーム医療の推進について(医政発0430第1号).（https://www.mhlw.go.jp/shingi/2010/05/dl/s0512-6h.pdf，2010年3月現在）
35) チーム医療推進協議会：リハビリテーションチーム.（https://www.team-med.jp/team/riha/，2024年3月現在）
36) 厚生労働省：リハビリテーション専門職のチーム医療，資料5.（https://www.mhlw.go.jp/stf/shingi/2r9852000000yq5c-att/2r9852000000yq8k.pdf，2024年3月現在）
37) 田島文博 編著：リハビリテーション概論 改訂第3版，永井書店，2016.
38) 厚生労働省：チーム医療の推進について(チーム医療の推進に関する検討会 報告書).（https://www.mhlw.go.jp/shingi/2010/03/dl/s0319-9a.pdf，2024年3月現在）

【参考文献】
1. 日本作業療法士協会：こんなところで！作業療法士.（https://www.jaot.or.jp/ot_work/place/，2023年12月現在）
2. 法務省：人権尊重の理念に関する国民相互の理解を深めるための教育及び啓発に関する施策の総合的な推進に関する基本的事項について(答申).（https://www.moj.go.jp/shingi1/shingi_990729-2.html#1，2023年12月現在）
3. 日本作業療法士協会：倫理綱領.（https://www.jaot.or.jp/about/moral/，2023年12月現在）
4. 厚生労働省：高齢者虐待防止の基本.（https://www.mhlw.go.jp/topics/kaigo/boushi/060424/dl/02.pdf，2023年12月現在）
5. 厚生労働省：インフォームド・コンセントの在り方に関する検討会報告書(診療に関する情報提供等の在り方に関する検討会)，2013.
6. WORLD MEDICAL ASSOCIATION：WMA DECLARATION OF LISBON ON THE RIGHTS OF THE PATIENT.（https://www.wma.net/policies-post/wma-declaration-of-lisbon-on-the-rights-of-the-patient/，2023年12月現在）
7. 文部科学省：共生社会の形成に向けて.（https://www.mext.go.jp/b_menu/shingi/chukyo/chukyo3/siryo/

attach/1325884.htm，2024年1月現在）

8. 厚生労働省：「地域共生社会」の実現に向けて．（https://www.mhlw.go.jp/stf/newpage_00506.html，2024年1月現在）

9. 吉田絵理子 総編集：医療者のためのLGBTQ講座，南山堂，2022．

10. 経済産業省：「我が国産業における人材力強化に向けた研究会」（人材力研究会）報告書．（https://www.chusho.meti.go.jp/koukai/kenkyukai/jinzaikyoka/2018/180314jinzaikyokakondankai.pdf，2024年8月現在）

11. 西道 実：小・中学校におけるキャリア教育プログラムの効果測定．プール学院大学研究紀要，49: 193-207, 2009.

12. 西道 実：社会人基礎力の測定に関する尺度構成の試み．プール学院大学研究紀要，51:217-228, 2011.

13. 内閣府大臣官房政府広報室：2020年度，子供の学びが進化します！ 新しい学習指導要領．（https://www.gov-online.go.jp/useful/article/201903/2.html，2024年10月現在）

14. 経済産業省産業 人材政策室：「人生100年時代の社会人基礎力について」．（https://www.meti.go.jp/committee/kenkyukai/sansei/jinzairyoku/jinzaizou_wg/pdf/007_06_00.pdf，2024年9月）

15. 日本作業療法士協会：厚生労働省指定臨床実習指導者講習会資料．

作業療法士と倫理

✔ チェックテスト

Q

①日本作業療法士協会が2018年に定めた「作業療法の定義」について説明せよ（☞p.12）。 **基礎**

②厚生労働省「医療スタッフの協働・連携によるチーム医療の推進について」（2010年）にて述べられている「作業療法の範囲」について説明せよ（☞p.11）。 **基礎**

③「業務上知り得た人の秘密」の範囲に含まれる主なものについて説明せよ（☞p.14）。 **基礎**

④作業療法士の活躍する場について，その中心的なものを列挙せよ（☞p.16）。 **基礎**

⑤人権とはなにか（☞p.17）。 **基礎**

⑥日本作業療法士協会は，人権についてその倫理綱領のなかでどのように述べているか（☞p.19）。 **基礎**

⑦パターナリズムとはなにか（☞p.19）。 **基礎**

⑧インフォームド・コンセントの際，作業療法士はどのように取り組むか（☞p.22）。 **基礎**

⑨アドボカシーとはなにか（☞p.22）。 **基礎**

⑩多様性の理解や多様性の尊重とはなにか（☞p.24）。 **基礎**

⑪エイジズムとはなにか（☞p.25）。 **基礎**

⑫共生社会とはなにか（☞p.26）。 **基礎**

⑬心のバリアフリーを体現するための3点のポイントはなにか（☞p.28）。 **基礎**

⑭日本作業療法士協会が示している『教育水準』では，教育理念や教育目標が明記され，卒業時の資質能力としてとらえることができる。では，どういった資質能力が求められるか（☞p.28）。 **臨床**

⑮社会人基礎力の3つの能力とは何か（☞p.29）。 **臨床**

⑯主体的に学ぶことが必要なのはなぜか（☞p.32）。 **臨床**

⑰チームの条件は何か（☞p.36）。 **基礎**

⑱カンファレンスのメリット（利点）とデメリット（欠点）は何か（☞p.38）。 **基礎**

⑲多職種連携の3つのモデルはそれぞれどういったものか（☞p.40）。 **基礎**

⑳多職種連携のチームアプローチを最大限有効にする条件は何か（☞p.41）。 **基礎**

作業療法士と倫理

2 倫理規範，倫理原則

野本義則，太田睦美

Outline

● 作業療法士に必要な倫理に関する基礎的知識を身につける。

● 医療をとりまく倫理的課題について考える。

● 日本作業療法士協会の倫理綱領の制定目的，経緯，その内容について説明する。

● 作業療法士の職業倫理指針の制定目的，経緯，その内容について説明する。

1 倫理とは

野本義則

■ 作業療法学生が倫理を学ぶ理由

● 倫理が示すもの

医療や福祉の現場で起こる事件，例えば高齢者施設職員による入居者への暴力，精神科病院での入院患者への虐待，病院などでの診療報酬の不正請求，このような報道が後を絶たない。一方で，医療や福祉の現場で働く職員の労働条件の悪さや過労，それに起因する離職率の高さや職員の**バーンアウト**[*1]の問題も指摘されている。そしてハラスメント，手抜き治療などの作業療法士倫理綱領に抵触する事案も報告されている（詳細は，p.54「作業療法をとりまく倫理的課題」参照）。

暴力や虐待などは犯罪行為として，その加害者は厳しく罰せられるべきであるが，いったんそのような報道があると，その加害者のみならず医療や福祉，作業療法（士）に対する不安や不信を，患者・利用者やその家族，社会全体にもたれてしまう。

高等学校学習指導要領では，倫理を学ぶ目標として**表1**のように示している。すなわち，前述したような**医療や福祉における課題を含めた，社会におけるさまざまな事案の原因を考え，繰り返さないような解決策を考える規範を示してくれるのが倫理**といえる。

> ***1 バーンアウト**
> 燃え尽き症候群ともよばれる。それまで仕事熱心だった人が，火が燃え尽きるかのように急に労働意欲をなくし，無気力な状態になることを指す。「質の高い医療を提供したい」という理想をもつ一方で，慢性的な人手不足などにより業務や時間に追われて余裕を失ってしまう現実があり，そのギャップに悩む。仕事熱心で責任感が強い者が，自分の限界を超えて頑張りすぎ，バーンアウトすることがある。

表1 倫理の目標

人間としての在り方，生き方についての見方・考え方を働かせ，現代の諸課題を追究したり，解決に向けて構想したりする活動をとおして，広い視野に立ち，人間尊重の精神と生命に対する畏敬の念に基づいて，グローバル化する国際社会に主体的に生きる平和で民主的な国家および社会の有為な形成者に必要な公民としての資質・能力を次のとおり育成することを目指す

（文献1より引用）

■ 求められる高い倫理性

医療職や福祉職は，人の生命や生活に深くかかわる職業である。とりわけ作業療法士は，対象者の尊厳を保障し，その人らしい生活が送れるように支援することが求められている。対象者と接する際には，ときとして「どのようにすべきか」，難しい判断や行動が求められることがある。そのようなときに，専門的な知識や技術だけではなく，高い倫理性が求められる。

ここでは，作業療法士として必要な倫理に関する基本的な知識を学び，以降に述べる日本作業療法士協会の倫理綱領や職業倫理指針，作業療法をとりまく倫理的課題を学ぶための基礎固めを行う。

■ 倫理とは

倫理とは，『広辞苑（第七版）』では「人倫のみち。実際道徳の規範となる原理。道徳。」と説明されている[2]。すなわち，人が「何かを行うときに，どのようにしたらよいか」と考えたり，「よりよい行い」を考えたりするときの規範となるものといえる。

● 倫理と道徳

倫理と道徳の意味合いの違いについては，「道徳は個人や家族などの小集団が取るべき態度や心の持ち方という意味合いが強い言葉です。道徳と違い，倫理は個々人の関係から公共社会ひいては国際社会に至るまでの人や団体の行為の法則や規範を考えるというふうに対象範囲が広く，より現代的な，普遍性をもつ語として使われています」[3]と述べられている。

すなわち道徳は，個人の態度や在り様に，倫理は社会における規範にその焦点があると考えられる。

● 倫理と法

規範とは，行動や判断を導く基準や標準を指す言葉である。倫理は「何かを行うときに，どのようにしたらよいか」を考えたりするときの規範と前述したが，これは法と同じ意味ではない。

「法は倫理の最低限度」という言葉について，樋口は「社会におけるルールをすべて法で定めることはない。これだけは国家権力による強制力によって是非とも守らせなければならない『最低限度の規範』だけが，法として定められるという意味である」と説明し，さらに「少なくとも法は倫理と相反するものではないということ」と「すべての倫理を法的なものにすることはできない，あるいはすべきでないということである」と述べている[4]。

倫理も法も社会規範ではあるが，**法は国などが定めた強制力のある規範であり，誰しもが守ることができる現実的な規範**といえる。倫理は人間集団のなかに形作られるあらゆるルールや決まり事のことであり，法と重なり合

図1 法と倫理の関係

倫理
集団のなかの
あらゆるルール。
守らない人がいても
強制力がない

法
強制力が
あるルール

うものもあるが，守らない人がいても強制力が発揮されるものではない（図1）。

● 倫理的ジレンマ

次の事案について，あなたはどのように考えるか（図2）。

図2 トロッコ問題1

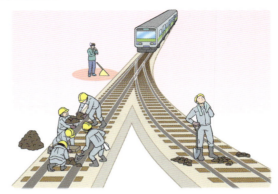

あなたは線路のポイント交換手です。線路を走っていた電車のブレーキが故障し，制御不能になってしまいました。この電車の進路では，5人の作業員が線路工事を行っています。このままでは，5人のところへ猛スピードの電車が進行し，5人全員が電車に轢き殺されてしまいます。5人は電車が向かっていることに気がつかず，あなたが大声を出してもその声は5人には届きません。このとき，あなたが線路のポイントを切り替えれば電車の進行方向は変わり，5人全員の命は救われます。しかし切り替えた先の線路上には，1人の作業員が線路工事をしています。あなたがポイントを切り替えた場合，先ほどの5人の代わりに，1人が電車に轢かれて確実に死んでしまいます。あなたはどうしますか？
ポイントを切り替えますか？　そのままにしますか？

*2 ジレンマ
2つの相反する事柄の板挟みになること。また好ましくない2つの選択肢から，どちらか一方を選ばなければいけない状況に陥ること。ジレンマに陥った場合，どちらを選択してもよい結果につながる可能性は低いため，選ぶ際には慎重な判断が求められる。
例えば，「楽しくできるが，時給が安いアルバイト」と「時給は高いがとてもきつく，楽しくないアルバイト」のどちらかを選ぶ，「家の中にいると食べ物がなく餓死してしまうが，家の外に出れば，外はとても寒く凍死してしまう」など。

　これは，トロッコ問題という**倫理的ジレンマ**[*2]を考える際にしばしば用いられる問題である。イギリスの哲学者Philippa Ruth Foot（フィリッパ　ルース　フット）が「母体に危険がある場合の人工妊娠中絶の是非」を考察する論文[5)]で用いられた例題から，さまざまな形に派生している。

　倫理的ジレンマとは，「どちらが明らかに正しい」「どちらが明らかに間違っている」とはいえない，微妙な倫理的価値の対立を指す。トロッコ問題は，「ある人を助けるために他の人を犠牲にするのは許されるか」「多くの人を救うために，1人を犠牲にすることは正しいか」といった倫理的ジレンマについて功利主義の立場と義務論の立場の対立を扱ったものである。

　あなたはどのように考えただろうか？

> **補足　功利主義と義務論**
>
> **功利主義**は，行為の内容より結果を重視することであり，「最大多数の最大幸福」を生み出すことを行うべしとする考え方である。すなわち，より多くの幸福が得られる選択が正しいことになる。トロッコ問題では，1人の犠牲があっても5人の命を守ることを選択する。
> **義務論**は，特定の行為が正しいかどうかを，その行為の「結果」ではなく，行為をするうえでの意志・動機から判断する考え方である。すなわち，結果ではなく過程が道徳的であるかどうかを重視する考えである。トロッコ問題では，「1人の人でも，罪のない人を殺してはいけない」という規範を守ることを尊重して，なにもしないことを選択する。

次の事案はどうであろう（図3）。

図3 トロッコ問題2

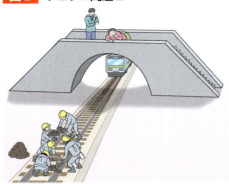

あなたは線路を見下ろす橋の上にいます。すると，ブレーキが故障した電車が線路を猛スピードで走ってきました。警笛も壊れています。その進行方向の先には，5人の作業員が線路の上で工事をしています。5人の作業員は電車が近づいていることに気がつかず，あなたの声も届きません。このままでは，5人のところに猛スピードの電車が進行し，5人全員が電車に轢き殺されてしまいます。
橋の上にはあなたのほかにもう1人，ものすごく太った男がいて，橋から身を乗り出して電車を眺めています。あなたがその男を突き飛ばし，橋から転落して眼下の線路に落ちれば，その男はものすごく太っているため，その太った体に衝突した電車は停止し，5人の作業員の命は必ず救われます。しかし，その太った男は命を落とします。
あなたはどうしますか？ 太った男を落としますか？ そのままにしますか？

あなたはどう考えただろうか。あなたの友人はどうだろうか。
このトロッコ問題2は，アメリカの哲学者ジュディス・ジャーヴィス・トムソンが，トロッコ問題1をアレンジしたものである。「5人の命が救われる一方で，1人の命が失われる」という結果をもたらす行為としては問題1と2は同じといえるが，私たちの考え方やとる行動は異なってくるのではないか。これらの例題に正解はないが，これらと同様に，正解はわからないがある行動（例えば，ポイント切り替える，または切り替えない，のように）をとらなければならない場面が，私たちにはある。このとき「よりよい行い」を考えるための規範が倫理である。

医療・福祉従事者はしばしば倫理的ジレンマを体験する。「本当にこれでよいのだろうか」「本当に患者のためになっているのか」などと感じ，「これは倫理的な問題ではないか」と気づくことが大切である。そして，気がついた倫理的ジレンマについて検討することが重要である。その際には，倫理綱領や職業倫理指針（詳細はp.49を参照）を参考にし，当事者やできるだけ多くの他職種を含む人々と検討することが求められる（図4）。

図4 倫理的ジレンマの解消

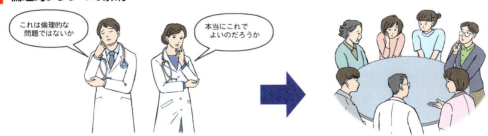

アクティブラーニング① 以下の事案について，倫理的観点から友だちと検討してみよう。
- 仲のよい友人から「バイトが忙しくてレポートが間に合わないから，あなたのレポートを写させてほしい」と頼まれた。
- 実習でヘトヘトになった帰り道，満員電車の中で偶然座ることができて，ホッと一息ついた。ところが，目の前に杖をついた高齢者がいらっしゃるのに気がついた。あなたの下車駅まで，あと1時間ほどかかる。
- 大きな病気はしていないが，最近になってときどき物忘れを指摘されている祖父。「こんな田舎じゃ，車がないと生活できない」と自動車運転を続けている。

作業療法士と倫理

■ 医療と倫理

● 生命倫理

これまでは「自然の摂理」に委ねられていた生命の誕生や死が，科学技術の進歩に伴って，人間の意志と手によってさまざまな形で操作できるようになってきている。一方で，命を長らえることを目的にしてきた医療は，多様性を尊重する現代の考え方を背景に，生活の質（QOL：quality of life）やその人らしさ，人の尊厳といったことへの検討も求められるようになっている。

医療に携わる者は，人の生死についてどこまで操作し，管理することが許されるのかについて常に考えることが求められるようになっている。このとき，生命について「よりよい行い」を考えるための規範を示すのが**生命倫理**である。

生命倫理の抱える今日的課題の例について**表2**に示す。

表2　生命倫理の今日的課題の例

遺伝子の操作	クローン技術，ES細胞やiPS細胞，遺伝子組み換え技術など
生殖医療	男女の産み分け，代理出産，遺伝子診断，出生前診断など
脳死と臓器移植	臓器移植の意思表示（リビング・ウィル），子どもの臓器提供など
生命の質	尊厳死，安楽死，終末期医療のあり方など

● 医療倫理

現代には適さない部分があるものの，**ヒポクラテスの誓い**は医師の職業倫理を示したものとして，2000年以上もの間，受け継がれてきた。わが国においては，江戸時代に**医は仁術なり**という言葉で医のあるべき姿が示されている。これは「他人に対する思いやりの心をもって人を救うことが医の道である」という意味である。

現代においては，**医療倫理の4原則**（**表3**）が，医療従事者が倫理的な課題に取り組む際にどのように解決すべきか，「よりよい行い」を考えるための規範となっている。

表3　医療倫理の4原則

自律尊重 （自己決定の尊重）	患者自身の決定や意思を大切にする。患者の行動を制限したり，干渉したりしない
無危害	患者に危害を及ぼさない。今ある危害や危険を取り除き，予防する
善行	患者のために最善を尽くす ※医療従事者側が考える善行ではなく，患者が考える最善の善行を行う
公正（正義）	患者を平等かつ公平に扱う。限られた医療資源（人手，器材，薬など）を適正に配分する

作業療法参加型臨床実習に向けて

実習病院の「患者の権利」
各病院施設は，「患者様の権利」や「利用者様の権利擁護指針」といったものをWEBサイト上に提示していることが多い。実習病院が決まったら確認しておくとよい。

● 患者の権利

治療を受ける患者と治療を行う医療従事者という関係は，上下の関係になってしまうことがあった。すなわち「患者は医学の専門家に任せていればよい」といった考え方である**パターナリズム**[*3]にしばしば陥ってしまい，患者の思いを無視し患者も積極的に治療に参加していなかった（**図5**）。

本来，医療従事者と患者の関係は平等であり，患者の思いを尊重すべきである。そのような患者の権利と意思を尊重することを目的に，医療従事者はリスボン宣言を遵守している。**リスボン宣言**には，守られるべき患者の権利が記されている（**表4**）。

わが国の多くの医療機関は，このリスボン宣言を取り入れて，病院ごとの「患者の権利」を定めている。

> **＊3 パターナリズム**
> 日本語では父権主義などと訳される。強い立場にある者が弱い立場の者の意志を省みずに，弱い立場の者の利益になるという理由から，弱い立場の人の意思決定に介入，干渉すること。

図5　パターナリズム

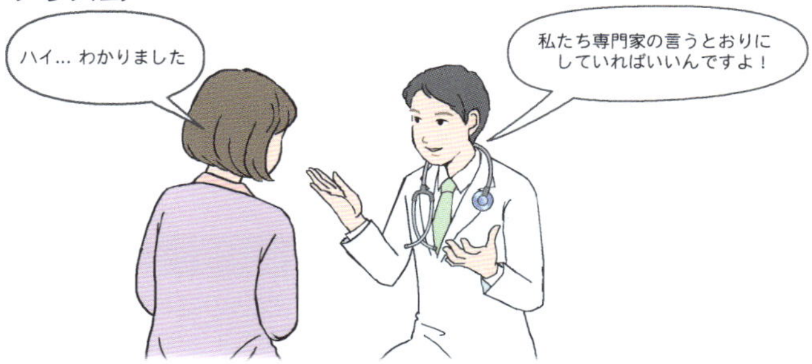

ハイ… わかりました

私たち専門家の言うとおりにしていればいいんですよ！

表4　リスボン宣言の患者の権利

1. 良質の医療を受ける権利	7. 情報に対する権利
2. 選択の自由の権利	8. 守秘義務に対する権利
3. 自己決定の権利	9. 健康教育を受ける権利
4. 意識のない患者	10. 尊厳に対する権利
5. 法的無能力の患者	11. 宗教的支援に対する権利
6. 患者の意思に反する処置	

2　日本作業療法士協会の倫理綱領と職業倫理指針　太田睦美

■ はじめに

日本作業療法士協会は，「作業療法士」という単一の専門職によって組織・構成されている団体である。また作業療法の質の保証と向上を目的に，「日本作業療法士協会倫理綱領」と「作業療法士の職業倫理指針」を制定している。

以降に，その内容について紹介する。

■ 日本作業療法士協会倫理綱領

● 制定の目的

日本作業療法士協会が「倫理綱領」を制定した目的は，「人の治療・援

助・支援に携わる者は，高度な知識・技術とともに，高い倫理性を併せもたなければならない」ということと，「この倫理性は，個人の倫理観に委ねられるだけでは不十分であり，信頼に足る，自立した1人前の専門職として，その援助を受ける人々や社会一般から容認されるためには，専門職能団体として，自分たちの基本理念や指針を掲げる責任を有している」という信念による。

● 制定

「日本作業療法士協会倫理綱領」は，第21回総会（1986年）において制定された。以来会員に周知され，作業療法士教育においても学生にその意味や重要性が説かれてきた。

● 内容の説明

倫理綱領として12の項目が定められている。以下に，「本文」と「その意味するところ」に分けて説明する（表5）。

表5 倫理綱領

	本文	意味
1	作業療法士は，人々の健康を守るため知識と良心を捧げる。	知識→作業療法の提供に必要な「知識」と「技術」（知識を行いにするための，技＝わざ，術＝すべ・方法）。 良心→善を命じて悪を退ける個人の道徳意識。 捧げる→知識と良心を1つにして作業療法を提供すること。
2	作業療法士は，知識と技術に関して，常に最高の水準を保つ。	→対象者の種別や範囲，対象者の期待度は常に変化する。 →作業療法に関する知識や技術も常に進化する。 →作業療法士は，常に新しい知識や技術の修得に向けて取り組むこと，作業療法の知識・技術の向上や開発に取り組む必要がある。
3	作業療法士は，個人の人権を尊重し，思想，信条，社会的地位等によって個人を差別することをしない。	人権→人間が人間として生まれながらにもっている権利のこと。日本国憲法第11条には，「国民は，すべての基本的人権の享有を妨げられない。この憲法が国民に保障する基本的人権は，侵すことのできない永久の権利として，現在及び将来の国民に与えられる。」とある。国際連合は，人権宣言ですべての国のすべての人が享受すべき基本的な市民的，文化的，経済的，政治的および社会的権利を詳細に規定している。
4	作業療法士は，職務上知り得た個人の秘密を守る。	作業療法士は，対象者個人の秘密に触れる機会が多い。職務上知り得た個人の秘密は，職務中はもちろんこと，職務外においても，離職後も，これを守らなければならない。
5	作業療法士は，必要な報告と記録の義務を守る。	「作業療法を提供する」ということは，「実施＝終了」ではない。実施後，速やかに（遅くとも実施日内に），「対象者名」「実施日時」「実施場所」「実施内容」「実施結果」「実施者名＝記録者名」等について，「記録する」ことをもって終了となる。記録に加え，チームメンバーに対しての必要な連絡・報告等や，対象者本人や家族への定期的な報告をすること。
6	本文6：作業療法士は，ほかの職種の人々を尊敬し，協力しあう。	医療や介護・福祉サービスは，利用者本人を中心としたチームメンバーの連携・協力により，より高い効果が発揮される。よりよい連携・協力を図るためには，それぞれの職種が互いの役割と専門性について深く理解するとともに，互いに尊敬し合うことが不可欠である。
7	作業療法士は，先人の功績を尊び，よき伝統を守る。	今ある作業療法に関する知識や技術，作業療法の実施が認められている領域は，先人の作業療法士等のたゆまぬ挑戦と地道な積み重ねによって作り上げられたものである。この功績と，そこに貫くよき伝統を理解し，守り，つなぎ，未来の作業療法士にわたす責任がある。

	本文	意味
8	作業療法士は，後輩の育成と教育水準の高揚に努める。	自己の成長に加え，後輩の育成や作業療法教育の水準を上げるための取り組みに励む必要がある。
9	作業療法士は，学術的研鑽および人格の陶冶を目指して相互に律し合う。	人格→「人格」についての説明は容易ではない。ここでは，BhutanのWangchuck国王夫妻が，東日本大震災後に福島県の相馬市桜丘小学校を訪問し，小学生に語りかけた内容の紹介をもって説明とする。「皆さんは龍を見たことがありますか。私はあります。王妃もありますね。龍は何を食べて大きくなるのか知っていますか。龍は，経験を食べて大きく成長していくのですよ。私たち一人ひとりのなかに，「人格」という名の龍が存在しているのです。その龍は，年を取り経験を食べるほど，強く，大きく，なっていきます。人は，経験を糧にして強くなることができるのです。そして何よりも大切なことは，自分の龍を鍛えて，きちんとコントロールすることです。この「龍」の話を，私がブータンの子どもたちにするときには，同時に，「自分の龍を大切に養いなさい，鍛錬しなさい」と言っています。わがままを抑えることや，感情をコントロールして生きることが大切なのです」 律し合う→学術（≒知識＋技術）研鑽と人格陶冶との関係は，「こころはかたちを求め，かたちはこころをすすめる」ということ。互いに独立した行いでありつつ，互いに大きく影響し合う（補完，促進，抑制）関係である必要があるということである。
10	作業療法士は，公共の福祉に寄与する。	公共の福祉→「多くの日本国民にとって幸せ・利益となること」という意味である。日本作業療法士協会は，定款の「第2章 目的及び事業－第3条（目的）」において，「この法人は，作業療法士の学術技能の研鑽および人格の陶冶に努め，作業療法の普及発展を図り，もって国民の健康と福祉の向上に資することを目的とする」と定めている。作業療法を提供するにあたっては，自分の行為が「公共の福祉に寄与している」ことを自覚する必要がある。
11	作業療法士は，不当な報酬を求めない。	作業療法士が提供する作業療法は，医療においては「診療報酬」，介護保険では「介護報酬」，障害福祉では「障害福祉サービス等報酬」として，その報酬名と公的な単価が決められており，その基準に沿って支払われている。公的な報酬以外の報酬は，不正な報酬とみなされる。法定以外の報酬を請求しない。
12	作業療法士は，法と人道に背く行為をしない。	「人の行為」は，「不適切行為」と「適切行為」に分けることができる。奪う，害う，脅かす・威す行為は，「法に背く行為」，契約・約束不履行は，「人道に背く行為」である。

■作業療法士の職業倫理指針

● 制定の目的

　職業倫理指針は，倫理綱領を基本理念としつつ，日常から心に留め，行動の指針とするべき事柄を，より具体的に示すことの必要性から策定された。

● 制定の経緯

　2004年に策定された。その後，制度や仕組み・社会情勢が大きく変化し，作業療法士の価値観や拠って立つ基盤などの多様化等によって，専門職としての倫理性が危うくなるような事態が顕れるようになり，2023年10月21日，一部が改定された。

● 内容

　職業倫理指針（16項）について，その要点を「項目」「具体的行動例」として**表6**に示す。

表6　職業倫理指針の要点

	項目	具体的行動例
第1項 自己研鑽	1 生涯研鑽 2 継続的学習 3 能力増大のための機会追求 4 専門職としての資質向上 5 専門領域技術の向上・開発	・生涯にわたり自己研鑽に努める ・自らの知識，技術，実践水準の維持・向上に努める ・自らの能力拡大の追求に努める ・専門職としての資質（知識と技術）向上と人間的な魅力（誠実さ，人格的な資質，社会的常識，豊かな教養）を兼ね備えるよう努める ・専門的な知識や技術の向上，新たな専門的知識や技術の開発に努める
第2項 業務遂行上の最善努力 （基本姿勢）	1 対象者利益のための最善努力 2 業務遂行上の最善努力	・対象者の利益のために最善の努力を払う ・業務遂行にあたり最善の努力を払う
第3項 誠実（良心）	1 健康と幸福の促進のための知識と良心 2 最もよいサービスの保証 3 ニーズと結果に基づいた治療・指導・援助の終了 4 マーケティングと宣伝の真実性	・対象者利益のため，自分の知識や技術，情熱を最大限活用するよう最善の努力を払う ・人々の健康と幸福の促進に関する自然環境や社会環境が悪化する問題に対して，社会とともにその解決に努める ・生活習慣に起因する身体面やストレス等による精神面のバランスが崩れることによって生じる疾病を予防するため，健康情報を収集して必要とする人々に提供する ・対象者ニーズの実現に向け，計画，実施，再評価，計画を修正・変更しつつ，目標の達成度を判定する ・達成と判断された場合，十分説明し，終了する ・今後の生活に向け説明とアドバイスをする ・作業療法の役割や効果について説明する ・虚偽や誇大な説明により誘導してはならない ・自己利益に陥ることのないよう節度ある態度が求められる
第4項 人権尊重・差別の禁止	1 人格の尊重 2 人権の尊重 3 虐待の防止 4 ハラスメントの防止	・対象者と価値を認め合い，対等な立場であることを認識する ・対象者の社会的身分や社会的地位，国籍，人種，民族，性別，年齢，性的指向，宗教，疾病，障害，経済状態，ライフスタイルにより，差別的な言動や行動，不平等・不利益な対応，サービス提供の拒否を行ってはならない ・対象者の人権と権利を侵害する虐待行為を行ってはならない ・対象者には，特に十分な気遣いの下で言葉を使い，行動する ・学生には，暴言・暴力・差別はもちろんのこと，必要以上の長時間の拘束，深夜に及ぶ拘束，性的関係等々を，厳しく戒める ・同僚（目下の者）には，自分の優位な立場を誇示した行為をしない，発生する土壌を作らない
第5項 専門職上の責任	1 専門職としての作業療法士 2 専門職上の責任	・最新の作業療法ガイドラインを参考に，「専門職としての作業療法士」を，常に再認識する ・対象者の基本的人権，知る権利，自己決定の権利を尊重し，擁護する ・個人的，組織的，政治的目的のために業務しない
第6項 実践水準の維持	1 専門職としての知識・技術保持 2 不断の学習と継続的な研修	・専門職としての知識と技術をつねに保持・更新する ・自らの知識と技術を常に最高水準を保つ
第7項 安全性への配慮・事故防止	1 リスクマネジメント 2 インシデント（ヒヤリ・ハット）・アクシデントの報告および分析 3 事故防止マニュアルの作成 4 事故の対応	・「予防可能な事故の減少」「事故発生時の速やかで適切な対応体制の整備」「紛争・係争に発展する可能性の減少」「必要なコストの抑制」に取り組む ・インシデント（ヒヤリハット）やアクシデントに関する情報の報告と，その報告に基づく原因の分析を，組織全体として日常的かつ組織的に行う ・事故防止マニュアルの作成が不可欠 ・事故発生時は，事故そのものに関する報告・対処を適切に行うとともに，経過の記録・報告，対象者や家族に対する説明等を，率直かつ真摯に行う

（次ページに続く）

	項目	具体的行動例
第8項 守秘義務	1 義務としての秘密保持	・正当な理由がある場合を除き，その業務上知り得た人の秘密を他人に漏らさない
	2 個人情報と個人の秘密	・個人情報とは，ある個人を特定できる一切の識別情報のことである ・個人の秘密とは，一般に知られていない事実であって，対象者自身が他人に知られたくないことである
	3 情報漏洩の防止	・個人の秘密は，対象者の承諾なしに外部に漏らしてはならない
第9項 記録の 整備・保守	1 報告と記録の義務	・正確な記録が，適正な診療報酬や利用料請求等の条件である ・作業療法の内容や経過・結果等について，関係者へ報告をしなければならない
	2 記録の保存義務	・記録は，その種類に応じた規定に準じ，適切に管理・保存を行う
第10項 職能間の 協調	1 他職種への尊敬・協力	・ほかの専門職の役割の重要性を認識し，尊敬し，協力する
	2 他専門職の権利・技術の尊重と連携	・治療・指導・援助の過程における独善的な判断・行動を戒め，適切な委託・協力を他職種に求める
	3 関連職との綿密な連携	・作業療法は，対象者の生活を支援する職種であるから，関連する職種・関係者と幅広く連携する
第11項 教育 （後輩育成）	1 後輩の育成	・対象者にかかわる作業療法をとおして，広く人々に対してその人らしい生き方の実現と健康と幸福の促進に向けて貢献するため，後輩育成に努める
	2 後輩育成の形態	・後輩を育成する形態は，臨床教育（卒前教育）と，後輩指導（卒後教育）等がある
	3 変化に対応する教育活動の実施	・後輩育成のための基本的な姿勢とカリキュラム等の具体的内容について何が必要かを，常に点検・更新・実施することが必要である
	4 教育水準の高揚・維持のための環境整備	・教育水準を高め維持するには，養成学校における機材等の具備，十分な臨床経験と資質をもつ教職員数を確保しなければならない ・養成学校の教職員および臨床教育や臨床現場での後輩育成にかかわる作業療法士は，一定の課程に基づいた研修を受講すべきである
第12項 報酬	1 不当報酬収受の当事者にならない	・正当な契約による労働の対価としての報酬以外，受け取らない
	2 対象者からの礼金等の収受の自重	・対象者から，サービスに対する規定代価以外の金品等を受け取ってはならない
	3 利害関係者からの贈与・接待を受けない	・利害関係者から金品の贈与，あるいは接待等を受けてはならない
	4 名義貸しによる不当報酬収受の防止	・名義貸しによる勤務実態の伴わない不当な報酬を受けてはならない
	5 勤務先における不当報酬要求の防止	・雇用主の弱みにつけ込むかのごとき不当要求は，厳しく戒めなければならない
第13項 研究倫理	1 研究方法に関すること（被験者に対する配慮）	・臨床研究をする際は，被験者に対して研究の目的，方法，予想される効果，危険性等について十分な説明をし，強要することなく，自由な意志が尊重される環境のなかで同意を得てから行うこと
	2 著作権に対する配慮	・最新の「臨床研究に関する倫理指針」や規定を十分理解したうえで細心の倫理的注意を払うこと
第14項 インフォー ムド・コン セント	1 評価・サービスに先駆けてのインフォームド・コンセント（自己決定の原則，意思決定の支援を含む）	・対象者・家族に，作業療法の目的・方法（内容）等をわかりやすく説明し，十分な理解を得たうえで，医療においては同意を，介護や福祉においては利用者の自己決定による利用契約を得なければならない
	2 臨床研究に際してのインフォームド・コンセント	・臨床研究においては，「臨床研究に関する倫理指針」に基づいて進めること
第15項 法の遵守	1 一社会人としての法の遵守	・他者の命・健康・財産・名誉等を傷つけたり・奪ったり，傷害，恐喝，窃盗，詐欺，贈収賄等の犯罪行為，日常生活での交通マナー違反，個人情報の保護，ハラスメントなどに関する法を遵守する
	2 作業療法士としての法の遵守	・対象者の秘密を守る，個人情報の漏洩がないよう注意する，免許の取り消し，名称の使用停止について診療報酬・介護報酬等の不正請求をしない，不正に加担しない
第16項 情報の管理	・協会の倫理指針として，（1）会員情報の漏洩，（2）協会ホームページの運用，（3）不適切用語使用の禁止の3項目が記載されている	

■ おわりに

日本作業療法士協会倫理綱領の制定目的は，以下である。

①人の治療・援助・支援に携わる者は，**高度な知識・技術とともに，高い倫理性を併せもたなければならない。**

②この倫理性は，個人の倫理観に委ねられるだけでは不十分であり，信頼に足る，自立した1人前の専門職として，その援助を受ける人々や社会一般から容認されるためには，**専門職能団体として，自分たちの基本理念や指針を掲げる責任**を有している。

この倫理綱領を，日常業務における具体的な行動の指針として示されたのが作業療法士の職業倫理指針であるから，この倫理綱領と職業倫理指針の内容をよく学び，日常業務において不適切行為を行うことなく，適切な行為が推進されるようにしていただきたい。

アクティブラーニング② 本稿に登場した文献を実際に調べてみて，そこで生じた疑問についてさらに調べてみよう。

3 作業療法をとりまく倫理的課題

■ はじめに

倫理は，「してはいけない行為≒不適切行為」と，「すべき行為，努めるべき行為≒適切行為，推奨行為」からなる（**図6**）。

不適切行為（犯罪，訴訟・賠償請求，懲戒処分，謝罪要求，苦情など）は，当事者としての作業療法士個人に被る不利益だけでなく，当該作業療法士が所属する組織（事業所，都道府県士会，日本作業療法士協会含む）や作業療法そのものに対して不利益となる。

適切行為（契約・約束履行，指導・育成，研究・開発，奉仕など）の積み重ねは，当事者としての作業療法士個人の評価・成長に加え，当該の作業療法士が所属する組織の信頼度向上や作業療法に対する社会的評価の高まりとなる。

人の行為は，個人的要因と環境的要因（プライベート環境，職場環境，社会的環境）との加算の結果による（**図7，表7**）。4つの構成要素がすべて健全であれば，行為のほぼすべてが適切行為となるが，個人的要因やプライベート環境が整っていても，例えば職場環境の風土が余りにも乱れていれば，不適切行為となる。また個人的倫理観に未熟さがあっても職場環境が正しく機能していれば，不適切行為となることはほとんどなく，また適切行為の繰り返しの結果，個人の倫理観も向上する。

よって「作業療法をとりまく倫理的課題」について，この4つの構成要素から説明する。

図6 倫理（人の行為）

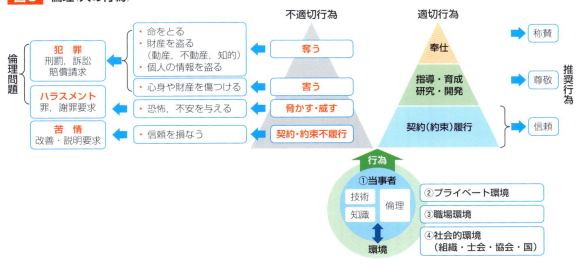

図7 行為の成り立ち

行為＝①＋②＋③＋④

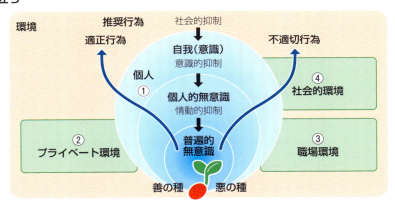

作業療法士と倫理

表7 不適切行為の発生要因と発生防止策例

区分		内容	発生防止策例	
			個人	職場
1. 個人的要因		素質（遺伝的要因） 生育状況（乳幼児期，児童期情緒的かかわり，しつけ） 無知（未学習） 生活習慣（生活習慣の乱れ，極端な癖）	知る 正しい生活習慣	職員研修 日常業務における習慣化
2. 環境的要因	2－① プライベート環境	経済的困窮（借金） トラブル（家族内トラブル，近隣トラブル…） 病気	早めの相談・解決	気づき，声掛け，助言
	2－② 職場環境	職場風土（情報の共有化がない，信頼感がない，協力体制がない，陰口が横行している等） 体制整備（規則の不備，基準の不備，職員研修の未実施，相談窓口がない等）	信念に基づく行動 確認	業務改善 情報公開 規律ある職場 率先垂範
	2－③ 社会的環境	風潮 機器・技術 法律・制度 その他	惑わされない 技術習得＋使い方 知る・守る	職場の方針・説明 活用方法の方針，決めごと 世の中の変化を提供

■ 倫理的課題

● 個人的要因による課題

①根本的課題

　人は，生まれながらにして「善の種」と「悪の種」を宿している。この性（さが）は一生涯続く。「善の種」が芽吹くか「悪の種」が芽吹くかは，条件（縁（えん））によって大きく左右される。私達は，この真理を深く理解し，己（おのれ）も不適切な行為を行う性（さが）を保有しているから，日頃の行い（おこな）（態度，しぐさなど）について，十分に注意し，制御する必要がある。

②生育状況による課題

　人は，生育状況（幼少時の情緒的かかわり，しつけなど）の違いにより，倫理観や振る舞いに違いがある。なかには，不適切行為の発生傾向が高い人がいることも事実である。従って，己（おのれ）の倫理観や振る舞い方の傾向について，振り返り，自覚する必要がある。

③無知による課題

　私たちは，作業療法に関する知識や技術などを学ぶ機会はあるが，倫理について学ぶ機会は少ない。結果，何気なく無知による抑制の不足などにより不適切行為を行ってしまうこともある。「知らない」ことは，専門職として未熟であることを認識しなければならない。

④生活習慣の乱れ，極端な癖・嗜好などによる課題

　生活習慣の大きな乱れや，偏った嗜好（酒癖，覗き見）等のために，繰り返し不適切行為を行ってしまうことがある。自分の毎日の生活習慣や偏った嗜好等の有無について振り返る必要がある。もし，自己制御に難しさがあれば，専門機関等へ相談すべきである。

　以上のように，個人的要因は不適切行為の一発生要因であるから，各自，己（おのれ）の個人的特性について再確認し，不適切行為につながらないよう，学び，注意・制御する力をつけ，日常の生活や業務において，不適切行為を戒め，適切行為の繰り返しが日常化するよう努める必要がある。

● 環境要因による倫理的課題

①プライベート環境による課題

　経済的困窮やトラブル（家族内トラブル，近隣トラブル等）の継続，病気など，プライベート環境に課題や乱れを抱えていると，特に盗みや暴力，騙すなどの法に触れるような不適切行為を起こしやすい。

　課題を1人で抱えることなく，友人や同僚など身近な人に相談し，社会的な支援を利用できるようにすべきである。当事者から援助を求めるのに勇気がいるであろう。周りにいる方々が，声掛けなど手を差し伸べ合う職場，風土づくりが必要である。

②職場環境による課題

　私達は毎日の生活において，職場環境で多くの時間を過ごしている。職場環境より多くの情報や刺激を受け，職場環境に対して適応することで自分や己を造り上げている。職場の倫理のあり方が，個人の倫理に大きく影響する。職場のリーダーは，適正な職場風土づくり(業務改善，情報の共有化，規律ある職場，率先垂範，信頼感の醸成，協力体制の強化など)や，倫理体制の整備(職員研修，規則の制定，倫理基準の作成，報告・相談体制など)に取り組むべきである。

③社会的環境

(1)社会風潮の変化による課題

　昨今の社会は，多くの点で変化が激しい。個別化の進展，便利さ・簡単さの重視，人間関係のあり方，価値観の変化など，多くの点で急速に，大きく変化している。これらの変化は，年代間や性差間において，いわゆる当たり前・常識というものに大きな違いが生じている。結果，ハラスメントなどの発生要因となっている。

(2)機器・技術の進化による課題

　特に，画像・映像撮影に関する機器やデータの処理・加工機器や伝達・拡散手段に関する技術等は急速に進歩している。この進歩に対して，使用上の注意点や制限・処分基準が追いついていないのが現状である。その結果，画像・映像撮影でのトラブルやSNS上でのトラブルなど，不適切行為が急速に増え始めている。

(3)法律・制度の制定・改定による課題

　国は，社会における犯罪やトラブル等の増加に対応すべく，既存の法律・制度の改定，新たな法律の制定などを行っている。近年行われた法律や制度の改定，新規策定の一部を，以下に紹介する。

- 職場におけるハラスメント防止対策：2022年4月1日から，中小事業主を含むすべての事業主に対して，職場におけるパワーハラスメント防止措置(セクシャルハラスメント，マタニティハラスメント含む)が義務化された。
- 性犯罪に関する規定を見直した改正刑法：2023年7月13日，「強制性交罪」と「準強制性交罪」が統合され「不同意性交罪」に，意思に反した性行為に対し「不同意性交罪」と「不同意わいせつ罪」を適応，「不同意性交罪」と「不同意わいせつ罪」の成立要因の明確化などの改定がなされた。
- 著作権改正：2023年5月，著作権改正法が公布・施行された。学会や研修会等での資料を作成・使用する場合，著作権について十分に注意する必要がある。

④その他

　作業療法士は，そもそも日常業務を遂行するにあたり，次のような状況

下に置かれている。

- 患者・利用者，ほかの職種，学生などから毎日「先生」と呼ばれる（新入職員であっても）。
- 作業療法士間で，「先生」と呼び合う
- 単一職種の職場という，いわゆる「村社会」

　このことは，無意識に自分が優位な立場にあるのが当たり前というような感覚になりやすく，この当たり前感の積み重ねが，ハラスメント等発生要因になる可能性がある。

■ おわりに

　倫理的課題について，主に「戒め，してはいけない」という視点から説明してきた。しかし作業療法士としての倫理向上において最も重要なことは，毎日の仕事が「楽しい・面白い」「やりがいがある」「成長を感じられる」ことにある。

【引用文献】
1) 高等学校学習指導要領（平成30年告示）
2) 新村 出 編：広辞苑 第七版，岩波書店，2018.
3) 砂屋敷 忠 ほか編著：改訂増補版 医療・保健専門職の倫理テキストー悩める医療スタッフと学生のための事例集，医療科学社，2007.
4) 樋口範雄：倫理と法. 医の倫理の基礎知識 2018年版．（https://www.med.or.jp/doctor/rinri/i_rinri/001014.html，2024年3月現在）
5) Foot P R：The problem of abortion and the doctrine of the double effect. the Oxford Review, 5:5-15, 1967.

【参考文献】
1. 加藤尚武：現代倫理学入門，講談社，1997.
2. 濱井 修 ほか：現代の倫理，山川出版社，2017.
3. 吉川ひろみ：保健・医療職のための生命倫理ワークブックー本当によいことなのか，もう一度考えてみよう！！，三輪書店，2008.
4. Thomson J J：The trolley problem. The Yale Law Journal, 94:1395-1415, 1985.
5. デイヴィッド・エドモンズ：太った男を殺しますか？，太田出版，2015.
6. 清水哲郎：生命と人生の倫理. 放送大学教育振興会，2005.
7. 小木曽加奈子：医療職と福祉職のためのリスクマネジメント，学文社，2010.
8. 丸山英二：生命倫理4原則と医学研究. 日本義肢装具学会誌，27(1): 58-64，2011.
9. WORLD MEDICAL ASSOCIATION：WMA DECLARATION OF LISBON ON THE RIGHTS OF THE PATIENT.（https://www.wma.net/policies-post/wma-declaration-of-lisbon-on-the-rights-of-the-patient/，2024年3月現在）

✔ チェックテスト

Q
①倫理を学ぶ理由はなにか（☞p.44）。 **基礎**
②倫理的ジレンマに気がついたとき，どのように行動するのがよいか（☞p.47）。 **基礎**
③生命倫理の抱える今日的課題にはどのようなものがあるか（☞p.48）。 **基礎**
④医療倫理の4原則とは何か（☞p.48）。 **基礎**
⑤リスボン宣言における患者の権利とは何か（☞p.49）。 **基礎**

作業療法士と倫理

3 作業療法研究における倫理

平野大輔

Outline

● 研究の目的は，学問の発展に貢献することである。
● 研究倫理とは，誠実で責任ある研究を進め，これに逸脱する疑わしい(不適切な)行動，さらに悪質な不正行為が起きないようにするためのものである。
● 責任ある研究とは，正直さ，正確さ，効率性，客観性を保持して行われる研究のことである。
● 不正行為とは，得られたデータや結果の捏造，改ざん，および他者の研究成果等の盗用のことである。

1 作業療法士の研究

「研究」という用語を調べてみると，辞書的な定義や先人の言葉など，さまざまな表現で説明されている。作業療法士の鎌倉氏は「研究とはたぶん，自ら問いを発し，自らその答えを探すことである」と記している[1]。研究をする目的は，学問の発展に貢献することである。研究の流れは，以下のとおりである。

①研究疑問の設定
②文献レビュー
③研究計画の作成
④データの収集・分析・考察
⑤報告

研究は，研究可能な疑問の設定から始まる。人はわからないことがあると心地よくなく，誰もがわからないことに対してはわかりたいという気持ちをもっている。

わからないことをわかろうとするために，研究では，関連する文献について検索エンジン等を用いて系統的に検索し，これまでにわかっていることとわかっていないことを整理する。そのうえで，わからないことのなかで今回わかりたいことのなかでも焦点を絞り，研究の目的(○○を明らかにする)と意義(○○を明らかにすることは□□に役立つ・貢献できる)を明確にする。

研究計画は，研究の目的と意義を達成するように作成し，計画に基づき，淡々とデータを収集・分析・考察する。データを収集・分析するための方法は，研究の目的と意義を最も達成するだろうと考えられるものを選択する。考察は，分析された結果に対して，先行文献を引用しながら，目

的を忘れないようにする。

　どんなに優れた内容も，報告しなければ公には認められず，学問の発展には貢献しない。そのためどんなに些細な内容と思えることも，報告することを心掛ける。報告された内容が役立つかは報告者ではなく，読者が決める。文献に記されていることは，これまでに誰かが報告してくれたものであり，報告者には感謝したい。

2　研究倫理

■ 研究倫理の必要性

　研究倫理とは，研究にかかわる倫理を指し，「誠実で責任ある研究」を進め，これに逸脱する「疑わしい（不適切な）行動」，さらに悪質な「不正行為」が起きないようにするためのものである。

　米国研究公正局では「責任ある研究」を「正直さ，正確さ，効率性，客観性を保持して行われる研究」と説明し[2]，黒木はその要件として意義，社会性，正確性，客観性，透明性，再現性，公正性，尊厳の8項目を挙げている[3]。一方「不正行為」とは，「得られたデータや結果の捏造，改ざん，および他者の研究成果等の盗用」[4]と示され（**表1**），過去から現在までなくなることなく続いている[3, 5, 6]。

　作業療法士がかかわる研究は，人や動物を対象とした研究が多い。わが国では，人を対象とした研究については「人を対象とする生命科学・医学系研究に関する倫理指針」[7]，動物を対象とした研究については「研究機関等における動物実験等の実施に関する基本指針」[8]等が出されている。研究を進める際には，関連する法律，行政や学会から出されているガイドライン，現場の規則等を遵守しながら行う。これらは社会的背景に合わせて発出・改訂・廃止されていくため，自覚的な点検が求められる。

表1　研究における不正行為

- 捏造：存在しないデータ，研究結果等を作成すること。
- 改ざん：研究資料・機器・過程を変更する操作を行い，データ，研究活動によって得られた結果等を真正でないものに加工すること。
- 盗用：ほかの研究者のアイディア，分析・解析方法，データ，研究結果，論文または用語を，当該研究者の了解または適切な表示なく流用すること。

ほかの学術誌等に既発表，または投稿中の論文と本質的に同じ論文を投稿する2重投稿，論文著作者が適正に公表されない不適切なオーサーシップなどが，不正行為として認識されるようになってきている。

（文献5より引用）

■ 研究者等が遵守する基本方針

　研究者等が遵守する基本方針として，「人を対象とする生命科学・医学系研究に関する倫理指針」[7]では，**表2**のように示されている。

表2	研究者等が遵守する基本方針

1. 社会的および学術的意義を有する研究を実施すること。
2. 研究分野の特性に応じた科学的合理性を確保すること。
3. 研究により得られる利益および研究対象者への負担，その他の不利益を比較考量すること。
4. 独立した公正な立場にある倫理審査委員会の審査を受けること。
5. 研究対象者への事前の十分な説明を行うとともに，自由な意思に基づく同意を得ること。
6. 社会的に弱い立場にある者への特別な配慮をすること。
7. 研究に利用する個人情報等を適切に管理すること。
8. 研究の質および透明性を確保すること。

(文献7より引用)

■ 研究者等の基本的責務

研究者等の基本的責務について，「人を対象とする生命科学・医学系研究に関する倫理指針」[7]では，**表3**のように示されている。特に研究の実施について，倫理審査委員会の審査および研究機関の長の許可を受けた研究計画書に従って，適正に研究を実施しなければならないことや，研究の実施前と研究期間中に，教育・研修を受けなければならないことが示されている。

表3	研究者等の基本的責務

1 研究対象者等への配慮
(1) 研究者等は，研究対象者の生命，健康および人権を尊重して，研究を実施しなければならない。
(2) 研究者等は，法令，指針等を遵守し，当該研究の実施について倫理審査委員会の審査および研究機関の長の許可を受けた研究計画書に従って，適正に研究を実施しなければならない。
(3) 研究者等は，研究を実施するに当たっては，原則としてあらかじめインフォームド・コンセントを受けなければならない。
(4) 研究者等は，研究対象者等およびその関係者からの相談，問合せ，苦情等に適切かつ迅速に対応しなければならない。
(5) 研究者等は，研究の実施に携わるうえで知り得た情報を，正当な理由なく漏らしてはならない。研究の実施に携わらなくなった後も，同様とする。
(6) 研究者等は，地域住民等一定の特徴を有する集団を対象に，当該地域住民等の固有の特質を明らかにする可能性がある研究を実施する場合には，研究対象者等および当該地域住民等を対象に，研究の内容および意義について説明し，研究に対する理解を得るよう努めなければならない。

2 教育・研修
研究者等は，研究の実施に先立ち，研究に関する倫理ならびに当該研究の実施に必要な知識および技術に関する教育・研修を受けなければならない。また研究期間中も適宜継続して，教育・研修を受けなければならない。

(文献7より引用，下線は筆者による)

■ 研究計画書に関する手続き

研究を行う際には，事前に研究計画書を作成する。また研究計画書の内容を変更する際には，研究計画書を変更しなければならない。

研究計画書に記載する事項として，「人を対象とする生命科学・医学系研究に関する倫理指針」[7]では，**表4**のように示されている。

作業療法士と倫理

研究の実施の適否について，倫理審査委員会の意見を聴き，当該研究機関における当該研究の実施について，許可を受ける。そのうえで，データの収集等が始まる。研究計画書を変更する際にも，許可を再度受ける必要がある。

表4 研究計画書に記載する事項

1. 研究の名称
2. 研究の実施体制（研究機関の名称および研究者等の氏名を含む）
3. 研究の目的および意義
4. 研究の方法および期間
5. 研究対象者の選定方針
6. 研究の科学的合理性の根拠
7. インフォームド・コンセントを受ける手続等（インフォームド・コンセントを受ける場合には，同規定による説明および同意に関する事項を含む）
8. 個人情報等の取扱い（匿名化する場合にはその方法，匿名加工情報または非識別加工情報を作成する場合にはその旨を含む）
9. 研究対象者に生じる負担ならびに予測されるリスクおよび利益，これらの総合的評価ならびに当該負担およびリスクを最小化する対策
10. 試料・情報（研究に用いられる情報にかかわる資料を含む）の保管および廃棄の方法
11. 研究機関の長への報告内容および方法
12. 研究の資金源その他の研究機関の研究にかかわる利益相反，および個人の収益その他の研究者等の研究にかかわる利益相反に関する状況
13. 研究に関する情報公開の方法
14. 研究により得られた結果等の取扱い
15. 研究対象者等およびその関係者が研究にかかわる相談を行うことができる体制および相談窓口（遺伝カウンセリングを含む）
16. 代諾者等からインフォームド・コンセントを受ける手続（代諾者等の選定方針ならびに説明および同意に関する事項を含む）
17. インフォームド・アセントを得る場合には，手続き（説明に関する事項を含む）
18. 研究を実施しようとする場合には，同規定に掲げる要件のすべてを満たしていることについて判断する方法
19. 研究対象者等に経済的負担または謝礼がある場合には，その旨およびその内容
20. 侵襲を伴う研究の場合には，重篤な有害事象が発生した際の対応
21. 侵襲を伴う研究の場合には，当該研究によって生じた健康被害に対する補償の有無およびその内容
22. 通常の診療を超える医療行為を伴う研究の場合には，研究対象者への研究実施後における医療の提供に関する対応
23. 研究に関する業務の一部を委託する場合には，当該業務内容および委託先の監督方法
24. 研究対象者から取得された試料・情報について，研究対象者等から同意を受ける時点では特定されない将来の研究のために用いられる可能性またはほかの研究機関に提供する可能性がある場合には，その旨と同意を受ける時点において想定される内容
25. モニタリングおよび監査を実施する場合には，その実施体制および実施手順

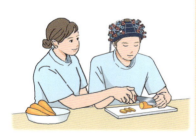

（文献7より引用）

■ 倫理審査委員会

　倫理審査委員会について，「人を対象とする生命科学・医学系研究に関する倫理指針」[7]では，**表5**のように示されている。

62

表5 倫理審査委員会の役割・責務と構成

役割・責務
(1) 倫理審査委員会は，研究責任者から研究の実施の適否等について意見を求められたときは，この指針に基づき，倫理的観点および科学的観点から，当該研究にかかわる研究機関および研究者等の利益相反に関する情報も含めて中立的かつ公正に審査を行い，文書または電磁的方法により意見を述べなければならない。
(2) 倫理審査委員会は，(1)の規定により審査を行った研究について，倫理的観点および科学的観点から必要な調査を行い，研究責任者に対して研究計画書の変更，研究の中止その他当該研究に関し必要な意見を述べるものとする。
(3) 倫理審査委員会は，(1)の規定により審査を行った研究のうち，侵襲（軽微な侵襲を除く）を伴う研究であって介入を行うものについて，当該研究の実施の適正性および研究結果の信頼性を確保するために必要な調査を行い，研究責任者に対して，研究計画書の変更，研究の中止その他当該研究に関し必要な意見を述べるものとする。
(4) 倫理審査委員会の委員，有識者およびその事務に従事する者等は，その業務上知り得た情報を正当な理由なく漏らしてはならない。その業務に従事しなくなった後も同様とする。
(5) 倫理審査委員会の委員およびその事務に従事する者は，(1)の規定により審査を行った研究に関連する情報の漏えい等，研究対象者等の人権を尊重する観点ならびに当該研究の実施上の観点および審査の中立性もしくは公正性の観点から重大な懸念が生じた場合には，速やかに倫理審査委員会の設置者に報告しなければならない。
(6) 倫理審査委員会の委員およびその事務に従事する者は，審査および関連する業務に先立ち，倫理的観点および科学的観点からの審査等に必要な知識を習得するための教育・研修を受けなければならない。またその後も，適宜継続して教育・研修を受けなければならない。

構成
① 医学・医療の専門家等，自然科学の有識者が含まれていること。
② 倫理学・法律学の専門家等，人文・社会科学の有識者が含まれていること。
③ 研究対象者の観点も含めて一般の立場から意見を述べることのできる者が含まれていること。
④ 倫理審査委員会の設置者の所属機関に所属しない者が複数含まれていること。
⑤ 男女両性で構成されていること。
⑥ 5以上であること。

(文献7より引用)

■ 研究倫理の代表的な国際的ガイドライン

第2次世界大戦中のナチスによる非倫理的な人体実験の反省を発端に，下記のガイドラインが出されている。

- 1947年 Nurnberger綱領
- 1964年 Helsinki宣言（人を対象とする医学研究に関する倫理的原則）
- 1979年 Belmontレポート（人を対象とする研究のための倫理的原則とガイドライン）
- 1982年 CIOMSガイドライン（人間を対象とする健康関連研究の国際的倫理指針）

■ ベルモントレポート

ベルモントレポートでは，診療と研究の境界を示し，以下の基本的倫理原則と適用が示されている。

- 人格の尊重：インフォームド・コンセント
- 善行：リスク・ベネフィット評価
- 正義：被検者の選択

これらは，生命倫理の原則と同様である。

■ 国家資格を有する者の責務

　作業療法士は国家資格である。作業療法士の荻原氏は「1人の人間が国家資格を付与された時点で，その者は求められる社会的要請において，『個と公との均衡ある関係性の維持，発展』を責務とする存在になると思う」と述べ，そのうえで，「このような責務が常に誤りなく果たせられることが自明の理となっているかについては，敏感かつ自覚的な点検が必要となろう」と述べている[9]。

　1977年からのOklahoma大学のTulsa健康サービスセンターで行われた実験研究チームには，「作業療法士」も名を連ねていた[9]。本人は作業療法の質の向上を目指していたとしても，その方法や手段において「誤り」を犯す危険性に，いつでも晒されているという自覚的な態度が求められるはずである[9]。

　「正直は最良の策」を忘れずに，「反証可能」な研究を進めることが求められる。

【引用文献】
1) 鎌倉矩子：研究をするということ. 作業療法士のための研究法入門（鎌倉矩子 ほか編），p.1-8，三輪書店，1997.
2) Steneck NH：ORI研究倫理入門 責任ある研究者になるために，p.154，丸善出版，2005.
3) 黒木登志夫：研究不正 科学者の捏造，改竄，盗用，中央公論新社，2016.
4) 文部科学省：研究活動における不正行為への対応等に関するガイドライン，2014.
5) 牧野賢治 訳：背信の科学者たち，化学同人，1988.
6) Beecher HK：Ethics and clinical research. New England Journal of Medicine, 274(24):1354-1360, 1966.

7) 文部科学省，厚生労働省，経済産業省：人を対象とする生命科学・医学系研究に関する倫理指針，2023.
8) 文部科学省，厚生労働省，農林水産省等：研究機関等における動物実験等の実施に関する基本指針（動物実験等を実施する各機関等を所管する行政機関）.
9) 荻原喜茂：作業療法の倫理を問う 作業療法士協会の立場から，作業療法，21(3): 206-209, 2002.
【参考文献】
1. Gallagher HG：子供計画. ナチスドイツと障害者「安楽死」計画，p.128-131，現代書館，1996.

✔ チェックテスト

Q
①作業療法士の鎌倉氏は，研究とはどのようなものと述べているか（☞p.59）。 基礎
②研究の流れの5つの過程は何か（☞p.59）。 基礎
③責任ある研究とは何を指すか（☞p.60）。 基礎
④不正行為とは何を指すか（☞p.60）。 基礎
⑤研究計画書の内容を変更する際には，どのような手続きを踏まなければならないか（☞p.62）。 基礎
⑥研究倫理の代表的な国際的ガイドラインには何があるか（☞p.63）。 基礎

Case Study Answer

1 作業療法士としての責務と役割

Question 1

✕a

◯b：アドボカシーとは，利用者が障害や認知症など
により，自ら意見や希望などを主張できない場
合に，援助者がその利用者に代わって気持ちを
代弁したり，権利擁護を求めたりすることをい
う。従って，作業療法士が本人の気持ちを代弁
することがアボドカシーの視点から行う対応と
して適切である。

✕c

Question 2

✕a

✕b

◯c：a，bは客観的なアセスメントであり，エイジ
ズムには相当しないが，cは「高齢だから亡くな
っても仕方がない」といった年齢による差別的
（エイジズム）な考えが反映されている。

作業療法士と倫理

65

3章

業務管理

業務管理

1 作業療法部門管理業務

野本義則，佐伯まどか，宮　訓子，金山　桂，田中秀宜，生方　剛

Outline

- 作業療法部門の日常業務を理解する。
- PDCAサイクルは，計画（Plan），実行（Do），評価（Check），改善（Action）の4つの段階からなる業務の改良・改善を目的とした管理手法である。
- 目標管理は自らの業務の目標を設定し，その目標に基づいて自分自身で進捗状況や結果を管理するなど，主体的に行う組織マネジメントの方法である。
- 職務拡大とは仕事の範囲を拡大していくことを指す。新しいことへのチャレンジで，飽きが減ったり，モチベーションが向上することが期待される。
- 人事管理とは企業の目標達成のため，従業員（職員）が最大限の成果を挙げられるような体制やルールを整えることである。
- クリニカルラダー（p.77参照）は臨床における実践能力の要素とその習熟段階（レベル）を表すものであるが，各病院施設で検討され，オリジナルのものを作成していることが多い。
- リーダーシップは目標達成に向けての周囲への影響力のことであり，地位や役職のことではない。
- 使用者（雇用者）は従業員（職員）ごとに労働時間を管理し，記録を残しておくことが義務づけられている。
- ハラスメントは不適切な言動や行為が原因で生じる重大な人権侵害である。
- 心理的安全性（psychological safety）は「チームの他のメンバーが自分の発言を拒絶したり，罰したりしないと確信できる状態」と定義されており，職場の高い生産性を保つために重要な要素である。
- 物品管理は，円滑かつ安全な作業療法の提供において重要である。
- 作業療法機器の配置計画は，コストや事業計画，環境に応じて対応する。
- 組織管理と分野別の職場管理について理解する。

1 作業療法部門の日常業務 　野本義則，佐伯まどか，宮　訓子，金山　桂

■ 作業療法士の日常業務

　　作業療法士の仕事，その役割や目的，活躍する場などについては第1章で触れた。もちろん作業療法士の仕事の中心は，担当する患者や利用者等に対する作業療法となるが，その仕事をスムーズに行い，完遂させるためには，それらに付帯する業務を行わなければならない。例えば，ミーティング，**カンファレンス**[*1]，カルテ記載，準備や片付け，勉強会，さらには臨床実習生への指導など，さまざまである。

　　ここでは身体障害領域，精神障害領域，介護保険領域で勤務する作業療法士のある日のスケジュールから，作業療法士の日常業務を学ぶ（**表1～3**）。

＊1　カンファレンス

一般的には，大人数で行う会議のことをカンファレンスという。医療や福祉の場面においては，患者や利用者の情報共有や治療方針を検討したり，決定したりすることを目的として行われる。作業療法士のほか，医師，看護師，理学療法士，ソーシャルワーカー，必要に応じて当事者やその家族も出席する。

表1 身体障害領域 回復期リハビリテーション病棟における作業療法士の1日

時間	業務内容
8:20	出勤
8:30	病棟朝礼：病棟に所属する多職種が一堂に会して情報共有する。共有する内容は，夜間の患者状況や体調変化，その日に行うADLの変更内容，その日の予定（入院・退院患者や対応職員，カンファレンスやリハビリテーション総合実施計画書の説明予定など），直近のインシデントやアクシデント等である
8:45	リハビリテーション：基本的に1回のリハビリテーションは，1時間（1単位×3）実施する。食事や入浴，理学療法士や言語聴覚士の介入時間帯のバランスなども調整して1日のスケジュールを組む。朝の整容や着替えなど，介入する時間帯に意味をもつ作業は率先してその時間帯に介入するようにする。カルテ記載は，リハビリテーションが終わったら速やかに行う。他職種が読んでも理解できるような言葉遣いを心掛けて記載する
12:00	昼食
13:00	リハビリテーション，カンファレンス，患者・家族への説明など • 実動作練習・評価：裸で体が濡れている状態では動作の安定性が変わるため，初めて一般浴槽で入浴をする場合は，作業療法士が同行してリハビリテーションとして動作確認を行う。トイレ動作も実際使用するトイレで実施し，更衣練習も今まで使用していた衣類を準備して行う。買物や調理練習は難易度が高いため，対象者によって1回で行う作業工程の量を調整して行う。刃物による切り傷や火傷を負わないよう付き添う作業療法士は注意が必要である • カンファレンス：月1回は必須として多職種（医師，作業療法士・理学療法士・言語聴覚士，看護師，介護士，薬剤師，管理栄養士など）で行う。現状を共有し，今後の方向性や目標の確認をしながらリハビリテーション総合実施計画書を作成する • 患者，家族への説明：リハビリテーション総合実施計画書を基に，毎月，多職種で現状の説明を行う。また患者・家族の希望を確認したうえで，退院に向けて今後どのようにリハビリテーションを進めていくかを相談する。質問があった際には，適した職種がわかりやすい言葉を使って返答し，疑問や不安が軽減できるよう心がける。退院前にご自宅を訪問し，家屋の環境調整を行う日程調整も，このときに行う
17:20	リハビリテーション科 終礼 リハビリテーション科職員が集まり，連絡事項やフロアごとにその日にあったことの情報共有を行う
17:30	終業

（佐伯まどか 作成）

表2 精神科作業療法に従事する作業療法士の1日

時間	業務内容
8:00～8:30	出勤
8:45～9:00	朝のミーティング：前日にあったプログラム内での出来事や当日の流れ，その日初めて参加する患者の申し送り，注意事項などを共有する
9:00～9:30	• 午前のプログラムの準備：精神科作業療法は手工芸や音楽，運動などを集団で行うプログラムのため，使用する物品の準備や数の確認が必要 • 当日参加予定の患者の状態や動きなどを病棟から情報収集する
9:30～11:30	午前のプログラム：1プログラムにつき，集団（4～5名の小集団から30名以上の大集団まで）にて2時間のプログラムを行う。セラピストは，「音楽」「体操」など，枠が決められているプログラムの進行をしたり，パラレルの場として患者個々の主体性を引き出すためのサポートなどをする
11:30～12:00	後片付け，振り返り，午前参加者のカルテ記入，申し送り：各プログラムの担当セラピストは，プログラムの流れや参加者の様子を振り返り，共有する。参加者のカルテにプログラム時の様子を記載し，行動や様子で変化のあった患者に関しては，必要に応じて病棟の看護師や主治医に申し送りをする
12:00～13:00	昼食・休憩
13:00～13:30	学生に対してのフィードバック
13:30～14:00	午後のプログラムの準備（午前の準備と同様）
14:00～16:00	午後のプログラム：午前と同様，2時間の枠組みでプログラムを行う。精神科作業療法は，患者1人当たり1日につき2時間の実施時間を基準としているため，基本的には午前のプログラムの参加者とは違う患者を対象としたプログラムを構成している
16:00～16:30	• 後片付け，振り返り，午後のプログラム参加者のカルテ記入・申し送り（午前の内容と同様） • 勉強会，患者のプログラム調整，面談等：プログラム内での患者の様子を評価し，個々の目的に合った支援を提供するために患者との面談やプログラム内容の変更をする
16:30～17:00	患者のカンファレンスに出席。プログラム参加時の様子を主治医に報告したり，家族や退院先の関係職員等と情報共有したりする
17:00～17:30	学生に対してのフィードバック
17:45～18:15	帰宅

（宮　訓子 作成）

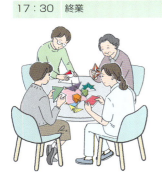

業務管理

| 表3 | 介護老人保健施設（老健）に勤務する作業療法士の１日 |

老健はリハビリテーション施設として「基本型」「加算型」「強化型」と３タイプに分かれている。今回は在宅復帰を強化して取り組んでいる「強化型」老健の１日を紹介する。

時間	業務内容
9：00	判定会議：入所希望者の入所判定を，各部門の代表が集まって行う。また，入所時までに知りたい情報を窓口の相談部に確認してもらう
9：20	リハビリテーション部門の申し送り：当施設は入所，通所リハビリテーション，訪問リハビリテーション，ショートステイと多岐にわたって活躍の場がある。利用者の状態や各部門の動きを共有する
9：30	リハビリテーションを開始：１人当たり20分（訪問40分）でリハビリテーションを行う。当施設は病院から転院してくる人が多いため，主に移動機能と排泄に関するADL機能向上に向けてリハビリテーションを行う。場合によっては，担当者会議（カンファレンス）の実施や入所前訪問・退院前訪問といった自宅への訪問を通じて，自宅に帰るに当たり具体的なリハビリテーションの検討・実施を行う
11：30	休憩：利用者のお昼時間に合わせて食事評価を行うこともある
13：30	午後のリハビリテーション開始：月の前半は委員会があり，担当の委員会に出席し，主に利用者の入所生活がより快適になるよう各職種で検討する
14：40	記録：利用者のおやつの時間に合わせて，記録やリハスタッフ間の情報共有を行う
15：30	午後のリハビリテーションの続き：作業課題の準備（貼り絵など）をすることもある。夕方から帰宅願望が出て落ち着かない人も多いため，集団で作業をすることもある。また３カ月に１回，リハビリテーション計画書の見直しがあるため，書類の作成時間に当てる
16：50	リハビリテーション室の掃除
17：00	終了：時間外に虐待防止や感染などの研修があることもある

（金山　桂 作成）

作業療法参加型臨床実習に向けて

実習前に業務の流れを確認
病院や施設のWEBサイトにて，作業療法士などのスタッフ，入院患者や入所中の利用者の１日のスケジュールを掲載していることがあるため，事前に確認するとよい。

■ 多彩な作業療法士の業務

　作業療法士の日常業務は，病院や施設といった入院・入所，通所リハビリテーションや精神科デイケアのような通所事業，訪問リハビリテーションのように対象者宅を訪ねて行うリハビリテーションなど，働き方により１日の流れは変わる。いずれにしても，対象者と直接的にかかわる業務以外に，記録記入や会議への参加など，多彩な業務を行うことが求められている。すなわち，記録記入では文章作成能力，会議においては自分の考えを伝える能力などが要求されることを理解し，これらを身につけるよう努力しなければならない。

アクティブラーニング ① 臨床実習を終えた先輩から，臨床実習を行った病院や施設での作業療法士の１日のスケジュールや，臨床実習生の１日の過ごし方について聞いてみよう。

2　業務管理

田中秀宜

■ PDCAサイクル

　PDCAサイクル[*2]は，計画（Plan），実行（Do），評価（Check），改善（Action）の４つの段階からなる管理手法である。プロセスの測定・分析を行い，連続的なフィードバックが可能となるように，ループ型のモデルとなっている（**図1**）。

　以降に各プロセスの内容について説明する。

＊2　PDCAサイクル
PDCAサイクルは提唱者の名前をとってデミングサイクル（Deming cycle）ともよばれる。ただし，オリジナルはデミングの師であるW. A. Shewhart ともされている。

図1　PDCAサイクルとPDCAによる品質改善のイメージ

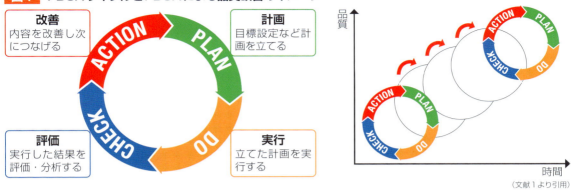

（文献1より引用）

> **補足**
> **マーケティング**
> 近年では，企業のマーケティングなどでは，市場動向や顧客ニーズから得られるビッグデータを分析したり，予測モデルを活用したりするなどして，より精緻な戦略立案に活かす事例が増えている[2]。

> **補足**
> **Planが，実はDo（実行）されていない**
> 設定したPlanが，実はDo（実行）されていなかったという問題が起こることがある。立案した目標が複雑すぎて周知徹底されていなかったり，設定難易度が高すぎたりして，現実的に継続して実行することが困難な場合もある。実行する者が陰で手抜きをしている可能性もある。チームでさまざまな目標を立てたところで，実際の日々の臨床業務にあまり変化がみられないという経験をした人も多いのではないだろうか。いずれにせよ，この前段階であるPlan，Doがしっかりと行われていないことを含め，入念なCheck（評価）を実施する。

● **Plan（計画）**

Plan（計画）では，目標や目的を設定し，それを達成するための具体的な計画（アクションプラン）を立案する。この段階では，リソース（必要な資金・物品，人材）や実現可能性，具体的な手段，スケジュール管理などについても考慮する。計画立案の際に，いつ（When），誰が（Who），どこで（Where），何を（What），なぜ（Why），どのように（How），いくらで（How much）という5W2Hの要素を意識すると具体的な計画を立てやすい。

● **Do（実行）**

Do（実行）では，Planで立案した計画を実行する。目標達成に向けて，計画どおりに業務（プロジェクトやタスク）を開始する。次のCheck（評価）につながる段階でもあるため，実行してみた結果が有効だったのか，もっと別の方法もあるのではないかと検証する機会にもなる。従って，実施する工程を細かく分けておくと振り返りの際に役に立つ。

● **Check（評価）**

Check（評価）では，実行した結果について，目標の達成度や進捗状況を評価する。予期せぬ問題や課題があればそれを特定し，原因を分析しておく。計画どおりに進んだ場合も，成功要因の分析を行うとよい。

Check（評価）のプロセスでは，評価をする人物の好き嫌いや思い込みで評価の解釈を歪めないことが重要となる。

● **Action（改善）**

Action（改善）は，前段階のCheck（評価）の内容から，今後の対応策や改善策の実施に向けたプロセスである。Check（評価）での分析や検証がしっかりと行うことができなければ，誤った対応策が立てられたり，不毛な状況を延々と繰り返すのみとなったりするなどの結果を招くおそれがあるため，注意が必要である。

補足

Planの一貫性
Plan（計画）の数値や目標について，「ダメなものはダメ」「良いものは良い」という終始一貫した姿勢を崩さない。「よく頑張ったから」とか「まだ経験がなかったから」として，ここで結果の評価（解釈）を変更するくらいならば，事前にその内容を織り込んだPlanを立案しておく必要がある。

補足

VUCA（ブーカ）
これまで広く業務改善の基本的なフレームワークとして用いられてきたPDCAサイクルであるが，現代社会は不安定で複雑な状態（VUCA）であるとされている[3]。VUCAとはVolatility（変動性），Uncertainty（不確実性），Complexity（複雑性），Ambiguity（曖昧性）の頭文字を取ったものである。VUCAの時代となり，顧客サービスや環境変化に迅速に対応することが重要視されてきており，アジャイル開発やデザイン思考（design thinking）の手法なども広く使われるようになってきている。

＊3 目標管理
目標管理のツールとして，バランス・スコアカード，ポートフォリオ，病院独自のコンピテンシーモデル，プロジェクト手法なども用いられている[6]。

● PDCAサイクル適用の留意点

これまで紹介してきたとおり，PDCAサイクルの適用にはある程度余裕をもった時間とリソースが必要であり，短期的な成果を求める場合には向かないことがある。予測が難しくすばやい判断を求められる状況では，必ずしもPDCAサイクルが大きな効力を発揮するとは限らない（ルーチン的な業務も，PDCAサイクルは効力を発揮しづらいといわれている）。

■ 目標管理

目標管理は，臨床における日々の業務を担当するセラピスト自身に，自らの業務の目標を設定してもらい，その目標に基づいて自分自身で進捗状況や結果を管理するなど，セラピスト自身が主体的に行う組織マネジメントの方法である。P. E. Drucker（ドラッカー）は組織のマネジメントの手法として目標管理の重要性を提唱している[4]。

ドラッカーは目標管理の最大の利点として「自らの仕事ぶりをマネジメントできるようになること」を挙げている。この自己管理を一人ひとりができるようになると，自分の業務について組織やチームの目標と照らして，自身の仕事ぶりと仕事の成果を自分で評価できるようになる。そのことでモチベーションが上がったり，自分自身の成長を感じたりすることも可能となる。

● 目標設定

目標管理[＊3]では，まず目標を明確に設定することがきわめて重要である。目標設定には「SMART」というフレームワークがある[5]（**表4**）。明確に目標を設定することで，目標設定のプロセスや進捗状況，成果についての客観的な評価が可能となり，公平な評価指標としても活用することができる。

目標管理というマネジメントの手法には，**個人のモチベーションを上げ，主体的かつ積極的に組織の運営にかかわることができる**というメリットがある。自ら目標を設定することで，それを実現する過程において，個々のスキルアップやキャリアのレベルアップにもつながり，それがチームや組織全体の競争力を高めることにもつながる。

しかしこの目標管理が，従業員のノルマ管理のみに重点が置かれ，本来の目的であるセラピストのモチベーションの向上やスキルアップを**妨げている例**[＊4]が散見される。

目標管理を行ううえでは，管理職は組織が存在する社会的な意義も含め，個人やリハビリテーションチームが目標を達成することの目的・意味を何度も繰り返し確認し，メンバーにわかりやすく説明できるようにならなければならない。

＊4　妨げとなる例

「1日何単位取ったか」ということを目標管理の最重要事項だと考えている管理職は，本来の意味での管理（マネジメント）を行うことができていない。「1日の単位数」がその組織の作業療法士の最優先の「成果」となっているようであれば，管理職は，まずはその組織における専門職である作業療法士としての「成果とは何か」ということについて熟考するところから始めてみる必要がある。

＊5　コスト

例えば病院や施設で働く作業療法士を雇用するには，月々支払う給与のみならず社会保険料や税金として負担している部分も人件費というコストである。

表4	SMART
Specific （具体的に）	誰が読んでもわかる，明確で具体的な表現や言葉で書き表す
Measurable （測定可能な）	達成度合いを誰でも判断できるよう，その内容を定量化して表す
Achievable （達成可能な）	目標が達成可能な現実的内容かどうかを確認する
Related （関連した）	自分が属する部署，施設の目標に関連する内容かを確認する
Time-bound （時間制約がある）	いつまでに目標を達成するか，その期限を設定する

（文献5より引用）

■人件費とコスト意識

　人件費とは，会社・企業の経営において従業員にかかわる費用のことである。具体的には給与やボーナス，社会保険料，福利厚生費，通勤手当，住宅手当，退職金などがこれに含まれる。これらは，従業員を雇用している会社・企業が支払う必要がある**コスト**[＊5]とされている。

アクティブラーニング②　人件費に含まれるものについて（社会保険料，福利厚生費，通勤手当，住宅手当，退職金など），詳しく調べてみよう。

● 人件費以外のコスト

　人件費以外のコストには，施設の維持費，賃料，水道光熱費，通信費，広告費などの支出が含まれる。特に病院の運営では，医薬・材料費（治療に必要な薬やガーゼなどの消耗品の費用）はもちろん，委託費（給食，タオルやシーツの洗濯，医療事務業務の委託に関する費用）や高額な医療機器の設備投資費なども含めてコストを考える必要がある。

● 金銭以外のコスト

　金銭的な費用のみがコストとしてとらえられがちであるが，時間やコミュニケーションなど見えない部分についても意識することが大切なコストである。作業療法士として時間管理の視点からも，問題が大きくなる前に手を打つ，予防するというコスト意識も重要である。

　一般的な企業等では，製品開発にかかる時間や顧客とのコミュニケーションに費やす労力も「コスト」として考え，これらのコストを最小限に抑えることで，利益の最大化に努めている。

　医療や福祉，介護などの領域は，金銭的な利益の追求を第1の目的とした組織の設計になっておらず，従業員自身もその職業的役割として対象者とのコミュニケーションを重要視するために，一般の営利企業に比べると，かかるコストに意識を向けることが難しい側面がある。

業務管理

73

補足

コスト削減例
問い合わせの電話などの顧客とのやり取りを人工知能(AI：artificial intelligence)化するなどといったことが，コスト削減として行われている。

＊6 能力の高い人材の流出
このような問題は，医療や福祉，介護の領域のみならず教育・保育の現場でも同様であり，その職業のなり手がなく深刻な人材不足を招いている[7]。

作業療法参加型臨床実習に向けて
コストに関連して，自分が実習に行く病院や施設の作業療法の診療報酬についても事前に調べてみるとよい。
「コスパ」「タイパ」という言葉を若い人から耳にする機会が増えている。実際若い人材の(短期的な)コスト意識は高い印象がある。少し気をつけてほしいのは，短期的には楽ができても，自分が楽なことばかりを長期的に繰り返していると，信用を失い，結果として利益を失うこともあるということである。長期的に自分のキャリアを考え，必要な自己投資(勉強・スキルアップ)を行っておくことも，将来の問題を回避する(リスクヘッジ)上では大変コスパがよい。
若い人材には，金銭的な側面はもちろんであるが，時間や機会費用の面からもコストを意識して，長期的視点をもって，強かに行動していくことをお勧めしたい。

■ コスト意識をもつ意義

　実際の臨床の現場では，このようなコストを意識せずに従業員の個々の善意に過度に依存している場面がよくみられる。暗黙のうちに能力の高い個人に多くの仕事が任されたりするが，業務が過剰となっても給与にはまったく反映されないことがほとんどである。業務過多となった能力の高い人材は，もっと条件のよい職場に移り，残されるのはそれまで能力の高い人材に依存していたメンバーばかりとなる。**能力の高い人材の流出**[＊6]は，組織の死活問題にもつながるため，**経営層や管理職はこのような仕事のできる人材の処遇についてもコスト意識をしっかりもつ必要がある。**

　現場の安易な金銭的なコスト削減はモチベーションの低下につながり，コスト削減を目論んだ新たなルールや機器の導入がかえって無用な混乱を引き起こし，時間的コストが高くついてしまっている事例もある。実際に対象者とかかわる時間よりも，生産性の低い会議にいくつも参加したり，膨大な書類作成に追われることが多いと感じてきたら，業務に関するコストを見直す機会であろう。

補足　コスト意識をもつ
コスト意識をもつということは，無駄な支出を減らし，資源(リソース)を最適に活用することを意味するが，現場のスタッフよりも，本来は国の舵取りを任されている政府機関の先を見据えたコスト意識が最も改善が必要な喫緊の課題であり，それと一緒になって改善していくのが各職能団体の重要な仕事である。

Case Study

作業療法士を雇用する際に，基本給のほかにも雇用保険や労災保険などの社会保障費，住宅手当や退職金の積立，業務で調べ物をする際にインターネット接続費用などのコストを考える必要がある。

Question 1

次のうち人件費に含まれないものはどれか。
a　社会保険料
b　福利厚生費
c　通信費
d　住宅手当
e　退職金

☞ 解答 p.137

アクティブラーニング ③ 自分の普段の生活から時間的コストを考えてみよう。

■ 職務の拡大

　職務拡大(job enlargement)とは，職員の担当する業務を新しく追加することで，任せることのできる仕事の範囲を拡大していくことを指す。職務拡大の効果(**表5**)の一方で，仕事の範囲が広がるために職務量が増え，ストレスや負担感が増大することがある。従って，新たな職務の拡大に関しては，職員に対して適切なトレーニングの機会が提供されることが望ま

しい．適切なトレーニングが提供されない場合，ストレスや負担感が高まってしまうと，職員の気質や能力によってはモチベーションに著しい悪影響を及ぼし，休職や離職などの結果を招く可能性もある．

表5 職務拡大の効果

- 新しいことへのチャレンジにより飽きが減る
- キャリアアップにつながっているという実感が強くなる
- 上記2点により，モチベーションが向上することが期待される．

● 職務の水平的拡大と職務の垂直的拡大

職務拡大は米国の経営学者Argyris（アージリス）が提唱し[8]，現在の仕事と同じレベルの別の仕事を行わせることで，マンネリ感をなくしたり，複数の仕事のスキルを高めようとする考え方であり「職務の水平的拡大」ともいわれる．

この**職務拡大**[*7]と似た言葉としてF. Herzberg（ハーズバーグ）が提唱した**職務充実**（job enrichment）という概念がある[9]．職務充実は仕事の権限や内容を高度化させることで，職員自身が仕事により多くの自己成長や達成感を感じられるようにすることを重視するため，「職務の垂直的拡大」ともいわれる．職務充実も本人が自己成長の機会を感じてモチベーションを高める機会となるが，職務拡大の場合と同様，責任の範囲や仕事量が増えることで，ストレスや負担感が増してしまう懸念がある（**図2**）．

*7 **職務拡大**
実際には，アージリスが提唱した職務拡大には，ハーズバーグの職務充実の要素が含まれている．

図2 職務拡大と職務充実

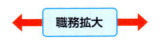

a 職務の水平的拡大
アージリスが提唱．仕事の範囲を拡大していく

b 職務の垂直的拡大
ハーズバーグが提唱．権限やレベルを拡大していく

Case Study

作業療法士の職務拡大と職務充実の例

職務拡大は，今まで脳血管疾患のクライアントを担当することが多かったが，整形外科疾患のクライアントの担当も任されるようになってきた，というような場合である．職務充実は，経験年数が増えてきた作業療法士が本来のリハビリテーション業務に加えて，新人の指導などの職務が増えてくる，いわゆるプレイングマネーシャーの立場となるといったことがある．

3 人事管理

　人事管理とは企業の目標達成のため，従業員（職員）が最大限の成果を挙げられるような体制やルールを整えることである。この項目では，人事管理に関する内容について述べていく。人員管理・人事管理にはさまざまな分野があるが，ここでは，人事考課，職員採用，昇格審査，クリニカルラダー，新人教育，リーダー養成，臨床教育の基本について説明する。

■ 人事考課（performance appraisal）

　人事考課は，企業や組織において従業員の能力や勤務態度を評価する制度である。この人事考課は，その組織の基準に基づいて作成された人事考課表（評価表）を元に，1年に1回，もしくは半年に1回程度実施されることが多い。

● 作業療法士の業務における人事考課の留意事項

　病院や施設など多くの作業療法士が働く現場では，この人事考課を困難とするケースもある。

　ほとんどの場合，作業療法士個人が単独で成果を挙げるということはなく，ほかの医療専門職と連携を取りながら日々の業務を遂行している。このように，各医療専門職にはそれぞれの役割があり，また所属する組織の状況によっても評価される視点が異なるため，**統一した客観的な評価を設定する難易度はとても高い。**

　医療現場ではチーム医療が重要視されるため，個々人の評価だけでなく，チーム全体のパフォーマンスをどのように評価するかという問題もある。**個々の貢献度を適切に評価するだけでなく，チームワークやコミュニケーション能力など，チームへの貢献度についても考慮する必要がある。**

　実際の臨床の現場では業務が多忙を極めており，クライアントへの対応が最優先されるため，人事考課に十分な時間やリソースを割くことが難しい。人事考課のために残業をしたり，休み時間を削るのは評価者・従業員ともに大きな負担を強いられる。そのため，**評価を行う際に評価者が十分な検討や考察ができなかったり，フィードバック不足による誤解を生じる結果となったりすることもある。**

　これらの問題点を解決するためには，まずは人事考課に使用する時間を，「業務」としてあらかじめ確保しておくことや，医療専門職の能力や専門性を正しく評価する人事考課制度の整備のために，人事考課の専門家の協力を仰ぐことも重要である。

■ 職員採用（staff recruitment）

　職員採用は，企業や組織のパフォーマンスを左右する重要な事項である。それぞれの組織において必要とされる能力をもつ人材の確保に向けて，さまざまな採用プロセスを設定している（**表6**）。

◎ 補足

人事考課の評価
人事考課の際の評価手法として，プロジェクトの進捗に合わせて定期的にフィードバックを行う方法や，上司だけでなく，同僚や部下からも評価を受ける360°フィードバックなどの手法が取り入れられているケースもある。

＊8 人物像の評価
養成校での学業成績のみならず，その人物の立ち振る舞いや受け答えなどのコミュニケーション能力や印象は，実際に面接を行うことで，すべてとはいわないまでもスクリーニング的に評価することができる。

◎補足

待遇面
就職を判断する場合には，雇用側（採用側）が出している求人票やウェブサイトで給与・労働条件・福利厚生などの内容を確認することも非常に大切である。

表6　作業療法士の一般的な採用のプロセス

・作業療法士は国家資格のため，大前提として資格の取得状況や専門知識が重要視される
・書類選考や小論文のほか，適正試験や一般教養試験を課す場合がある
・ほとんどの組織において面接を実施し，**人物像の評価**＊8 を行う

◎補足　作業療法士の就職状況

現状では新人の作業療法士の需要は高く，求人倍率も高水準で推移している。臨床実習で能力を高く評価された学生が，その実習地に採用されるということもある。

Case Study

雇用条件の確認の重要性
ある作業療法士が就職をする際に，採用担当者が採用前に口頭で説明した雇用条件と，実際に採用されてからの条件が著しく異なることがあった。採用担当者の言葉を信用し，その記録が残っていなかったため，結局泣き寝入りとなってしまった。このような，採用担当者が雇用条件の説明などについて細部をおろそかにするような職場は，労働環境としてもさまざまな問題を抱えている場合も少なくないので，十分に注意が必要である。
なお2024年4月より，労働基準法第15条第1項「労働条件の明示」により，企業は従業員を雇用する際の労働条件の明示を義務づけられるようになり，雇入れの際には「労働条件通知書」の交付が必要となった。明示された労働条件と事実が異なる場合，労働者は労働契約の解除を求められるように法制度が改正された。

アクティブ ラーニング④ 大学に来ている求人票や，病院施設のウェブサイトに記載されている採用に関する内容を見てみよう。

◎補足

昇格審査に似た言葉として「昇進試験」があるが，昇進試験は，一般的には役職が上がるかどうかを判断するテストである。2級→1級が「昇格」で，係長→部長が「昇進」といったイメージをもつと理解がしやすい。

＊9　ドレイファス兄弟
米国のStuart Dreyfus（数学者・システム分析学者）と，Hubert Dreyfus（哲学者）のこと。ドレイファスモデルの重要な前提として，経験と熟練によって技能は変化し，この変化が実践を改善するということがある。スチュアートとヒューバートの調査では，規則から脱却して初めて真の意味での熟練者になるとしている。

■ **昇格審査（promotion review）**

　昇格審査は，現在のポジションや次のレベルに必要なスキルをもっているのかを確認するテストである。人事考課と同様，**昇格審査においてもプロセスや評価基準を明確にし，公平・公正に運用を行うことが重要である**。

　人事考課の評価も昇格審査での判断材料になるほか，別途，個別に小論文や適性検査を実施する場合もある。作業療法士では，資格取得や経験といった側面だけでなく，勤務態度，技術，リーダーシップなども含め総合的に評価されることが多い。

■ **クリニカルラダー（clinical ladder）**

　クリニカルラダーは，臨床能力開発段階や臨床実践能力習熟度段階ともよばれている。主に臨床における実践能力の要素とその習熟段階（レベル）を表すものであるが，各病院施設の理念や役割，スタッフの人員構成等により，求められることや実践できる内容が異なるため，実際のクリニカルラダーは各組織で検討され，オリジナルのものを作成していることが多い。

　クリニカルラダーは，1970年代にDreyfus兄弟＊9 が，パイロットやチェスの名人など，ある分野の技術にきわめて高いレベルをもつ人々の習熟度についての調査を実施し，初心者から熟達者までの道のりを5段階で表したドレイファスモデルに端を発する[10]。

業務管理

77

このドレイファスモデルを医療分野に持ち込んだのが，米国の看護師である Patricia Benner である。ベナーはドレイファスモデルを応用し，看護師の臨床実践能力に必要な能力の段階を，初心者レベル（novice），新人レベル（advanced beginner），一人前レベル（competent），中堅レベル（proficient），達人レベル（expert）とした[11, 12]（**表7**）。

ベナーの熟達モデルを参考にして作成されたクリニカルラダーは，日本でも1980年代に各病院施設において看護教育システム構築の際のツールとして使用され始め，2016年5月には，「看護師のクリニカルラダー」（日本看護協会版）が公表された。近年では，薬剤師や理学療法士などのコメディカル部門でも導入されており，日本作業療法士協会でも2018年からクリニカルラダーの作成[*10]への取り組みを開始し，「作業療法士のクリニカル・ラダー（日本作業療法士協会版）Ver.1」を作成している（2024年2月現在）。

一般的には達人レベル（expert）になるには最低10年の経験は必要であるとされている[13]。しかし，単純に「10年経てば自動的に達人レベルになる」というわけではなく，その10年の間，いかに「よく考えられた練習（deliberate practice）」を積んできたかが鍵となる[14]。

優れた上司や同僚に囲まれ，よく考えられた効果的なトレーニングを積むことで，よりスムーズに達人レベルへの作業療法士への段階を進むことが可能となる。

＊10 クリニカルラダーの作成

クリニカルラダーの作成において，あまりに現実とかけ離れた理想論の押しつけだけでは，苦労してクリニカルラダーを作成しても，結局誰も達成できないという「絵に描いた餅」になりかねない。そのような意味では，クリニカルラダーも1度完成して終わりというものではなく，組織や社会の状況に応じて継続的に見直し・改善されていくものである。

表7　熟達の段階

段階	レベル	経験年数の目安
第1段階	初心者レベル（novice）	その分野を学び始めた状態（学生・実習生など）
第2段階	新人レベル（advanced beginner）	実践経験1〜2年
第3段階	一人前レベル（competent）	実践経験3年
第4段階	中堅レベル（proficient）	実践経験5年
第5段階	達人レベル（expert）	実践経験10年以上

（文献11，12を基に作成）

アクティブラーニング⑤ さまざまな病院施設，例えばあなたが実習した病院や施設で作成されているクリニカルラダーを調べてみよう。

■ 新人教育（new employee training）

新人作業療法士は，実地での経験や先輩作業療法士からのアドバイスを通じて，その組織での臨床スキルや仕事を進めていくうえで必要な知識を身につけていく。

特に学生から初めて作業療法士となった場合，理想と現実のギャップに

戸惑いや不安を感じる，いわゆるリアリティショックを受け，うまく業務を遂行できなくなってしまったり，早期の退職につながったりすることもある。**新人教育には，そのようなリアリティショックを少しでも和らげるような意味合いもある。**また業務に慣れていないとミスにつながる可能性もあるため，**新人教育は組織のインシデントやアクシデントの防止のリスクマネジメントの役割も担っている。**

● 新人教育実践の留意点

新人教育は指導者と新人のマンツーマンで行われるが，研修会や勉強会の参加など，複数のスタッフから知見を得たり，アドバイスを受けたりする機会を設けている組織も多い。前述のクリニカルラダーに準拠した明確な教育研修制度を整備している組織もあれば，指導者と新人が相談しながら，理解度に合わせて指導を進めていく場合もある。

自分たちでどのように新人教育を進めてよいかまったくわからない場合は，下記を実行するとよい。

- 日本作業療法士協会の現職者共通研修の利用や，各都道府県の作業療法士会で開催されている研修会へ参加してみる。
- 日本作業療法学会で新人教育に関連した発表を聞いてみる。
- 研修会や学会で知り合った，同じような悩みをもつ作業療法士と情報交換する。そうすることで，さまざまなアイデアや知見が得られることがある

○ 補足 理解度に合わせて指導を進めていく

「教学半（きょうがくなかば）す」という言葉がある。「教えるは学ぶの半ば」，つまり人に教えるということは，半分は自らの学びにもなるということである。理想としてはそのとおりなのだろうが，自分の業務を遂行しつつ，日々新人のフォローを実施していくのは，実際はかなりの重労働である。一生懸命指導したことが，新人には「厳しい先輩」という印象を与えてしまうなど，善意が裏目に出てしまい辛い思いをすることもあるかもしれない。そのようなことを避けるためにも，指導者と新人が相談しながら，理解度に合わせて指導を進めていくことが重要となる。

■ リーダー養成

リーダーとは，指導者や統率者，先導者という意味をもち，チームの目標達成や課題解決に向けてメンバーを束ねていく人を指す。優れたリーダーはリーダーシップをもち合わせており，目標達成や課題解決に向け組織やチームの舵取りをする。

リーダーシップの定義についてはさまざまな学説があるが，1974年にStogdill（ストッグディル）が定義した「集団の目標達成に向けてなされる集団の諸活動に影響を与えるプロセス」[15]が有名である。リーダーシップの重要なポイントは**リーダーシップは影響力である**ということである。

● リーダーシップの発揮

　一般的なリーダーシップのイメージとしては，管理職や上長が発揮すべきものという認識をもちがちであるが，リハビリテーションチームの誰であっても目標達成のために周囲のメンバーによい影響を及ぼせば，それはリーダーシップである。新人であっても，皆が気持ちよく仕事ができるように元気に挨拶したり，忙しそうな人を見かけたら声を掛けたりすることで，チームが目標達成に向けての動きが加速すれば，それは十分にリーダーシップを発揮している状態といえる。

　リーダーシップは，地位や役割，権威や権限などによるものではなく，自分がチームや組織の目標達成に向けて何ができるかを考えて行動することが大切となる。

○補足　目標達成に向けて行動

理学療法士及び作業療法士法（昭和40年6月29日法律第137号）第2条第4項において，「作業療法士は医師の指示の下に作業療法を行なうことを業（なりわい）とする者をいう」と明記されているが，これは「対象者のリハビリテーションが医師の考えのみで実施される」ということではない。リハビリテーションを展開していくうえで，あくまでも医師はチームのキャプテンのような立場であり，それぞれの医療専門職は自分の職務遂行能力を高度なレベルで保ち，自らの専門領域ではチーム全体に対してリーダーシップを発揮しなければならない。

● リーダーシップは誰もが身につけられるスキル

　「自分は元々恥ずかしがり屋だからリーダーなんて恐れ多い」という者も見かけるが，リーダーシップはいわゆるカリスマ性などの生まれもった資質によって左右されあるものではなく，挑戦し，実践し，失敗しながら学び続けることによって，誰もが身につけられるスキルであるということが明らかとなっている[16, 17]。リーダーシップの最小3要素[10~12]を**表8**に示す。

表8　リーダーシップの最小3要素

率先垂範	自分から動き，他者の模範となること。クラスで最初に発言するといった行動をすることで他者の模範となり，他者が発言しやすくなる雰囲気を作るなど
同僚支援・環境整備	個人やチーム全体が動きやすくなるように環境を整えること。メンバーが意見を言いやすい雰囲気を作る，メンバーの特徴に合わせて役割分担するなど
目標設定・共有	チームのビジョンや目標を作り，チームメンバーに理解してもらうこと。メンバーがワクワクするような目標を立てる，なぜその目標が重要なのかをメンバーに伝えるなど

（文献18を基に作成）

| 補足 | 臨床での教育が現場の誰かの「ムリ」にならないように |

近年臨床業務の多忙化が顕著であり，新人教育のような組織にとって重要な事項についても現場もしくは個人任せとなり，全員でディスカッションする時間を捻出することも難しいように感じている。本来ならば，教育をはじめとする組織体制のマネジメント業務に時間的余裕をもって取り組むことができるような環境作りを，法制度として整備すべきであると考える。物品やサービスの「ムダ」や「ムラ」についての検討もされているが，臨床での教育が，現場の誰かの「ムリ」で成り立っている制度設計にはなっていないか，今一度点検しておく必要があるだろう。

● 真のリーダーシップ

　リーダーが真のリーダーシップ[9]を発揮する際には，軋轢を生む場合も少なくない。メンバーに言いづらいこともはっきりと言わなければいけないこともある。チームの仲がよいことは歓迎されることであるが，雑談ばかりして業務のミスを繰り返しているようなチームでは，まったく目標を達成できている（仕事ができている）状態とはいえず，その状態を放置しているようではリーダーシップを発揮しているとはいえない。これは仲がよいというより，単に馴れ合いでけじめがない状態である。本当に仲がよいというのは，悪い部分であってもお互いを信頼して率直に指摘できたり，ミスが起こらないようにカバーし合えたりする関係のことである。

● リーダーシップの本質

　繰り返しになるが，**リーダーシップの本質は，課題解決や目標達成に向けて現実の大きな課題から目をそらさずにメンバーを動かすことにある。**実際には明確な答えのないようなことに対応しなければならないことも多いし，メンバー同士の衝突を招くこともある。リーダーには，その覚悟をもち，勇気を出して行動することが求められている。

アクティブラーニング❻ 日頃自分が，どのような場面でリーダーシップを発揮しているのか考えてみよう。

■ 臨床教育の基本（fundamentals of clinical education）
● 臨床教育の目的

　作業療法士としてクライエントに対応する力を養うためには，実際の臨床現場において実践的な学びを深める臨床教育が必要不可欠である。臨床教育の主な目的としては，養成校や座学で学んだ理論や技術を応用して実践できる能力を養うことであり，具体的には，個別性の高いクライエントに応じた適切な作業療法評価・治療を展開できることや，チーム医療のなかで他職種と連携して作業療法士として自身の役割を遂行できるようになることなどが挙げられる。知識や技能の実践のみならず，臨床での倫理的な責任感を身につけ，質の高いリハビリテーションを提供できるようになることも臨床教育の大切な目的である。

● 臨床実習の学修時間

2018年に改訂された理学療法士作業療法士養成施設指導ガイドラインにおいて，臨床実習1単位を40時間以上の実習をもって構成することとし，実習時間外に行う学修等がある場合には，その時間も含め45時間以内となった。つまり週5日実習で臨床教育を行った場合，1日当たりの学修時間は，およそ9時間ということになる。業務の時間が8時間とすると，自宅での予習・復習などの学習時間は1時間程度である。そのような時間的な制約があるなかで，実習指導者は効果的に臨床教育を行っていく必要がある。

● 実習指導者の要件

実習指導者になるための要件は，作業療法士免許取得後5年以上業務に従事した者であり，下記のいずれかの講習会を修了した者であることである。ただし見学実習においては，以下の講習会を修了していなくても，「作業療法士免許取得後5年以上業務に従事した者」であれば実習指導者となることができる。

1. 厚生労働省が指定した臨床実習指導者講習会
2. 厚生労働省および公益財団法人医療研修推進財団が実施する理学療法士・作業療法士・言語聴覚士養成施設教員等講習会
3. 一般社団法人日本作業療法士協会実施の臨床実習指導者中級・上級研修

上記の研修については，日本作業療法士協会，各都道府県作業療法士会ウェブサイトで確認してみるとよい。

実習指導者は，実際の作業療法場面での臨床思考過程を実習生に説明し，どのような評価の下，なぜそのような作業療法を対象者に行っているのかの理解を促す。作業療法士としての臨床技術や臨床思考過程，管理運営について教育するのみならず，学生の職業人としての適正などの基本的態度についてもアドバイスを行う。臨床実習についての具体的な内容は，第5章4(p.232)を参照。

■ 労務管理

本項目では，労務管理の具体的な事項として，勤怠管理と労働時間，安全衛生管理，職場環境，業務改善等に関連する事項(ハラスメント，職員間のトラブル，職場における心理的安全性)について説明する。

● 勤怠管理と労働時間

勤怠管理とは，職員の出退勤，つまり「労働時間」を管理することである。労働時間の管理は給与の計算に関連するため，法律を遵守し厳密に管理する必要がある。使用者(雇用者)は，従業員(職員)ごとに労働時間を

＊11 残業

残業などの時間外労働に関しては，職員の善意に依存した曖昧な管理体制が常態化していないか，自身の職場の勤務時間や休暇の時間管理を今一度見直すことが大切である。

＊12 休憩時間

例えば8時間労働の場合は，労働時間が8時間を超えていないため，休憩時間は少なくとも45分間与えられる。

管理し，記録を残しておくことが義務づけられている(労働基準法[19]第54条)。

時間外労働(**残業**[＊11])や休日労働には割増賃金が支払われるし，年次有給休暇などの一定日数の有給での休暇を毎年一定日数，労働者に保障している。

休憩時間[＊12]についても，1日の労働時間が6時間を超える場合は少なくとも45分，8時間を超える場合は少なくとも60分の休憩時間を与えられなければならないと定められている(労働基準法第34条)。

● 勤怠管理の留意点

労働時間の管理は，職員の健康管理のためにも重要である。近年，早出・遅出，365日リハビリテーションなど，臨床においても弾力的な時間制度が導入されているケースも増えてきているが，長時間労働などが職員のメンタルヘルスの問題に関与することも少なくない。実際に労働環境による健康被害が生じた場合，労災をはじめとする使用者責任を追及される。

アクティブラーニング⑦ 将来自分は作業療法士としてどのように働きたいか，職場環境も含めて考えてみよう。

作業療法参加型臨床実習に向けて

治療・評価場面のみならず，実際の仕事の時間の割り振りやスケジュール管理(1日や1週間単位)もしっかりと計画してみるとよい。

● ハラスメント

ハラスメントは職員に対する不適切な言動や行為が原因で生じる重大な人権侵害である。以降に職場で起こりやすいハラスメントの種類を述べる。

セクシャルハラスメント(セクハラ)

厚生労働省によるセクシャルハラスメントの定義を下記に示す。

> 「職場」において行われる「労働者」の意に反する「性的な言動」に対する労働者の対応によりその労働者が労働条件につき不利益を受けたり，性的な言動により就業環境が害されること。

不適切な身体的接触はもちろん，性的なからかいや質問など，たとえ冗談のつもりでもセクシャルハラスメントに該当する。

「セクハラ」は男性が女性に行うものと思われがちであるが，女性から男性に対してもセクシャルハラスメントとなるケースがある。すなわち男性，女性とも被害者にも行為者にもなるということである。もちろん異性間だけでなく，同性間，相手の性的指向または性自認にかかわらずセクシャルハラスメントに該当することもある。

セクシャルハラスメントにはさまざまな事例があるが，大きく対価型と環境型がある(**表9**)。

業務管理

83

表9	セクシャルハラスメント
対価型セクシャルハラスメント	本人の意に反する性的言動を受けて，それを拒否することで解雇や降格，減給などの不利益を受けることである。例えば，性的な関係を拒否されたことにより，解雇や減給されるなどの例がある
環境型セクシャルハラスメント	性的言動が行われることで職場環境が不快となり，労働者の能力を発揮するのに重大な悪影響が生じることである。自分達が意識していなくても周りが不快となっていることもある。例えば，業務時間の合間に同僚同士で雑談や軽いスキンシップとして性的な言動をしていれば，本人達は冗談や談笑のつもりでも，周りが不快に感じていれば，れっきとした環境型セクハラとなる

パワーハラスメント（パワハラ）

パワーハラスメントの定義を下記に示す。

職場において行われる
1. 優越的な関係を背景とした言動であって，
2. 業務上必要かつ相当な範囲を超えたものにより，
3. 労働者の就業関係が害されるものであり，
1〜3. までの要素をすべて満たすものと定義されている。

＊13 パワーハラスメント

パワーハラスメントは，実は正式な英語ではなく和製英語である。日本のパワーハラスメントに該当する言葉としては，英語ではabuse of authority（権限の乱用）やworkplace bullying（職場でのいじめ）などがある。

パワーハラスメント[＊13]について，厚生労働省は**表10**の6類型を典型例として挙げている[20]。「業務上必要かつ相当な範囲で行われる適正な業務指示や指導」である場合については，パワーハラスメントには該当しない。

表10	パワーハラスメントの6つの類型	
1	身体的な攻撃	暴行・傷害
2	精神的な攻撃	脅迫・名誉毀損・侮辱・ひどい暴言
3	人間関係からの切り離し	隔離・仲間はずし・無視
4	過大な要求	業務上明らかに不要なことや遂行不可能なことの強制，仕事の妨害
5	過小な要求	業務上の合理性なく，能力や経験とかけ離れた程度の低い仕事を命じることや仕事を与えないこと
6	個の侵害	私的なことに過度に立ち入ること

○補足　ハラスメントを正しく理解する

「ハラスメントであるかどうかは，受け手の主観で決まる」といったような誤った認識をもっている人を見かける。過度にハラスメントを恐れて上司が適正で必要な業務の指示や指導ができないことを逆手に取り，部下が上司を軽んじて業務に支障が出ているような事態，いわゆる**逆パワハラ**という状況を引き起こしているような例もある。当然であるが，逆パワハラであってもハラスメント行為には変わりなく，行為者本人はもちろん対策を講じない雇用者も処分の対象となる。

＊14 カスタマーハラスメント，ペイシェントハラスメント

カスタマーハラスメントやペイシェントハラスメントは社会問題となっており，2024年には，東京都が都議会の定例会でカスタマーハラスメント防止条例の制定に向けて検討を進めていくことが明らかとなっている。

カスタマーハラスメント（ペイシェントハラスメント）

顧客が企業に対して理不尽なクレーム・言動をすることは**カスタマーハラスメント**[＊14]（カスハラ）といわれている。病院や施設においては，同様

に対象者が医療従事者に理不尽なクレームやセクハラなどをはじめとした迷惑行為を行うことを**ペイシェントハラスメント**[*16]とよぶ。治療中に暴言や脅迫行為，介助の際の性的な接触，不当に治療費を支払わないことなども該当する。

　企業のみならず病院・施設においても，安全配慮義務に基づき，職員をカスタマーハラスメント・ペイシェントハラスメントから守る必要がある。一方で正当なクレームは今後の業務の質の向上にもつながるため，あらかじめ対応マニュアルの作成など，ハラスメントに対して病院全体で一貫性のある対策を講じておくことが重要である。

Case Study

業務時間中に，同僚同士のＡさん（男性）とＢさん（女性）が，性的な内容を含む冗談を言い合っていた。本人達（Ａさん，Ｂさんとも）は雑談として楽しんでいたが，隣で仕事をしていた自分は非常に不快な気持ちとなり，仕事に集中できなかった。

Question 2

この状況を表すものとして適切なものはどれか。

a　対価型セクシャルハラスメント
b　パワーハラスメント
c　環境型セクシャルハラスメント
d　逆パワーハラスメント
e　ハラスメントには該当しない

☞ 解答 p.137

アクティブラーニング⑧ ハラスメントには，ほかにもどのようなものがあるか考えてみよう。また自分自身がハラスメントを受けたり，誰かがハラスメントを受けているのを目撃した場合，どのように対処するか考えてみよう。

ハラスメント防止対策

　近年では，法的な整備やガイドラインの策定を受け，各病院・施設においてもハラスメント防止対策の方針を設定し，研修会なども実施されるようになってきている。

　ハラスメントに関しては，勇気をもって指摘した者，言った人物が損をするような組織風土は決して許されるものではない。被害にあってしまい辛い気持ちを打ち明けた人，被害を見て問題を進言した人を十分に守る組織風土の醸成が必須である。ハラスメント防止の大前提として，まずはお互いを十分に尊重する気持ちをもった人間関係の構築こそが，個人ができる最大のハラスメント対策であろう。

作業療法参加型臨床実習に向けて

実習施設でどのようなハラスメント対策が実施されているかを調べてみる。万が一ハラスメントの被害にあった場合もちろん，疑問に思った場合でも，すぐに養成校に報告・連絡・相談をすることが重要である。

アクティブラーニング⑨ 意図せず自分がハラスメント行為を行ってしまわないように，普段からどういうことを意識すればよいか考えてみよう。

● **職員間のトラブルとその対処法**

　大変残念なことではあるが，現実に職員間のトラブルが起こってしまうこともある。

　このような状況を雇用者側が放置していれば，安全配慮義務違反となり，被害を受けた職員から損害賠償請求されるリスクもある。

トラブルが起きた場合

　本来なら，職員間でのトラブルが起こらないのが理想ではあるが，トラブルが起こってしまった場合には，一般的に**初動対応**が重要である。トラブルが拡大して問題解決が複雑となる前に，速やかな問題の収束に努める。初動対応の基本として，まずは被害者の安全の確保などの対応を優先して行う。続いて加害者への責任追及と再発防止などの対応を行う。

トラブル対応の責任と義務

　雇用する従業員のトラブルに会社が適切に対処しなければ，使用者責任を問われる。けんかや人間関係のこじれについて「個人間の問題」として放置し，万が一従業員がけがをしたり，病気になったりした場合には労災として対処しなければならないケースもある。

　会社は労働者を安全な環境で働けるよう配慮する義務を負っている。これを「安全配慮義務」という。安全配慮義務は労働契約法5条（**表11**）に定められている[21]。

　職員間のトラブルを会社側が対応せずに放置すれば，法的な責任が発生することがある。さまざまな人間関係に起因する職員間のトラブルが起こらないような**予防策を講じておく**ことが大切である。

表11 労働契約法5条

使用者は，労働契約に伴い，労働者がその生命，身体等の安全を確保しつつ労働することができるよう，必要な配慮をするものとする。

アクティブラーニング⑩ 職員間でのトラブルに巻き込まれた場合，誰にどのように相談すればよいか考えてみよう。

● **職場における心理的安全性**

　心理的安全性（psychological safety）とは，「組織のなかで自分の考えや気持ちを誰に対してでも安心して発言できる状態」のことである。この用語は1950年代にはじめて形作られたもので，ハーバードビジネススクールのA. C. Edmondsonにより発展してきた。「チームの他のメンバーが自分の発言を拒絶したり，罰したりしないと確信できる状態」と定義されている[22]。

＊15 プロジェクト・アリストテレス

このプロジェクトの目的は、「効果的なチームを可能とする条件は何か」ということを明らかにすることである。アリストテレスの言葉「全体は部分の総和に勝る」にちなんで名づけられた。

作業療法参加型臨床実習に向けて

臨床の現場で自分の意見を述べるのはとても緊張するかもしれない。普段からグループワークなどで自分の意見を明確に述べるなどの練習を行うとよい。

＊16 指摘できる環境

ルーチンワークなどでは、あまりに高すぎる心理的安全性についてはその業務のパフォーマンスが低下するという報告[24]もある。

心理的安全性の重要性

Google社が実施した**Project Aristotle**[＊15] によると、チームが高いパフォーマンスを上げるためには、心理的安全性（psychological safety）、相互信頼性（dependability）、構造と明瞭さ（structure & clarity）、仕事の意味（meaning of work）、インパクト（impact of work）の5つの柱が必要としている[23]。心理的安全性は、そのなかで最も土台となる部分を担っている。

心理的安全性の留意点

注意すべき点として、心理的安全性は「意見を率直に言い合える雰囲気」であり、いわゆる「馴れ合い」や「波風を立てない」という、居心地のよい状態ではないということをメンバー全員が十分に理解する必要がある。自分の意見をはっきりと主張したり（役職や年齢に関係なく）、お互いに率直に**指摘し合ったりできる環境**[＊16] を整えていけるかどうかが肝心である。

リハビリテーションチームのメンバー全体が適切な心理的安全性を感じていれば、共通の目標に向けて連携し、対象者に対して継続的に高いリハビリテーションサービスを提供できる可能性が格段に高まるだろう。

> **アクティブラーニング⑪** 自分自身が安心して率直な意見を言うことができるのは、どういう状況のときかを考えてみよう。

4　物品管理

生方　剛

● 作業療法部門の管理

日本作業療法士協会のガイドライン[25]では、作業療法部門の管理について以下を確認するように述べられている。

＊17 リネン

ホテルや病院などにおいて用いられる、ベッドシーツ、枕カバー、タオルなどの布製品の総称。

---

1. 作業療法（関連）部門の清掃、消毒、リネン[＊17]交換、洗濯は、定期的に行われているか。
2. 作業療法（関連）部門における物品等の収納スペースは、十分備わっているか。
3. 作業療法（関連）部門の物品は、常に補充されているか。
4. 作業療法（関連）部門の設備・備品の機能は、定期的に保守点検されているか。
5. 作業療法（関連）部門室内の整理・整頓は行き届いているか。

● 清掃・消毒

清掃・消毒は、日々の業務で習慣的に行われることが求められる。日常清掃の徹底は感染拡大防止につながることを認識し、すべてのスタッフが共通認識をもってこれにあたる。以下に、米国疾病対策予防センター（CDC：centers for disease control and prevention）による環境消毒の方法を示す。

> ○補足
>
> **心理的安全性における管理職や上長の役割**
>
> 言葉ではなく，まずは上長が自身の無知や未熟さを謙虚に受け入れ，耳の痛いフィードバックを基に成長していく姿を周りに見せる。メンバーに意見を求めても，そもそも上長に「変わる・変える」意識がないようであれば，誰も率直に真実を話そうとはしないだろう。年齢を重ねて権限をもつと，若い人材をはじめとする職員は，ただでさえ真実を話しづらくなるということを上長は常に念頭に置いておくとよい。

作業療法参加型臨床実習に向けて

臨床実習生もどこに何があるか把握し，準備や片付けに携わろう。手に取ることで，見ただけではわからないことが知ることができる機会になる。また学生自身が使いたいときも，スムーズに準備することができるだろう。

Web動画

①感染伝播のリスクが低い器材・装置や環境表面の消毒には，高水準消毒薬は用いない。
②広い環境表面の消毒には，アルコールを用いない。
③室内の環境表面に多剤耐性菌が存在する場合，病院用洗浄剤もしくは消毒薬を用いる。
④室内の壁，ブラインド，カーテンは目に見える汚れがある場合に清掃する。
⑤消毒薬を噴霧しない。
⑥モップヘッドは洗浄または消毒して乾燥させる。
⑦血液・体液による汚染部位の清掃消毒では，個人防護具を着用する。
⑧汚れが大量の血液・体液であった場合は，清掃前に次亜塩素酸ナトリウム1：10倍希釈液（5,000ppm相当）を用いる。

(文献26より引用)

■ 作業療法部門における物品管理

● 物品管理の基本は整理整頓

物品管理の基本は整理整頓である。どの引き出しに何があるか，どの棚に何を置いているのかがすぐにわかることが，円滑な業務につながる（**図3**）。また十分な収納スペースを準備し，材料や机上で使う器材を床に置くことや，作業スペースを圧迫しないようにする。

もし物品が整理整頓されていない場合，物品の準備に時間がかかり，その分患者を待たせ，リハビリテーションを提供する時間を削ってしまい，業務の質や効率の低下，患者満足度の低下につながる。

● 物品管理の工夫

また作業療法部門は，筆記用具から手工芸の材料，スプリント素材や包丁など，物品数が多い。その管理がずさんであった場合，物品によっては深刻な事態に陥る場合（**図4**）があることを想定しなければならない。

そのためにも，物品の管理についてスタッフ間で検討したうえで，運用ルールや決まり事として**どこに何を置くか**，**誰が持ち出しているか**が明確になるようなリスト（**表12**）を用意し，日々の業務終了時に物品の不足や片付けが雑多にならないようにしたい。

● 定期的な確認

定期的な棚卸による物品数の把握や状態の確認が必要（**表13**）である。不足していたら，もしくは補充が必要と判断されたら，物品が枯渇する前にあらかじめ調達できるよう，準備しておく。

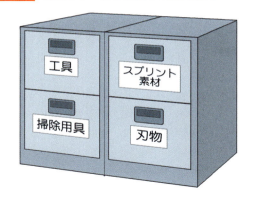

図3 物品のラベルが貼られた引き出し

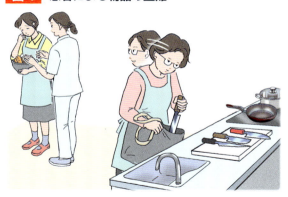

図4 患者による物品の盗難

表12 作業療法室備品管理表（持ち出し）の例

管理番号	備品名	持出日	使用場所	使用者	返却の際に〇
OT1	血圧計1	2/1	3A病棟	〇〇	〇
OT2	血圧計2	2/1	4B病棟	〇〇	
OT3	血圧計3	2/1	5C病棟	〇〇	〇
OT4	血圧計4	2/1	屋外	〇〇	

表13 作業療法室備品管理表の例

管理番号	備品名	在庫数	状態	不良の場合は具体的に
OT1	ペグ大	1	ⓐ・不良	
OT2	ペグ中	1	良・㋩	ペグ2本紛失している
OT3	ペグ小	1	ⓐ・不良	
OT4	ペグピン	1	ⓐ・不良	

■ **作業療法機器の保守点検，安全管理**

　作業療法で扱う物品や材料のなかには，危険を伴うものもある．特に刃物や工具（図5）などの危険物の管理は先にも述べたが，紛失すると見つかるまで探さないといけないこともある．また危険物以外の物品も，定期的に在庫や状態の確認を行う．使いたいときに物品が不足していたり，機器が故障して検査や治療が実施できなかったりすることは避けたい．

● 保守点検

　保守点検は，導入する機器によって1年おきや3年おきなど，機器の使用状況で間隔や内容が異なる．保守点検は多くの場合，有料であり，点検の結果，部品の交換や更新が必要になった場合は費用がさらに上乗せされるため，その分も見越した予算の調整が必要である．

図5 刃物や工具

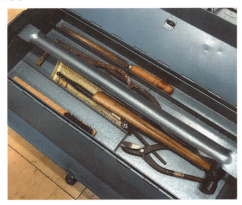

■ **作業療法室の環境デザインと機器の配置計画**

　作業療法は，作業療法室，リハビリテーション室のほか建物内，屋外などさまざまな場所で行われる。屋外練習施設やエレベータ，廊下，階段等には手すりを設置する。また作業療法実施中の障害物の整理除去，安定した椅子やテーブルの準備（**図6**），水漏れによるスリップ（**図7**）などをきたさないような床面の清掃管理，不適切・不明瞭な掲示・案内表示なども改善し，患者やスタッフに適切な情報が提供できるようにする。床の水漏れを発見したら，すぐに拭き取る[27]。

図6 安定した椅子やテーブル

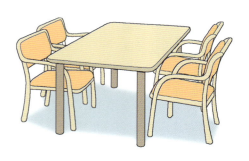

図7 水漏れによるスリップ

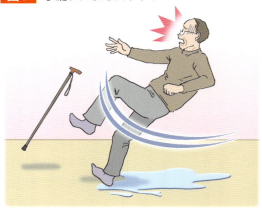

アクティブラーニング⑫
- 作業療法室を清掃する際の留意点を確認しよう。
- 備品管理を円滑かつ確実に効率よく行うための取り組みを検討しよう。

作業療法参加型臨床実習に向けて

備品管理は，その場にいる実習生もかかわる事柄である。実習地のルールに従って物品を取り扱い，不具合がある際はすぐに報告する。またポケットに入れっぱなしでうっかり持ち帰ってしまうことがないように，日々の実習終了時には確認する，という習慣づけができるとよい。実習指導者は，管理上支障のない範囲で備品管理に学生も参加できるようにし，管理の必要性を学ぶ機会を設けるようにする。ただ，使役にならないように気を付ける。

Case Study

作業療法室の環境整備担当として，物品と環境面の管理をすることになった。

Question 3

望ましい対応はどれか。
a 感染伝播のリスクが低い環境表面の消毒に高水準消毒薬を用いる。
b 消毒薬は頻繁に噴霧する。
c 体液で汚れた場合，清掃前に次亜塩素酸ナトリウム1：10倍希釈液を用いる。
d 定期的な棚卸は不要である。
e 床が水でぬれてもすぐに乾くのでそのままにしておく。

☞ 解答 p.137

5 組織とは

野本義則，佐伯まどか，宮　訓子，金山　桂

■ 組織管理の重要性

近年，リハビリテーション部門の部長，病院や施設の事務長，訪問看護ステーションや放課後デイサービスの統括責任者など，マネジメント部門の枢機に参画している作業療法士が増えている。作業療法士を目指して，本書を手に取り学んでいる学生も，卒後5年，10年経過すると，チームリーダーや部門の管理責任者を務めているかもしれない。そのような立場ではなくても，作業療法士は病院や施設といった組織の一員である。

病院であれば，多くの場合は診療部門（医局），看護部門，医療技術部門（薬局，検査科，放射線科，栄養科，リハビリテーション技術科など），事務部門（医事課，総務課，経理課，医療相談課など）といった，それぞれ役割をもった集団によって構成されている。また上記のような各部門も，その部門の目的を達成するための役割をもった小グループや個人によって構成されている組織である（図8，9）。

補足

組織
広辞苑によれば，組織とは「ある目的を達成するために，分化した役割を持つ個人や下位集団から構成される集団」と説明されている[28]。

図8　病院組織

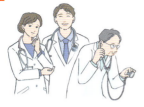
診療部門（医師）

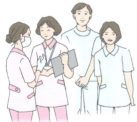
看護部門

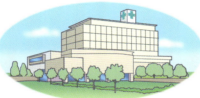

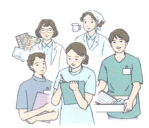
医療技術部（薬局，検査科，放射線科，栄養科，リハビリテーション技術科など）

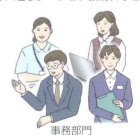
事務部門

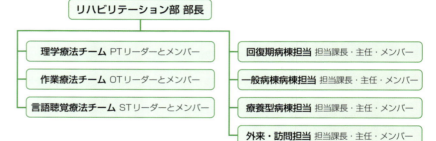

図9 リハビリテーション部門の組織の例

■組織管理

　病院・施設は，医師，看護師，医療技術者や事務職といったさまざまな専門職によって構成されている組織である．組織は単なる人の集まりではなく，組織の目的を達成するために，そのメンバーがそれぞれの役割を相互に意識して活動するものである．そこで，組織が組織たるために，組織の構成員がより有効に活動できるようにする，組織管理（組織マネジメント）が重要である．Drucker はその著書の中で，「マネジメントなしに組織はない」と記述し，加えてマネジメントの3つの役割を示している（表14）．

表14 ドラッカーによるマネジメントの3つの役割

①自らの組織に特有の使命を果たす
②仕事を通じて働く人たちを生かす
③自らが社会に与える影響を処理するとともに，社会の問題について貢献する

　このマネジメントの3つ役割を作業療法士の組織に当てはめると，①作業療法を通じて社会に貢献することと，人々のその人らしく活き活きとした生活の実現に貢献することを目指し，②リハビリテーション部門や病院・施設などの発展だけではなく，働く作業療法士自身の自己実現を考え，③作業療法が人々に害を与えないようにする，といえる．

■組織行動学

　組織を構成しているのは人（組織の中で役割をもった人）である．**組織行動学**は，組織を構成する人の行動について研究し，組織を構成する人々の望ましい行動を増やし，望ましくない行動を減らす方法を検討し，組織がよりよい方向へ成長するために行動をとらえようとする．組織行動学の目的について，「人の行動について説明し，予測し，統制するのを助けること」[4]と説明されている（表15）．

補足

ドラッカー
オーストリア人，1909年生まれ，2005年没。アメリカ，Claremont（クレアモント）大学院教授，経営学者。その著書である『マネジメント—課題，責任，実践』(1974)は，組織や企業で働く人々に大きな影響を与えている。この本は大著であるので，まずはその要素をわかりやすくまとめた『エッセンシャル版 マネジメント—基本と原則』(2001)[29]から学ぶことを薦める。さらには，この本を原点とした『もし高校野球の女子マネージャーがドラッカーの『マネジメント』を読んだら』(2009)[30]は，ややもすると固く難しく感じられるマネジメントについて，楽しくわかりやすく学べる。

補足

ここでは組織行動学についてその概要を紹介したが，管理を行う立場になる際には，組織行動学を活用できるように学ぶことが期待される。

表15	組織行動学の目的
説明	組織の出来事，成功や失敗がどうして起きたか，その原因について精査・分析し，解決法を明らかにする
予測	ある特定の人物がかかわることにより，組織への影響度合いを分析し，その人がもたらすであろう結果を推察する
統制	組織行動学の知見，ときに説明や予測の結果を基にしながら，組織が正しい方向へ動き，よい結果を生み出すように働きかける

　組織行動学では，説明，予測，統制の3つをとおし，組織をよい方向へ導くことができると考える。マネージャー（職場や組織の管理者）は，直面する課題について組織行動学を用いることで解決策が得られると示されている。

■ 分野別の職場管理

　前述のとおり，作業療法士がリハビリテーション部門などの責任者を務めることは珍しいことではない。ここでは，リハビリテーション部門の責任者やリーダーを務めている作業療法士から，その実践に基づく分野別の特徴や工夫について一例を学ぶ。

● 身体障害領域の職場管理（佐伯まどか）

方針の言語化と繰り返し発信

　筆者が勤務する回復期リハビリテーション病棟を有する横浜鶴見リハビリテーション病院は，100名近い職員が所属している。多くの職員が同じ方向を向いて動くためには，皆で共有する「方針の言語化」が必要となる。「リハビリテーション技術科として」「各職種の部門（理学療法士・作業療法士・言語聴覚士）として」「回復期リハビリテーション病棟として」など，どのようなことを大切にして進んでいくのかを示す。またそれが「絵に描いた餅」とならないよう，常日頃から発信する機会をもつことが必要である。毎月のリハビリテーション技術科の会議や，クリニカルラダーの要件，求人資料や新人研修等でも発信する。管理者は，職員の耳にタコができるほど繰り返し発信する。**その繰り返しが，皆の意識を統一し，組織の土台を作る。**そのうえで教育システム作りを行うと，人事考課の基準や求人すべき人材も定まっていく。

組織の見える化

　また多くの職員が所属しているからこそ，決定，指示，報告，相談経路を明確にする必要がある。当院はマトリクス型の組織を構成しており，報告等の経路が複雑化しやすい傾向がある。さまざまな職種が専門性を発揮しながら協働する回復期リハビリテーション病棟だからこそ，**組織の見える化は大切である。**

作業療法の戦略を考える時間の確保

　そして管理者として押さえておきたい点として，「**作業療法の戦略を考える時間の確保**」がある。作業療法士は，患者が目の前にいるときはもちろん，離れたときにも作業療法の戦略を練っている。多職種から得た情報や今日の評価結果等を総合し，次にどのようなアクションをするかを考えディスカッションする時間は，作業療法の面白さを実感させてくれる。しかしこのような業務は，診療報酬として算定されない。収入にならないからこそ，「作業療法の戦略を考える時間の確保」は，病院経営と作業療法の質のバランスを加味できる管理者にしかできないものであると考える。

● 精神保健領域の職場管理（宮　訓子）

業務管理

　筆者が勤務する横浜相原病院では，年度ごとにグループ方針・病院方針を打ち出しており，その方針に基づいたリハビリテーション科内の重点目標を立てている。方針に沿った重点目標に合わせて，その分野の人員を厚くしたり，目標値達成に向けた部署ごとの取り組みを計画したりする。

　毎月各部門のリーダーが集まり，収益に関するミーティングを開催し，目標の達成・未達成を報告する。その他各部門での現状報告や問題点を共有し，解決のための課題に関しては，その後の進捗状況をその都度ミーティングで報告し，再度検討するといった方法をとっている。病院方針や目標に対して部署を超えた協力が必要な場合には，他部署を巻き込んでのプロジェクトチームを作り，各部の上長とこまめな交渉をすることもある。四半期ごとに科内で立てた目標の達成状況を，グループ本部および病院事務長に報告している。

人員・労務管理

　精神科作業療法は，数値化するような検査等で患者を評価する場面はあまりなく，作業活動内での患者の言動から状態の変化を見極めること，あるいは集団で行うプログラムの流れをとらえながら患者個々の状態を観察し，治療に結びつけることが重要なポイントとなる。可視化できる評価や目に見える大きな変化が少ないなかで，新人や経験の少ないスタッフは，しばしば「自身が手掛けていることの手ごたえのなさ」に陥りやすい。当院では，プリセプターとの面談だけでなく，同じプログラムを運営しているスタッフ同士や部門全体での共有，面談の機会を多く設けている。また，当院ではラダー制度を導入しており，知識や技術等に関して自己評価と上司からの他者評価を行い，面談をとおして課題を可視化することで，個人の課題と今後の目標立てを明確化している。さまざまな場面で「話す」機会を設けることによって，ちょっとした思いを聞き入れる雰囲気づくりを心掛けている。

チーフとしては細かな部分まではあまり関与せず，部門リーダー等に任せることも多い。そのほうがリーダーとしての成長を促し，チーフだけがトップダウンで運営をせず，役職者同士が意見を出し合い話し合うことのできる職場になると考えている。

物品管理

精神科はほかの病院施設と比較しても物品の取り扱いが多い。プログラムによっては毎回購入が必要なことがあったり，患者のニーズや年齢層の変化によって購入する物品が変わることもあったりする。計画性なく購入せず，月々の購入額の上限を設定したり，プログラムごとに物品を購入する月を決めるなど，年間を通した計画を立てたりすると今後のプログラム運営にも役立てられる。そのためにはしっかりと自部署の収支を把握する必要があり，事務長との相談，連携が不可欠となる。

● 介護老人保健施設（老健）の職場管理（金山　桂）

介護老人保健施設は，病院のように理学療法士，作業療法士，言語聴覚士の必要人数が明確ではない（当施設は150床あるため，リハビリテーション職が1.5人いればよいことになっている）。またその施設によって職種のバランスも人数も異なり，施設の個性にもなっている。

筆者が勤務する千の風・川崎では，理学療法士と作業療法士がペアを組み，各部門（入所，通所，訪問，ショートステイ）を担当している。年度末に自身が興味のある領域について，アンケートを基に次年度の担当部門について面談を行うようにしている。

多くの専門家との連携促進

リハビリテーション部門内だけでなく，老健には介護，看護，相談，栄養と多くの専門家がかかわっている。各部門と連携することで，利用者がリハビリテーションで獲得した能力を生活場面で実践してもらえるようになる。例えば，歩く機会を増やすために，おやつの時間は自室から食堂まで歩行器を使って歩くことを介護士の見守りの下，実践してもらうこともある。このような協力体制について部門長同士が話し合い，やり方を整えていく。

ICTなどの活用

介護領域は，情報通信技術（ICT：information and communication technology）の導入に積極的である。当施設でも，夜間起き上がりが頻回な利用者に，シルエットセンサーというプライバシーを保ちつつ室内での動きを把握できる機器を導入している。主に介護部が主体だが，転倒・転落を防ぐ視点からリハビリテーション部も意見を伝える。

作業療法参加型臨床実習に向けて

実習前に病院施設の組織を確認
病院や施設のWEBサイトにて，その組織図やリハビリテーション部門の組織構成について確認するとよい。

同様に利用者が使用する歩行器や車椅子は，施設でレンタル契約を結んでおり，自宅でも使用することを前提に歩行器を選定し，使用してもらっている。その一方で，リクライニング車椅子が必要な利用者もいるので，複数台試してみて，その人にあったリクライニング車椅子で離床時間を快適に過ごせるよう選定もしている。何台の車椅子や歩行器をレンタルしているか，使っていないものがないか把握するのも管理職の役割である。

アクティブラーニング⑬ 養成校の教員に，勤務していた病院施設の組織について話を聞いてみよう。もし管理職や何かの役職に就いていた場合，そのときの実践や工夫についても聞いてみよう。

【引用文献】

1) 鮎澤純子：安全性と質管理：理論と教育－1.医療安全・質管理の理論と実際－測ることができないものは良くならない．日本内科学会雑誌，101(12): 3455-3462, 2012.
2) 森岡 毅 ほか：確率思考の戦略論 USJでも実証された数学マーケティングの力，角川書店，2016.
3) 藤原 洋：VUCAの時代とリーダーシップ，SBI大学院大学紀要 7: 13-22, 2019.
4) P.F.ドラッカー：マネジメント[エッセンシャル版]-基本と原則-(上田惇生 訳)，ダイヤモンド社，2001.
5) Doran GT：There's a S.M.A.R.T. way to write management's goals and objectives. Management Review 70 (11): 35-36, 1981.
6) 宮里智子，宮城惠子，平良孝美ほか：病院看護部門における目標管理に関する文献検討．沖縄県立看護大学紀要 18: 29-33, 2017.
7) 川崎祥子：教員採用選考試験における競争率の低下 -処遇改善による人材確保の必要性-，立法と調査 417: 18-27, 2019.
8) クリス・アージリス：新訳 組織とパーソナリティー -システムと個人との葛藤(伊吹山太郎，中村 実 訳)，日本能率協会，1970.
9) Herzberg F：One More Time "How Do You Motivate Employees?". Harvard business review, 1-13, 2003.
10) Dreyfus SE：How expert managers tend to let the gut lead the brain. Management Review, 72:56-61, 1983.
11) パトリシア・ベナー：ベナー看護論 新訳版 初心者から達人へ(井部俊子 監訳)，医学書院，2015.
12) パトリシア・ベナー：ベナー看護論 達人ナースの卓越性とパワー(井部俊子 ほか訳)，医学書院，1995.
13) 松尾 睦：経験からの学習 プロフェッショナルへの成長プロセス，p.41，同文舘出版，2007.
14) Ericsson KA, Krampe R, Tesch-Romer C：The role of deliberate practice in the acquisition of expert performance, Psychological Review, 100:363-406, 1993.
15) Stogdill RM：Handbook of leadership: A survey of theory and research. Free Press, 1974.
16) ロナルド・A・ハイフェッツ：最難関のリーダーシップ 変革をやり遂げる意思とスキル，英治出版，2017.
17) ディーン・ウィリアムス：リーダーシップ6つの試練(上野真弓 ほか訳)，英治出版，2011.
18) 髙橋俊之 ほか：リーダーシップ教育のフロンティア 実践編(中原 淳 監)，p.42，北大路書房，2018.
19) 厚生省：労働基準法施行規則(昭和二十二年厚生省令第二十三号)．(https://laws.e-gov.go.jp/law/322M40000100023，2024年8月現在)
20) 厚生労働省：職場におけるハラスメントの防止のために(セクシュアルハラスメント/妊娠・出産・育児休業等に関するハラスメント/パワーハラスメント)．(https://www.mhlw.go.jp/stf/seisakunitsuite/bunya/koyou_roudou/koyoukintou/seisaku06/index.html，2024年8月現在)
21) 厚生労働省：労働者の安全への配慮(第5条)．労働契約法のあらまし．(https://www.mhlw.go.jp/content/001234797.pdf，2024年8月現在)
22) Amy C. Edmondson：恐れのない組織「心理的安全性」が学習・イノベーション・成長をもたらす(野津智子 訳)，英治出版，2021.
23) Google re:Work 「効果的なチームとは何かを知る」(https://rework.withgoogle.com/jp/guides/understanding-team-effectiveness/#define-team，2024年8月現在)
24) Eldor L, et al.: The limits of psychological safety: Nonlinear relationships with performance. Organizational Behavior and Human Decision Processes, 177:104255, 2023.
25) 日本作業療法士協会：作業療法ガイドライン 2012年度版，p.14-15, 2012.
26) CDC：Guideline for environmental infection control in health-care facilities. Recommendations and Reports, 52(RR-10), 2003.
27) 前田真治：リハビリテーション医療における安全管理・推進のためのガイドライン．The Japanese Journal of Rehabilitation Medicine, 7(44):384-390, 2007.
28) 新村 出 編：広辞苑 第七版，岩波書店，2018.
29) P. F. ドラッカー：エッセンシャル版 マネジメント－基本と原則，ダイヤモンド社，2001.
30) 岩崎夏海：もし高校野球の女子マネージャーがドラッカーの『マネジメント』を読んだら，ダイヤモンド社，2009.

【参考文献】

1. 日向野幹也：新しいリーダーシップ教育とディープ・アクティブラーニング．(http://www.mhigano.com/blog/files/higano2015.pdf，2024年8月現在)
2. 松下佳代 ほか：ディープ・アクティブラーニング：大学授業を進化させるために，p.241-260，勁草書房，2015.
3. 日本作業療法士協会：厚生労働省 理学療法士作業療法士養成施設指導ガイドライン／理学療法士作業療法士臨床実習指導者講習会の開催指針．(https://www.jaot.or.jp/pre_education/shiteikisoku/，2024年8月現在)
4. 神代和欣 ほか：第7章 労働時間と勤怠管理．放送大学大学院教材 経営システムⅡ ヒューマン・リソース・マネジメント，放送大学教育振興会，2002.
5. 司法省：民法第七百十五条(使用者等の責任)．(https://laws.e-gov.go.jp/law/129AC0000000089#Mp-Pa_3-Ch_5-At_715，2024年8月現在)
6. スティーブン P. ロビンス：新版 組織行動のマネジメント，ダイヤモンド社，2009.

✔ チェックテスト

Q
①診療以外に，作業療法士の日常業務にはどのようなものがあるか（☞p.68）。 基礎

②PDCAサイクルとはどのようなものか（☞p.71）。 基礎

③VUCAとは何か（☞p.72）。 基礎

④ドラッカーが述べた「目標管理の最大の利点」とは何か（☞p.72）。 基礎

⑤SMARTとは何か（☞p.72）。 基礎

⑥病院・施設における，人件費以外のコストは何か（☞p73）。 基礎

⑦職務拡大と職務充実を行う際に留意する点は何か（☞p.75）。 基礎

⑧病院や施設など多くの作業療法士が働く現場において，人事考課が難しくなってしまう理由は何か
（☞p.76）。 基礎

⑨ベナーの熟達モデルとはどのようなものか（☞p.78）。 基礎

⑩リーダーシップの最小3要素は何か（☞p.80）。 基礎

⑪臨床実習指導者の要件は何か（☞p.82）。 基礎

⑫対価型セクシャルハラスメントと環境型セクシャルハラスメントの違いは何か（☞p.84）。 基礎

⑬ペイシェントハラスメントとは何か（☞p.84）。 基礎

⑭心理的安全性とは何か（☞p.86）。 基礎

⑮日本作業療法士協会のガイドラインで，作業療法部門の管理について述べられていること5つは何
か（☞p.87）。 基礎

⑯組織とは何か（☞p.91）。 基礎

⑰病院組織にはどのような部門があるか（☞p.91）。 基礎

⑱マネジメントの3つの役割とは何か（☞p.92）。 基礎

業務管理

97

業務管理

2 セーフティマネジメント

生方　剛, 清野由香里, 菅原　章

Outline

● 作業療法は, 患者にとっても作業療法士にとっても安全であることが求められる。

● 作業療法が安全に実施されるためには, どのような危険があるかを把握したうえで, その危険を回避するための行動が求められる。

● 医療事故防止では, 危険予知トレーニングが多く用いられている。さまざまな事例を基に, 事例から学ぶ姿勢が必要である。

● 作業療法実施中の危険を回避するには, 過去の事例から学ぶ姿勢が必要である。また安全性の確保のために習得したノウハウは, スタッフ間で積極的に開示し共有していくことが望ましい。

● 医療事故には, 医療事故(アクシデント)とインシデントがあり, ハインリッヒの法則などで説明できる。

● アクシデントやインシデントが発生した際, その記録をレポートとして作成し, スタッフ間で積極的に開示し共有していく。これらのレポートを記載することは, その後の医療安全に大変重要である。

● 感染症の蔓延を防ぐために, 感染症の特性を把握する。

● 感染制御は, 一人ひとりの対策が重要である。実習生も例外なくスタンダードプリコーションを理解し, 実践することが求められる。

● 災害時の対応は, 災害発生時からの時期によって支援内容が異なる。

● 災害の影響がない時期も, 防災に関心をもち取り組むことが大切である。

1 安全性の確保

生方　剛

■ 作業療法における安全性確保の目的

● 安全性の確保の必要性

　作業療法を実施するに当たり, 皆さんは何を大事にするだろうか。作業療法の効果もさることながら, 安全に実施されることに大きな関心をもっていると思われる。2019年に日本医療機能評価機構が報告した「ヒヤリ・ハット事例」の発生件数は, 31,857件である。そのうち, 作業療法士から報告があった事例は169件である[1]。

　また, 一般的には「手術はリスクが高い, 服薬や処置はリスクが低い」という認識があるが, 実際には手術以外の医療行為にも, 多様なリスクが潜んでいる。

● リスクマネジメントに対する取り組み

　日本作業療法士協会による作業療法士の倫理綱領[3]には, 作業療法士が

◎ 補足

ノーリスク幻想
実際には, どのような医療行為であっても事故の可能性は否定できない。安全に行われて当然だという認識は「ノーリスク幻想」とされ[2], そのような幻想はトラブルの原因になることを理解しておきたい。

業務を行う現場において，その安全性を保つことが第一義的に考慮されなければならない，と記されている。しかし人間である作業療法士は，安全に配慮することを当然としながらも，**ミスを犯すものである**ことも十分意識する必要があり，業務を実施する個人が安全への配慮を十分に行うとともに，作業療法の部門として，そして病院・施設等全体として，事故を未然に防止するための体制を整備し，システムとして組織的に取り組むことが求められる。リスクマネジメントに対する取り組みには，以下のことが求められる。

- 予防可能な事故を減少させること
- 万が一事故が発生したときに，迅速かつ適切な対応が組織的に可能な体制を整備すること
- 医療紛争に発展する可能性を減少させること
- 必要なコストを抑制すること
- 作業療法の治療・援助・支援の質を高めること

● 安全確保と危険の予測・回避

作業療法では，患者の目標達成のためにさまざまな環境において道具の使用や身体運動などを用いて作業を行う。その際の安全性の確保は最優先とされるものであるが，安全を最優先にするために過度に制限をかけることがあってはならない。危険を予測し，その危険をいかにして回避して作業ができるようにするかは，患者だけの努力ではなく，われわれ支援者の安全への意識がとても重要である。

■ 安全性確保のための対応策[4]

安全性確保につながる対応策として，初めに自分の医療行為に対する下記のような安全意識をどれくらいもっているかが求められる。

- 自分の，または仲間のヒヤリ・ハットの体験を話す。
- 同僚の医療行為を見て危ないと思ったことがあるか。
- 安全のために時間や手間を犠牲にできるか。

次に，自分自身が行う一つひとつの医療行為の，下記のような安全性の認識である。

- ミスをしているという前提に立つ。
- ダブルチェックの体制を作る。
- 自分が行う医療行為の合併症や，医療行為が危ないことを把握する。

そして万が一医療事故が発生した場合，明らかな過誤（ミス・エラー）がなくても患者側と争う医療訴訟に発展することがある。その際重要になるのが，カルテの記載である。医療訴訟では，カルテに記載されていること

> **作業療法参加型**
> **臨床実習に向けて**
>
> カルテ記載の基本となる SOAPでは,「S」は主観的情報 (subject)のことで患者が訴える症状,「O」は客観的情報 (object)のことで身体所見や検査所見を指す。「A」は評価や判断(assessment)のことで,どのようにして診断に至ったのか記載しておく。この記載が医療事故発生時に,原因特定につながる重要な情報となる。「P」は計画(plan)のことで,今後の方針を記載する。多くの現場で用いられる記載の形式であるため,臨床実習生もこの形式で情報を残す練習をしておくのがよい。

が事実であり,医療の内容はそこから審査される。よって,カルテ記載に不備があった場合は印象を悪くし,医療者側に不利な判断をされる可能性がある。そのためには,患者の訴え,会話内容,検査測定の結果や検査測定時の様子,治療プログラムの詳細と介入中の様子,介入後の経過と再評価など,主観だけでなく客観的に状況が把握できる記載であることが求められる。カルテ記載で多く用いられている形式が「SOAP」である。SOAPの詳細はここでは省略するが,医療訴訟を過度に恐れることなく,日常の診療からカルテ記載を丁寧に行うことが肝要である。

■ 危険を予知して事故を防ぐための危険予知トレーニング

● 危険予知トレーニングの概要

危険予知トレーニングは,そのローマ字の頭文字をとって「KYT」ともよばれている。文字どおり危険を予知し,事故に至らないための対策をとれるようにすることを目的としたトレーニング方法である。危険予知トレーニングは,医療・介護・福祉の領域だけでなく,さまざまな労働の現場にて安全教育の一環で活用されている。

● 危険予知トレーニングの実際

トレーニングの実際を端的に示すと,提示された事例に触れて,その事例で危険と思われる個所を挙げる。そのうえで,その危険を回避するための具体的対策を立案するものである。適切な対策をとることが目的であり,正解を求めるものではないことを知っておく。

■ 安全性を向上させるための活動

安全性を向上させるには,日々の業務を振り返ることが大変重要である。下記の質問に対して,YESかNOで回答してみよう。

> **作業療法参加型**
> **臨床実習に向けて**
>
> 臨床実習生は,その施設で学ぶ立場であるとともに,期間限定の一職員として存在する心づもりでいること。実習施設では,個々に安全対策の指針があるので,自ら情報を得て学ぼう。実習指導者は,実習生の安全意識の醸成に向けて必要な情報を提供し,患者,臨床実習生双方に安全・安心な実習となるよう指導する。

①ヒヤリ・ハットの経験を仲間と話したことはあるか。

②仲間の医療行為で危ないと思ったときに声をかけたことはあるか。

③時間や手間がかかっても安全な医療を優先できるか。

④ダブルチェックの体制が整備されているか。

⑤スタッフ間(学生であれば学生同士)で医療行為をチェックしているか。

⑥先輩,プリセプターの指導を受けているか。

⑦後輩に指導しているか。

⑧自分の行っている医療行為に何か違和感を覚えた際に,自ら確認・再考するか。

⑨自己および患者の安全は確保されているか。

⑩リスクに対するアセスメントと事前の対策の手順が確立されているか。

⑪医療事故発生時の対応手順を理解しているか。

⑫自分の技量を把握しているか。

⑬安全な治療，手技のための手順があるか。
⑭危険予知トレーニングを定期的に実施しているか。 （文献4を参考に作成）

> **アクティブ ラーニング ①** 実技練習の際に，手技だけでなく安全面への配慮について検討しよう。

2 アクシデントとインシデント

■ 医療事故・医療過誤とインシデント

● 医療事故（アクシデント）・医療過誤[*1]

医療事故（medical malpractice）は，アクシデントともよばれる。これは提供した医療に起因する，または起因すると疑われる死亡または死産であって，当該管理者が当該死亡または死産を予期しなかったものとして厚生労働省令で定めるもの（医療法6条10）とある。また医療にかかわる場所で，医療の全過程において発生するすべての人身事故であり，医療従事者の過誤，過失の有無を問わない。

> ①死亡，生命の危険，病状の悪化等の身体的被害および苦痛，不安等の精神的被害が生じた場合。
> ②患者が廊下で転倒し負傷した事例のように，医療行為とは直接関係しない場合。
> ③患者についてだけでなく，注射針の誤刺のように，医療従事者に被害が生じた場合。

> **＊1 医療過誤**
> 医療事故のうちその発生の原因に医療機関・医療従事者に過失があるものをいう。

● インシデント

インシデント（incident）は，医療事故に至らない事象ではあるが，その手前の状況であることを示す。具体的には日常診療の場で，誤った医療行為などが患者に実施される前に発見されたもの，あるいは誤った医療行為などが実施されたが，結果として患者に影響を及ぼすに至らなかったものをいう。

● Heinrich の法則
ハインリッヒ

ハインリッヒの法則は，Herbert William Heinrich の産業災害防止論[5]にて記されたものである。この法則は，医療に限らずさまざまな職業における災害予防の基本として最も多く紹介され，現在のリスクマネジメントにおいて幅広く活用されている。有名なのは **1：29：300 の比率**である。これは「同一の人間に類似した事故が330回生じる際，そのうちの300回はインシデント・異常な現象，29回は軽いけがを伴う事故，1回は重いけがを伴うことがあるという考え方である。そしてけがの有無や重症度にかかわらず，すべての事故の背景に，インシデントよりもはるかに多い**不安全行動**と**不安全状態**が存在する，とされている。なお330種類の事故の重篤度の比率ではないことに留意する必要がある。

業務管理

101

● 患者の安全の確保

　身体的被害および苦痛，不安等の精神的被害に限らず，医療行為とは直接関係しないこと，医療従事者に被害が生じた場合も医療事故に含まれるということである。つまり患者自ら転倒したという事故に原因があったとしても，医療提供施設内では医療従事者が患者の安全を確保しなければならないということである。このように，医療提供施設内ではさまざまな安全確保のための取り組みが必須となるが，患者は医療従事者の指示を守る必要がある。

■ レポートによる経験の共有

　日本作業療法士協会の職業倫理綱領[6]には，「リスクマネジメントに対する取り組みを有効に機能させるには，インシデントやアクシデントに関する情報の報告（インシデントレポート，アクシデントレポート）とその報告に基づく原因の分析を，病院・施設等全体として日常的かつ組織的に行うことが大切である（図1，2）」。インシデントやアクシデントに関する情報を，リスクマネジメントのなかで適正なものとして扱うためには，これらの情報を安心して報告・共有することが可能となるような環境を整備する。このためには，情報の収集および分析を第三者的視点で行い得るようなシステムが不可欠である。重要なことは，原因分析を常に行うこと，安心して報告・共有できること，懲罰的目的で運用しないことである。

図1 アクシデントレポート

部科課名		職名		氏名		印
事故区分	□ 人工呼吸器　　□ 輸血　　□ 注射　　□ 与薬　　□ 麻薬　　□ 調剤　　□ 手術 □ 窒息　　　　　□ 酸素吸入　　□ 気管切開　　□ 転倒　　□ 転落　　□ 入浴 □ その他（　　　　　　　　　）					
患者氏名		（男・女）	年齢	歳	病名	
発生場所	病棟		科外来	科(室)	その他（　　　　）	
発生日時	平成　　　年　　　月　　　日（　　）曜　　時　　　分 （平成　　年　　　月　　　日（　　曜）　　時　　　分）					
事故の状況						
主治医 （または 職場の長）の 指示等						
対応の概要						
結果の概要, 患者・家族 の反応等						
警察への届出	届出の有無	有・無	届出日時	月　　日(　　)　　時　　分		
生命の 危険度評価	□ 極めて高い　　□ 高い　　□ 可能性有り　　□ 可能性低い　　□ ない （特記事項：　　　　　　　　　　　　　　　　　　　　　　　）					

（文献7より引用）

図2 インシデントレポート

事故発生後，速やかに本報告書を医療安全推進担当者に提出してください。　　　【リハビリテーション科】

※体験者の経験年数 ＿＿＿＿年　　体験者の部署内配属年数＿＿＿＿年
※体験の日時　　　　平成＿＿年＿＿月＿＿日＿＿曜日　午前・午後＿＿時＿＿分頃　場所：＿＿＿＿＿＿＿
※体験した状況の多忙度　①非常に多忙　②多忙　③普通　④やや余裕がある　⑤余裕がある

出来事の領域別分類			具体的内容	医療安全推進担当者の記載欄
評価	1	情報収集	Ⅰ 患者の年齢・性別・心理状態	1 リスクの評価
	2	観察・検査・測定		①重大性
治療計画	3	禁忌事項確認		②緊急性
	4	種目・量の決定		③頻度
治療実施	5	理学療法　運動療法	Ⅱ「ヒヤリ・ハット」の内容	2 リスクの予測
	6	理学療法　物理療法	（どのような状況，どのような意識のときでしたか？）	①可能
	7	作業療法		②不可能
	8	ADL指導		
	9	補装具　製作・管理		3 システム改善の必要性
	10	摂食機能訓練	Ⅲ 未然に防ぎ得たことであれば，どうすれば防止できましたか？	①すでに改善済み
家族指導	11	指導		②改善の必要性
	12	家族による体験実施		③必要性なし（情報の還元のみ）
介護	13	患者の介護		
その他	14	転倒・転落		4 教育研修への活用
	15	火傷	Ⅳ この体験で得た教訓やアドバイスはありますか？	①あり
	16	接遇		②なし
	17	その他		

（文献7より引用）

> **アクティブラーニング ②**　・リハビリテーションに関連した医療事故，インシデントについての事例を探そう。
> ・日常生活でヒヤリとしたこと，ハッとしたことがあれば，それを他者と共有しよう。

作業療法参加型臨床実習に向けて

臨床現場にはさまざまなリスクが潜んでいる。そのリスクのなかで学びを深めていくことになるが，決して事故を起こしてはならない，という気持ちに囚われすぎると行動が萎縮してしまう。「事故を起こさないようにしたいから，どうすればいいか」という気持ちで学ぶことが求められる。実習指導者は臨床実習生に対し，事故予防の取り組みに参加する機会を設け，自発的に事故予防に向けた行動ができるよう指導することが求められる。

Case Study

ある雨の日の午後，通所デイケアに送迎車で来所した利用者が，降車の際，足を滑らせて尻もちをついた。ただちに痛みの確認，バイタルサインの測定を実施し，看護師によるアセスメントが行われた。殿部の打撲があったが，幸いにも骨折や外傷は免れた。その場にいた担当は，今回の出来事と再発防止に向けたインシデントレポートを作成することになった。転倒に至る原因を探るなかで，当日は朝から雨で足元が濡れていたこと，送迎車からの降車の際に用いるステップ台が水を弾きやすいプラスチック製で，滑り止めがなかったこと，自宅から履いてきた靴の底が濡れていたこと，転倒した利用者が短下肢装具をつけており，足部の可動性が低いことで足元が滑りやすかったことなどを報告書にまとめ，スタッフ間で共有した。再発予防として，送迎車から降車する際のステップ台を滑り止めつきのステップ台に交換すること，乗車の際に靴底の水分を取り除く足ふきマットを雨の日に追加する，利用者の特性に応じた動作の特徴を全職員で把握するための情報交換の機会を増やすといった対策を行うこととなった。対策導入後はインシデントの発生はみられず，安全に留意した取り組みを進めている。

3　感染制御

■感染症の特性

● 感染はどのように拡大するか（表1）

①アウトブレイク：一定期間内に同一の医療機関や施設など，一定の場所で発生した院内感染の集積が通常よりも高いこと。

②クラスター：発生した場所，時間など疫学的な関連性のある，もしくはあると想定される複数の症例群や集団のこと。

③エピデミック：アウトブレイクの事象が1病棟や1施設にとどまらず，

試験対策 Point

まずは医療事故，医療過誤，インシデントについて，その言葉の意味を理解しておくことが必要である。

補足

エンデミック
感染のうち，時間経過とともに，その地域に定着して常時一定規模で流行がある状態を称する。（日本国内における麻疹，風疹の流行，アフリカでのエボラ出血熱など）

地域流行の規模（エンデミック）に広がることをいう。これがさらに国や大陸をまたいで，世界的に広がったものを「パンデミック」という。

表1 感染の種類と主な感染症

	飛沫感染	空気感染	接触感染
感染経路	粒径5μmより大きい液滴状の粒子（＝飛沫）による感染	飛沫から水分が蒸発して生成される粒径5μmより小さい粒子（＝飛沫核）による感染	感染源から微生物が直接，あるいは手，器具などを介する感染
主な感染症	インフルエンザ，風疹，流行性耳下腺炎，マイコプラズマ肺炎，百日咳，喉頭ジフテリア，COVID-19など	結核，麻疹，水痘など	MRSAなどの薬剤耐性菌，疥癬，感染性胃腸炎，COVID-19など

MRSA:methicillin-resistant staphylococcus aureus（メチシリン耐性黄色ブドウ球菌感染症）
(文献8を参考に作成)

● 感染を防ぐ方法

　感染症を拡大させないためにできることは，「平時」から組織全体で適切な標準予防策や経路別予防策を実施する。ほかにも職員の体調管理として，勤務前の体調確認や感染症流行時に無症状でもマスクの着用が求められることもある。これは，無症状であっても感染性をもっている（無症状病原体保有者）可能性を想定した対応である。

　またワクチン接種も求められる。医療従事者が定期的にワクチン接種しておくべき疾患は，以下のとおりである。

①麻疹・風疹・水痘・流行性耳下腺炎（おたふくかぜ）
②B型肝炎
③インフルエンザ

　医療関係者が発症すると，本人の重症化の可能性に加えて，周りの患者や医療関係者への二次感染を引き起こすことにつながることから，迅速な対応が求められる。

　これらのワクチン接種は，事務職，医療職，学生を含めて，受診患者と接触する可能性のある常勤，非常勤，派遣，アルバイト，臨床実習生，指導教官，業務として病院に出入りする者等に加えて，救急隊員，処方箋薬局で勤務する者を含む。免疫が不十分である場合は，可能な限りワクチン接種を行うことが勧められる。そのため，就業前や臨床実習前は抗体価を確認する。

● 感染症にかかった場合

　自身の感染が確認された場合，ただちに所属先の感染管理指針に沿って報告，連絡，相談をする。症状が軽いからといって，指針に反するような行

動をとってはならない。無症候感染の可能性もあることを十分に把握する。

■ スタンダードプリコーション

スタンダードプリコーションとは「標準予防策」ともいい，感染源の有無にかかわらず，患者の血液・体液，分泌物，排泄物，創傷のある皮膚・粘膜を介する，微生物の伝播リスクを減らすために，すべての患者に対して下記の具体策を行うことが標準的な，感染予防策のことである。その主な内容は，手指衛生（手洗い・手指消毒），手袋やマスクなど個人防護具の使用などである。

● スタンダードプリコーションの実際[9]

手指衛生

手指衛生には，①手洗い，②手指消毒がある（図3）。手洗いは，普通石けん（非抗菌性）と流水による物理的な手洗いを指す。手指消毒は，手指洗浄消毒薬と流水で手指を洗浄消毒する，または擦式手指消毒薬で手指を消毒することを指す。

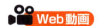

図3 手指衛生

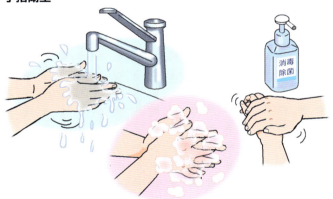

手指衛生に関して，以下のことを心得ておく（図4）。

- 手袋使用の有無にかかわらず，患者に直接接触する前には手指消毒をする。
- 手が明らかに汚染されている，あるいはタンパク質性生体物質で汚染されているか，血液やその他の体液で汚染されているときは，石鹸あるいは手指洗浄消毒薬と流水で手洗いする。手洗いの目安は，片手につき30秒である。
- 目に見える汚れがない場合は，アルコールを主成分とする擦式手指消毒薬を用いて手指消毒する。
- 血液，体液あるいは分泌物，粘膜，傷のある皮膚や創傷被覆材に接触した後は，流水で手洗いをする。
- 傷のない皮膚に触れた後でも手指消毒をする。
- 手袋をはずした後は手指消毒をする。
- 同じ患者であっても，業務や処置の合間には異なる局所部位への交差感染を

防ぐため，ただちに手指消毒をする。
- 芽胞菌（セレウス菌やウェルシュ菌など）に接触した疑いがある場合は，石鹸と流水による手洗いあるいは手指洗浄消毒製剤と流水で手指を洗浄消毒する。
- 手洗いによる刺激性接触皮膚炎の発症を抑えるため，ハンドローションやクリームで手の皮膚をケアする。
- 手洗いの後は使い捨てのペーパータオルで拭き取る。

図4 手指衛生

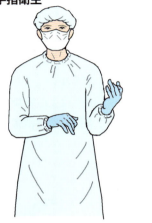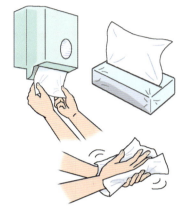

● **個人防護具**

　個人防護具には，ガウン，マスク，フェイスシールドなどがある。着用に当たっては，着用する場所（ゾーニング），適切なタイミングで適切なものを選択して着用する。また交換することや，使用後は外側の面に病原体が付着している可能性を踏まえ，触れないように注意しながら内側に畳んで処理する。これは自分自身と他者の双方を感染や汚染から守るためであり，あらかじめ着脱方法を確認し，施設内で共有する。

ガウン

　処置や患者ケアの過程で皮膚や着衣の汚染が予測される場合は，撥水性のガウンを着用する。着用していたガウンは，使用後ただちにはずし，使い回しはせずに廃棄する。その後，手指消毒を行う。

マスク，ゴーグル，フェイスシールド（図5）

　処置や患者ケアの過程で，目・鼻・口の粘膜に，体液などによる汚染が予測される場合（血液やその他体液，分泌物の飛散）は，マスク，ゴーグル，フェイスシールドを使用する。使用していたマスク，ゴーグル，フェイスシールドは使用後ただちにはずし，汚染された表面に触れないようにし，ただちに手指消毒する。

図5　マスク，ゴーグル，フェイスシールド

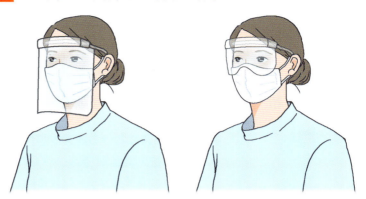

作業療法参加型臨床実習に向けて

感染予防について，日頃より高い意識をもつことが求められる。自らが病原体を伝播するようなことがないよう，日ごろから標準予防策に準じた手洗いの習慣を身につけておく。実習指導者は，実習施設で行われる研修や，手洗いに関するキャンペーンなどに参加する機会を設けて，主体的に取り組めるよう配慮することが望ましい。また本項目で触れている感染症〔麻疹・風疹・水痘・流行性耳下腺炎（おたふくかぜ）〕について，実習前に自身の感染症抗体価の確認を求められる場合がある。

アクティブラーニング③
- 感染症のリスクの高い人はどういう状態の人か調べよう。
- 皮膚の状態によっては手洗いによる刺激性接触皮膚炎が生じることがある。その対策としてハンドローションやクリームがあるが，どのようなものがあるか調べてみよう。

Case Study

あなたはリハビリテーション科で感染管理の教育担当となった。

Question 1

感染予防対策として周知すべき内容について，適切なのはどれか。
a　平時からの体調管理に努める。
b　手袋をはずした後の手洗いは不要である。
c　手洗いは流水のみでよい。
d　個人防護具のガウンは使い回す。

☞解答 p.137

4　災害医療支援

清野由香里，菅原　章

■災害フェーズと災害医療支援（清野由香里）

災害時の医療支援では，継時的変化に寄り添った活動が求められる。災害フェーズとは，災害発生時を起点とした時期で分ける考え方であり，各フェーズで支援内容が変化する（図6）。

第1期：被災混乱期（発災から72時間）
第2期：応急修復期（4日〜約1カ月）
第3期：復旧期（2〜6カ月）
第4期：復興期（6カ月以降）
平穏（静穏）期：災害の影響がない時期

試験対策Point

感染症予防は，昨今のCOVID-19以前からその取り組みに関する問題が出題されている。標準予防策に加え，インフルエンザや結核，疥癬など，伝播の種類に応じた感染予防の方法を理解しておきたい。

図6 災害フェーズ

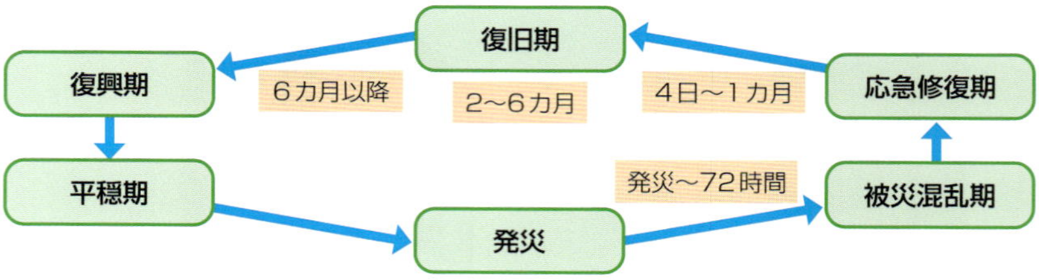

```
          復旧期
復興期  ←  6カ月以降  ←  2～6カ月  ←  4日～1カ月  →  応急修復期

平穏期          発災  ←  発災～72時間  →  被災混乱期
```

■各フェーズにおける医療支援内容 [10, 11]

● 第1期 被災混乱期（発災～72時間）

　発災後は，ライフラインや交通網・情報網だけでなく，現地の行政・医療・介護機能も破綻・混乱に陥る。リハビリテーション支援活動（以下，リハ支援）では，**初動対応として現地関係者が主体となり，ニーズの情報収集と情報発信を行う**。

● 第2期 応急修復期（4日目～約1カ月）

　この時期の医療は，救命救護活動や避難所等での応急診療が行われる。リハ支援では，**避難所等の環境整備，二次障害（廃用症候群）のリスク評価や予防の啓発・実践，セルフケアの困りごとに対する支援**を他専門職と連携し実践する。また，在宅高齢・障がい児・者のリハビリテーションニーズを収集した支援が求められる。

● 第3期 復旧期（2～6カ月）

　この時期は，被災地の医療を早く平時化するためにも，医療・介護が必要な人口を増やさないことが重要となる。リハ支援では，第2期の支援内容に加え，**帰宅・仮設住宅移行者の孤立化対策**として多面的なリスク評価・対応を行う。

● 第4期 復興期（6カ月以降）

　医療活動も現地主体に復興する時期である。リハ支援では，**現地の地域包括ケア（自助・互助・共助）の普及啓発**を行う。これまでの2次障害の予防や孤立化対策の個別の支援のみでなく，コミュニティ作り等の援助も担うことがある。

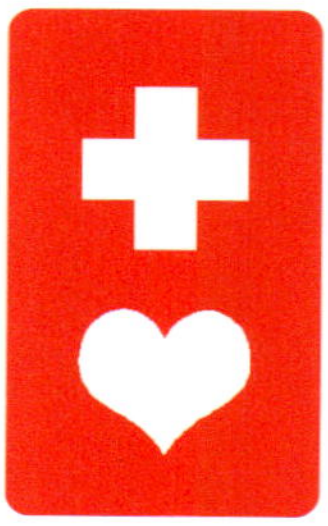

● 平穏期：災害の影響を直接的に受けていない時期

　支援者・被支援者それぞれが関心をもって防災に取り組むよう励行する。

- 患者教育：病院・退院時・在宅でかかわる際，災害対策の話題も心がける。
  例）お薬手帳の活用，災害時を考慮した住環境の見直し，薬や生活用品のローリングストック，ヘルプマークの携行
- 職場での災害対策の確認：職場内や離れた場所（在宅訪問等）で被災した場

試験対策 Point

「災害時の支援」や「災害時対応」をしっかり理解しておきたい。

補足

ヘルプマークは，援助や配慮を必要とすることを示すマークである。都道府県ごとに配布場所は定められており，主に行政窓口や公共交通機関の駅窓口等で無償配布されている。

合の行動を確認する。
- 病院施設内での環境の見直しや災害対策の励行：避難訓練，避難経路の把握，作業療法室内などの安全環境の確認等
- 職能団体等の安否確認方法の把握：日本作業療法士協会等職能団体では，メールを主とした安否確認を実施

Case Study

東日本大震災の折，OTRは横浜市内の高層階で訪問リハビリテーションを行っていた。地震による家具倒壊を危惧したが，実際は別のことに危険を感じた。例えば横揺れで助走がついたランプが利用者の目の前に落下したり，絨毯上のガラス破片が見えにくかったり，リビングでは「ここにも？」というところまで食器片が飛散する等，どれも予想以上で驚いた。また高層階では，閉じ込め防止の為にドア開放も重要だった。震災後より，OTRは以下を意識するようにした。
- 対象者の滞在箇所（病院・施設・在宅ともに）の安全確認：家具家電の向き，装飾品や食器の落下の危険等
- 室内にも靴の確保：スリッパや靴下ではなく，靴を居室等に準備
- 避難経路の確認：建物の構造等や日中・夜間でも異なる

アクティブラーニング④ もし自宅や学校で大地震を被災したとき，どのようなことが危険か考えてみよう。また，豪雨災害の場合も考えてみよう。

◯補足

JRAT
JRATとは，Japan disaster rehabilitation assistance team（一般社団法人 日本災害リハビリテーション支援協会）のことを指し，東日本大震災時に発足し，リハビリテーション支援活動を行った組織である。主に第2期以降に活動する。

■災害医療活動の留意点

被災した地域は，自然災害の種類（地震・水害・土砂災害・火山等）・規模・範囲によって支援規模も異なる。リハ支援の際は以下の点に留意する。

- 組織に所属して行うこと：災害医療は組織的に行われる。支援に携わる場合，職能団体をとおした参加が望ましい。作業療法士の場合は，日本作業療法士協会や各都道府県士会を通じてJRATなどへの参加手続きを行う。
- 現地主義であること：**現地コーディネーターや災害対策本部の指示に従う。**
- 継続性があること：発災後6カ月頃までは，現地外からの短期間支援者も訪れる。「せっかく来たから」とさまざま行動したい者も多いが，現地の自立支援・継続可能な支援を念頭に置いて行動する。
- 配慮をすること：避難者は避難所等の対象者のみでなく，現地関係者も同様である。言動には配慮・気遣いを忘れないようにする。また通常業務以上に報告・連絡・相談を意識する。

■被災地での実践例～東日本大震災における岩手県釜石地区での日本作業療法士協会と岩手県作業療法士会の取り組み～（菅原　章）

●釜石市災害対策本部保健医療班にリハビリチームとして参加

東日本大震災発生翌月の2011年4月3日，釜石地区にある訪問リハ事業所に勤務していた筆者は，岩手県作業療法士会（以下，県士会）の理事達とともに釜石市災害対策本部保健医療班（以下保健医療班）を訪れた。同地区で支援活動を開始したいという県士会の提案を伝えるためである。保健医療班代表であるＴ医師（釜石医師会）は快く受け入れてくれ，即日県士会

業務管理

は同班にリハビリチームとして参加することになり，筆者の同班での肩書は「リハビリチーム責任者」，県士会での肩書は「釜石地区現地コーディネーター」に決まった。

● その日のうちに活動開始

リハビリチームは早速，釜石市所属保健師の案内で避難所を周り始めた。T医師がチームに与えた指示は実にシンプルで，「釜石地区の医療と介護の総和を増やさないこと」であった。その指示を受けてチームの方針がすぐさま決定，リハ内容は，震災後の在宅・避難所・仮設住宅において廃用症候群が増悪した慢性疾患患者を主なターゲットとし，ADL能力の改善と低下防止に努めた。4月の支援活動は，県士会員らとともに開始したが，5月に入ると日本作業療法士協会（以下，協会）の派遣で全国から作業療法士たちが毎週数名ずつ駆けつけ，平日は協会員達と，週末は県士会員達と活動するのがルーティーンになった。

● 依頼と情報交換〜朝は保健班，夕方は医療班のミーティングに参加〜

支援のニーズ調査は，主に保健班（釜石市地域包括支援センターおよび釜石保健所管理の派遣保健師チーム）に一任した。包括とは毎週末のミーティングで，保健所とは平日毎朝のミーティングに参加することで，リハと保健師間の情報交換を行った。加えて医療班からは，毎日夕方の医療班報告会で情報を頂いた。保健師および医師の依頼に基づき，個別対応中心にリハを提供し，身体状態が改善したなら終了，必要に応じて介護保険サービスへ切り替える支援体制を毎日続けた。

● 支援開始から5カ月で任務終了

県士会と協会による被災者への個別リハとしての支援活動は7月末で終了とし，8月からは地元病院・施設に勤務する理学療法士・作業療法士によるボランティア活動へ引き継ぎ，それも9月3日をもって終了することができた。

この期間，病院医療も介護保険サービスも破綻することなく現在に至っているため，「医療・介護の総和を増やさない」という最も大きな使命は果たせたと判断している。

● 災害医療から地域医療へ

その後，保健医療班で強化された医師会と行政の連携は，2012年に「在宅医療連携拠点チームかまいし」という釜石市役所内の新設部署に昇華した。そして同拠点の提案で2013年，地元の理学療法士，作業療法士，言語聴覚士全員を会員とする「釜石リハビリテーション療法士会」が発足した。

【引用文献】
1) 日本医療機能評価機構：医療事故情報収集等事業 2022年年報.（https://www.med-safe.jp/pdf/year_report_2022.pdf，2024年8月現在）
2) 日本病院共済会：病院職員読本—リーダー職員となるための10章 改訂第4版，日本病院共済会出版部，2019.
3) 日本作業療法士協会倫理委員会：日本作業療法士協会倫理綱領・倫理綱領解説 作業療法士の職業倫理指針，2020.
4) 危機管理システム研究学会メディカルリスクマネジメント分科会 編：あなたの医療は安全か？—異業種から学ぶリスクマネジメント，南山堂，2011.
5) HW Heinrich ほか：ハインリッヒ産業災害防止論，海文堂，1982.
6) 日本作業療法士協会：職業倫理綱領・職業倫理指針.（https://www.jaot.or.jp/files/page/rinri/rinrishishin.pdf，2024年8月現在）
7) 厚生労働省：国立病院・療養所における医療安全管理のための指針.医療事故報告書.（https://www.mhlw.go.jp/topics/bukyoku/isei/i-anzen/1/torikumi/naiyou/manual/6.html，2024年8月現在）

8) 嶋森好子 ほか監：写真でわかる看護現場で行う医療安全行動アドバンス〜臨床で習慣化したい基本行動から危機管理まで〜，インターメディカ，2022.
9) 厚生労働省：医療機関における院内感染対策マニュアル作成の為の手引き（案）（070413 ver. 3.0），2023.
10) 東日本大震災リハビリテーション支援関連団体10団体『大規模災害リハビリテーション対応マニュアル』作成ワーキンググループ 企画・編集：大規模災害リハビリテーション対応マニュアル，医歯薬出版，2012.
11) DHEATハンドブック 第2版，2023.

【参考文献】
1. 厚生労働省医療安全対策検討会議：医療安全推進総合対策〜医療事故を未然に防止するために〜.（https://www.mhlw.go.jp/topics/2001/0110/dl/tp1030-1c.pdf，2024年8月現在）

業務管理

✔ チェックテスト

Q
①安全性確保につながる対応策を3つ挙げてみよう（☞p.99）。 [臨床]
②自身が行う一つひとつの医療行為の安全性の認識を，3つ挙げよう（☞p.99）。 [臨床]
③日頃からカルテ記載に必要な項目は何か（☞p.100）。 [臨床]
④アクシデントとは，医療全般におけるすべての人身事故を指す。○か×か（☞p.101）。 [基礎]
⑤インシデントとは，誤った医療行為などが実施され，結果として患者に影響を及ぼすに至る状態を指す（☞p.101）。 [基礎]
⑥インシデントレポートは，懲罰的目的で運用することが必要である（☞p.102）。 [基礎]
⑦アウトブレイクとは何か（☞p.103）。 [基礎]
⑧クラスターとは何か（☞p.103）。 [基礎]
⑨パンデミックとは何か（☞p.104）。 [基礎]
⑩インフルエンザは飛沫感染と接触感染のどちらか（☞p.104）。 [基礎]
⑪標準予防策の手指衛生は，手洗いのほかに何があるか（☞p.105）。 [基礎]
⑫感染予防の個人防護具には何があるか（☞p.106）。 [基礎]
⑬平穏期には，どのように防災に取り組んだらよいだろうか（☞p.108）。 [臨床]
⑭大規模災害時，作業療法士は治療の優先度を判断したり応急診療を行う。○か×か（☞p.108）。 [臨床]

111

業務管理

3 診療録（カルテ）と 個人情報管理

下岡隆之, 内山博之

Outline

● 作業療法士が作業療法を実施した後に, 診療録に記録することは義務である。これは法的根拠がある。

● 医療保険, 介護保険において作業療法を提供するためには, 評価を基にした計画を立案し, その成果を明示していく必要がある。公的に定められている書類についても, その種類について知ることで, 自身の役割を再確認できる。

● 問題志向型診療録では SOAP 法が用いられる。その記載について説明し, 記録そのものの規則, カルテ開示についても説明する。

● 個人情報保護法（個人情報の保護に関する法律）および医療・介護ガイダンス（医療・介護関係事業者における個人情報の適切な取扱いのためのガイダンス）を理解し, 遵守することが求められる。

● 守秘義務と違反への罰則について確認する。

● 個人情報の範囲, 取り扱う際の基本的ルール, セキュリティついて理解し実践する必要がある。

● セラピストはデータを分析し, 情報を体系化し, それを治療方針の選択につなげる知恵にまで昇華していくことが重要である。

● 多職種連携, チーム医療について理解し, 多職種間で情報共有する際に考慮すべきことを確認する。

● 情報を取扱ううえでの注意事項として, social networking service（SNS）への投稿がある。

1 診療記録と書類管理

下岡隆之

■ はじめに

作業療法実施後に記録することは, 当たり前という認識があると思う。まずその法的な根拠について確認していきたい。

医療法（昭和23年法律第205号）では, 病院, 診療所, 助産所において診療に関する諸記録を備えておくこととされている[1]。保険医療機関および保険医療養担当規則（昭和32年厚生省令第15号）では, 療養の給付の担当は診療録に必要な事項を記載し, 保険医の診療録とは区別して整備することとされている[2]。つまり作業療法の記録についても法的な義務が生じる。**診療録の役割としては医師同様**である。また領域ごとに重要な書類を**表1**に示す。

医師の診療録の役割は, ①診療行為の記録と検証のために, ②チーム医療での情報交換のために, ③情報開示のために, ④法的正当性を証明するために, ⑤保険請求の根拠として, ⑥病院管理・マネジメントの基礎資料として, ⑦法律上の義務として, ⑧臨床研究の資料として, ⑨クリニカルクラークシップの教育資料として[3]と9つの役割がある。

作業療法参加型 臨床実習に向けて

臨床実習では, 担当患者や見学した患者について記録する。有資格者となった後は, 複数名の担当患者について記録する。つまり作業療法士は, 日々文章を書く仕事でもある。文章を書く能力をつけるためには読書がよいが, 近年読書離れが進んでいる。できる限り書籍や文献を読んでおくとよい。

表1　各分野における書類

身体領域	・廃用症候群に係る評価表：廃用症候群リハビリテーション料を算定する場合に作成する。具体的な内容の記載が求められる[6] ・リハビリテーション実施計画書：同名で3種類の書類がある。リハビリテーション総合実施計画料を算定するために必要な書類。また，リハビリテーション計画料を算定するための書類。そのほか，疾患別リハビリテーション料を算定するためには必須である[6] ・入院時訪問指導に係る計画書：回復期リハビリテーション病棟入院料を算定する患者で，リハビリテーション総合実施計画料を算定するために作成する[6] ・目標設定等支援・管理シート：要介護被保険者に対するリハビリテーション実施で作成が必要な書類である[6]
精神科領域	・退院支援計画書：入院患者の早期退院を目的として，精神保健福祉士を病棟に配置したことを評価するもの。計画書は，医師，看護師，作業療法士，公認心理師等の関係職種で作成することとなっている[4] ・精神科リエゾンチーム治療評価書：一般病棟におけるせん妄，抑うつなどの早期発見，早期対応を目的としている。精神科医，専門性の高い看護師，薬剤師，作業療法士，精神保健福祉士，公認心理師等多職種チームが診療すること[4] ・統合失調症，統合失調型障害および妄想性障害用院内標準診療計画書：精神科救急急性期医療入院料算定で作成する書類である。作業遂行に関する評価において，作業療法士等が記載する必要がある[4] ・気分(感情)障害用院内標準診療計画書：前述の統合失調症の計画書と同様 ・総合支援計画書：精神科在宅患者支援管理料を算定する患者の，計画的な医学管理を行うために作成する[5]
発達領域	リハビリテーション実施計画書：前述の身体領域で記載している。障害児(者)リハビリテーション料の診療報酬の算定には，リハビリテーション実施計画を作成する必要がある[6]
高齢期領域	リハビリテーション実施計画書：医療機関に入院，通院し疾患別リハビリテーションを実施する場合においては，前述のとおり作成する
地域領域	リハビリテーション計画書：2021年度の介護報酬改訂において，リハビリテーション計画書の様式が変更されている。医療保険の計画書と同様の内容になっている[7]

■ 作業療法実施の記録

　理学療法士及び作業療法士法には示されてはいないが，2年毎に改定される診療報酬において説明されている。2022年度の「診療報酬改定 通知 診療報酬」の算定方法の一部改正に伴う実施上の留意事項についての3. 各区分におけるリハビリテーションの実施に当たっては，**すべての患者の機能訓練の内容の要点および実施時刻(開始時刻と終了時刻)の記録を，診療録等へ記載すること**と記載されている[6]。法的には，p.113で前述した医療法等による。

● 診療記録

　紙の診療録，**電子カルテ**[*1]（**図1**）など，記録方法は所属する施設のシステムによって異なる。入院，入所，外来，通所，訪問などでもその扱いは異なるが，①実施年月日，②開始時刻と終了時刻，③実施内容，④実施者は共通して記載する。①～④は，作業療法実施後に速やかに記録する必要がある。また診療の内容が過不足なく，かつ第3者が読んでも理解できるように記載する必要がある。これは診療録の役割にあったように，情報共有および開示にも対応できるような準備も兼ねている。

● 記録の訂正

　紙の診療録で訂正する際は，訂正箇所に二重線を引き捺印する。塗り潰し，修正液・修正テープは使用せず，元の記載がわかるようにしておく。電子カルテでは，その理由を記載したうえで訂正の文章を記載する[3]。

＊1 電子カルテ

電子カルテは，診療録を電子化したものである。病院などではコンピュータを使用して記録される場合が多い。電子カルテでも紙カルテ同様に記録することになるが，チームでの情報共有などにおいては，紙の診療録に比べて優れている。訪問リハビリテーションでは，モバイル端末で記載することもあるが，その場合アクセス方法は厳重に管理されなければならない。また，記載するとその記録が残るため，修正や削除は理由を明記する必要がある[8]。

図1 電子カルテの例

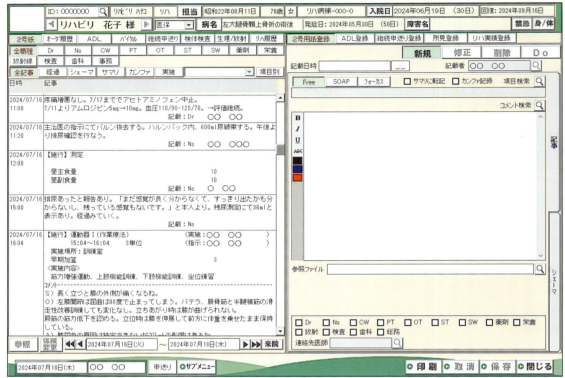

(株式会社 MB Tecより許諾を得て掲載)

● 書類の管理

　診療録の保存に関しては，診療録等の保存を行う場所について〔医療法，2004（平成14）年3月29日医政発第329003号保発第329001号〕で明確になった。これ以前に電子媒体での保存について通知〔2001（平成11）年4月22日健政発517号・医薬発第587号・保険発第82号厚生省健康政策局長，医薬安全局長，保険局長通知〕で，電子媒体での保存について運用規定が示された[9]。これまでは，記載した施設での保管を前提とされたが，外部での保管についても認められた。

　紙の診療録は，一元化されている施設，リハビリテーション部門，職種別で管理している施設とさまざまであるが，クライエント1名に1冊のカルテを作成し，記載および評価表等を保管している。

　電子カルテでは，リハビリテーション実施計画書等を組み込んでいる場合もあるが，作業療法士が使用している評価表等は別で保管する必要がある。すべてペーパーレスにすることは難しいため，電子カルテと紙での評価表等の保管を併用している施設が多い。

■ 診療録の記載
● 問題志向型医療記録

　問題志向型診療システム（POS：problem-oriented system）を基に，問

作業療法参加型臨床実習に向けて

記録においてSOAP形式を採用している施設も少なくない。SOAP形式の記録方法について，確認しておく。

○ 補足

SOAPでは記載できない内容の記載法

SOAPでは記載できない内容をI（information，情報），重要な項目をR（remark），治療効果の判定などをE（effect）として記載する方法なども提案されている。これらは使用者の判断で追記すればよい[3, 10〜12]。

題志向型診療録（POMR：problem-oriented medical record）が開発された。POSは患者の問題に焦点を当て，それを課題として解決していく医療のことである。それを表現するための記録がPOMRであり，記載方法としてSOAP法を使用する[3)]。

● SOAPとは（表2）

SOAPとは，記載する項目の頭文字をとったものである。

表2　SOAP形式の記載例

	特徴	例
S（subjective）	患者の訴え（主観）を指す。作業療法士にとって患者の言葉は，narrative dateとしても用いられる。Sには，患者が話した内容をそのまま記載する[3, 10~12)]	①今日はなんだかだるい。夜に悲しい気持ちになる ②右肩に痛みを感じる
O（objective）	評価等から得られる患者の情報を指す。作業療法士が患者に行った結果もこれに当たる[3, 10~12)]	①昨日の食事は全量摂取できていない ①夜間の睡眠時間：2時間おきに目が覚める ②右肩関節ROM測定：屈曲150°P+外旋60°P+上方・側方リーチ，背部の洋服の裾を直すなどで疼痛が出現する ②VRS6
A（assessment）	SとOから得られた情報を，作業療法士が解釈，判断することを指す	①現状に対して精神的な落ち込みから，食事が取れずに睡眠も不十分であり，前日の作業療法の疲労も取れていない。治療中に疲労感を確認していく ②肩の痛みについてはインピンジメント症候群によるもの。全身の姿勢と肩甲骨の位置，上腕骨頭のアライメントについて治療を行う必要がある
P（plan）	Aを根拠に立案した計画や，実施したプログラムを指す。planというと計画のみだと思われるが，実施したプログラムも含まれている[3, 10~12)]	①心理的サポート ・現状についてと，今後の希望を面接で聞き取る ・睡眠のリズムを整えるために午後に作業療法を実施する ②関節可動域と疼痛に対するアプローチ ・関節可動域訓練 ・作業中の疼痛回避の動作の獲得

● SOAPの記載方法

作業療法を実施するに当たり，患者の訴えや重要事項が複数の場合もある。その際は，Sに①②など番号を付し，それに関連してO①やA①として記載すると，情報が整理されて他職種も理解しやすくなる[3, 10~12)]。

> **アクティブラーニング ①** 臨床実習において，担当患者が自身の状況や思いを語った場合，SOAPのどこに記載すればよいか考えてみよう。

■ 情報開示

保健医療福祉領域においては，診療情報等を，患者，利用者の求めに応じて開示しなければならない。

● 開示

患者・利用者本人より，カルテ開示に請求があれば，本人が請求した形式で事業所が保有している個人情報を開示しなければならない。しかし開

示に当たり，本人，第3者の利益等を害する場合や，事業者業務に影響を与える場合，ほかの法令に違反する場合などは，一部もしくは全部を開示しないことができる。その際は，速やかに本人に通知しなければならない[13]。

● 情報に誤りを指摘された場合

　開示した情報が事実と認められなかった場合は，本人より訂正の請求を行うことができる。事業者は本人の請求に基づいて調査を行い，その結果を踏まえて訂正しなければならない。訂正した場合は，速やかに本人に通知する必要がある[13]。

　情報開示（主にカルテ開示になる）は，患者・利用者の当然の権利であり，その求めには必ず応じなければならない。そのためにも，日々の治療は根拠や推論を元に提供し，第3者が読んでも理解できるように記録する必要がある。

*2 法令の確認
法令を確認するためには，いくつかの検索手段がある。現在であればインターネットでの検索が身近に感じられるだろう。p.123の引用文献にもあるが，e-GOV法令検索（https://elaws.e-gov.go.jp）で法令の確認が可能である。PDFとしてもダウンロードできる。

● 補足　医師の診療録

医療における診療録については，**医師法を確認したい**[*2]。医師法第24条には，「医師は，診療をしたときは，遅滞なく診療に関する事項を診療録に記載しなければならない。2前項の診療録であつて，病院又は診療所に勤務する医師のした診療に関するものは，その病院又は診療所の管理者において，その他の診療に関するものは，その医師において，五年間これを保存しなければならない」と明記されている[14]。基本的に作業療法の診療録も，医師の診療録と一緒に保管されるため，5年間は保存される。

● 補足　個人情報の保護に関する法律

カルテの開示については個人情報保護法第33条に，誤りを指摘された場合の対応については第34条に，手数料等の徴収については第38条に明記されている。これら法的な根拠を確認したうえで対応する必要がある[13]。

2　個人情報保護
内山博之

個人情報保護法（正式名称：個人情報の保護に関する法律）

　個人情報の有用性に配慮しながら，個人の権利や利益を守ることを目的とした「個人情報保護法」が2003（平成15）年5月に制定され，2005（平成17）年4月に全面施行された。その後，デジタル技術の進展やグローバル化などの経済・社会情勢の変化や，世の中の個人情報に対する意識の高まりなどに対応するため，個人情報保護法は，これまでに3度大きく改正された。国の行政機関や独立行政法人，地方公共団体などはもちろん，個人情報を取り扱うすべての事業者や組織が遵守すべき義務等を定めた法律である[15]。

● 医療・介護関係事業者における個人情報の適切な取扱いのための
　ガイダンス（医療・介護ガイダンス）

　医療，金融・信用，情報通信の3分野は，「特に個人情報の適正な取り扱

試験対策 Point

個人情報保護法と守秘義務は似ている印象がある。個人情報とは，個人を識別することができるものであり，守秘義務には個人情報に加え，起こった出来事など職務上で知り得た情報も含まれる。違反を犯した場合の罰則の範囲も異なり，守秘義務は個人，個人情報保護法は個人および事業所となる。守秘義務，個人情報保護に関する問題は国家試験でも扱われているので，内容を確認するとよい。

補足

自己情報コントロール権

個人情報保護法と守秘義務（刑法第134条）との大きな違いは，「自己情報コントロール権（患者自身が，いつ，どこで，何の目的で自らの情報が使われるのかコントロールできる権利）」が保証されていることである。「患者家族へのがん告知」「医学の発展のため」「研究のため」など，個々の個人情報の利用目的に対して，原則として本人の同意が必要となる[18]。

いを確保すべき分野」とされ，2017年4月に厚生労働省から別途，「医療・介護関係事業者における個人情報の適切な取扱いのためのガイダンス」が定められた[16]。

● 守秘義務と違反への罰

作業療法士においては，理学療法士及び作業療法士法第16条 秘密を守る義務（守秘義務）にて，「理学療法士又は作業療法士は，正当な理由がある場合を除き，その業務上知り得た人の秘密を他に漏らしてはならない。理学療法士又は作業療法士でなくなった後においても，同様とする」とされている。また同法第21条にて「第16条の規定に違反した者は，五十万円以下の罰金に処する。2前項の罪は，告訴がなければ公訴を提起することができない」と定められている[17]。

●「個人情報保護法」における個人情報とは[15, 19]

生存する個人に関する情報であって，次の各号のいずれかに該当するものである（図2）。

> ① 当該情報に含まれる氏名，生年月日その他の記述等により，特定の個人を識別することができるもの（ほかの情報と容易に照合することができ，それにより特定の個人を識別することができるものを含む）。
> ② 個人識別符号が含まれるもの：個人識別符号とは番号，記号，符号などで，その情報単体から特定の個人を識別できる情報で政令・規則で定められるものをいい，個人識別符号が含まれる情報は個人情報となる。

図2 個人情報

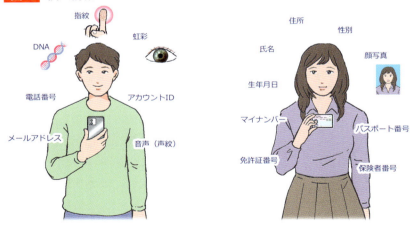

●「医療・介護ガイダンス」において対象となる「個人情報」の範囲

「診療録等の形態に整理されていない」ものも含み，医療機関における例では「診療録，処方箋，手術記録，助産録，看護記録，検査所見記録，エックス線写真，紹介状，退院した患者に係る入院期間中の診療経過の要

*3 漏えい
個人データが外部に流出すること。

*4 滅失
個人のデータの内容が失われること。

*5 毀損
個人データの内容が意図しない形で変更されることや，内容を保ちつつも利用不可能な状態となること。

○補足

症例報告書における個人情報の記載
①記載しないもの：対象者の氏名（イニシャルも不可），生年月日，住所（必要があれば市までに留める），電話番号，実習施設名，実習指導者名。
②記載可能なもの：性別，年齢（10歳単位で記載，または「○歳代前半」「○歳代半ば」「○歳代後半」といったように記載する），病名，手術名，受傷後・手術後日数（○日目で表現可能），家族数。

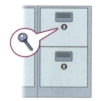
鍵のかかるキャビネット

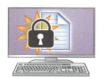
ファイルへのパスワードの設定

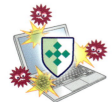
セキュリティ対策ソフト

約，調剤録等」，介護関係事業者における例としては「ケアプラン，介護サービス提供にかかる計画，提供したサービス内容等の記録，事故の状況等の記録等」とされている。

なお当該患者・利用者が死亡した後においても，医療・介護関係事業者が当該患者・利用者の情報を保存している場合には，「漏えい[*3]，滅失[*4]又は毀損[*5]の防止のため，個人情報と同等の安全管理措置を講ずる」ものとされている。

- 診療録等の診療記録や介護関係記録に記載された病歴
- 診療や調剤の過程で，患者の身体状況，病状，治療等について，医療従事者が知り得た診療情報や調剤情報
- 健康診断の結果および保健指導の内容
- 障害（身体障害，知的障害，精神障害等）の事実
- 犯罪により害を被った事実等

● 要配慮個人情報

不当な差別や偏見，その他の不利益が生じないように，その取扱いに特に配慮を要するものとして政令で定める記述等が含まれる個人情報のことをいう。医療機関等および介護関係事業者において想定される要配慮個人情報に該当する情報とは，以下のものなどが挙げられる。

なお，要配慮個人情報の取得や第三者提供には，原則として本人同意が必要である[20]。

● 個人情報や個人データを取り扱うときの基本ルール（取得・利用，保管管理，提供，開示請求などへの対応）

取得・利用
利用目的を通知または公表し，その範囲内で利用する。

保管・管理
漏えいなどが生じないように安全に管理する。
①物理的安全管理措置の例
- 紙で管理している場合：鍵のかかるキャビネットに保管する。
- 監視の行き届かない場所（勤務室など）は，必ず施錠する。
- 外来・入院診察時に，ほかの患者のカルテが見えないように配慮する

②技術的な安全管理措置
厚生労働省で定めた「医療情報システムの安全管理に関するガイドライン」に従う。
- パソコンで保管している場合：ファイルにパスワードを設定する。
- セキュリティ対策ソフトを導入する。

- 個人データに関するアクセス記録を保存する。
- 個人データの保存媒体の劣化を防止する。

提供
- 第三者に渡す場合は，原則としてあらかじめ本人から同意を得る。ただし本人の同意を得なくても，例外的に個人データを第三者に提供できる場合がある。

開示請求等への対応
- 本人からの請求があった場合は，保有個人データの開示，訂正，利用停止などに対応する。
- 苦情に適切，迅速に対応する。

> **アクティブラーニング ②** 本人の同意を得ないで個人情報を利用できるケースとはどのようなケースなのか調べてみよう。

作業療法参加型臨床実習に向けて
手書きのメモ，電子媒体（USB，ハードディスク）の取り扱いについては，実習施設および養成校の規則や指導に従う。取り扱いを誤ると，臨床実習生本人だけでなく，対象者や実習施設に多大な迷惑をかけることがあるので注意する。

Case Study
- 個人情報保護法に基づき，患者情報を取り扱ううえで誤っているのはどれか。

Question 1
a 漏えい防止措置を講じる。
b 本人に対しても非開示とする。
c 個人情報に関する苦情窓口を設ける。
d 利用目的を特定する。

☞ 解答 p.137

● 個人データが漏えいしたとき
①要配慮個人情報の漏えい等，②財産的被害のおそれがある漏えい等，③不正の目的によるおそれがある漏えい等，④1,000人を超える個人データの漏えい等が発生した場合，または発生したおそれがある場合は，個人の権利や利益を侵害する可能性が高いため，**個人情報取扱事業者は速やかに個人情報保護委員会に報告し，本人に通知しなければならない**（図3）。法改正により，2022（令和4）年4月から義務となった。

試験対策 Point
- 作業療法士でなくなった（退職・免許返納）後においても守秘義務があることに注意しよう。
- 個人情報保護法における患者情報の取り扱い，特に症例報告書の記載時の注意事項を確認しておこう。

図3 個人データが漏えいした場合

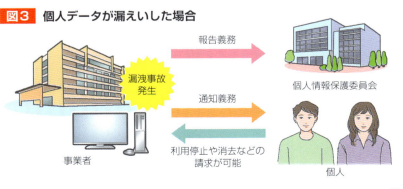

3 情報のマネジメント

■ 情報とは

広辞苑によると，情報は「①あることがらについてのしらせ，②行動を起こしたり判断を下したりするために必要な，種々の媒体を介しての知識」とされている．情報とは，行動の選択や判断をするときに必要な「しらせ≠データ」から知識まで幅広い意味をもち，**図4**のように階層をもつ．

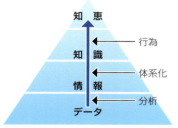

図4 情報の階層性

人間が作り出した信号あるいは記号（文字・数字）の羅列がデータで，それらを分析することによって抽出されてきた断片的な意味が情報，行為につながる価値ある情報体系が知識，実行されて有効だとわかった知識のなかでも，特に時間の試練に耐えて生き残った知識が知恵といえる[21]．例えば，セラピストは臨床場面でデータを取り，それらを分析して必要な情報を抽出し，体系づけて治療方針という知識を創造する．そして実行して効果のあった治療法が，その後もずっと有効ならば，知恵に昇華していく．

そのため，データを分析し情報を体系化できることや，臨床的な行動と判断につなげることができる知識を身に付けることが，作業療法士とって重要である．

■ 多職種連携（IPW：interprofessional work）

世界保健機関（WHO：World Health Organization）では，2010年に「framework for action on interprofessional education and collaborative practice：専門職連携教育（IPE：interprofessional education）と連携実践のための行動枠組み」を発表し，世界的に多職種連携を推進することを推奨している[22]．厚生労働省によると多職種連携とは，「複数の領域の専門職者が各々の技術と役割をもとに，共通の目標を目指す協働のこと」としている[23]．**地域包括ケアシステム**＊6において，職種や組織を超えて連携していくことの重要性が強調されている．

＊6 **地域包括ケアシステム**
要介護状態となっても，住み慣れた地域で自分らしい生活を最後まで続けることができるように地域内で助け合う体制のこと．

Case Study

- 精神障害のある人が地域で生活できるように多職種で行う支援はどれか．

Question 2
- a　ACT
- b　IPS
- c　OSA
- d　SST

☞ 解答例 p.137

多職種間における情報共有

多職種間における情報の共有のための手段としては，定型化した書式による情報の共有化や，電子カルテを活用した情報の一元管理などが有効で

ある。また専門領域の異なる職種が集まり，さらに個々の特性も異なるメンバー間で多職種連携を進めるためには，関係作りが必須となる。互いにほかの職種を尊重し，明確な目標に向かってそれぞれの見地から評価を行い，専門的技術を効率よく提供することが重要である。そのためにはカンファレンスを充実させる必要があり，カンファレンスが単なる情報交換の場ではなく，議論・調整の場であることを認識することが重要である[25]。ほかの専門職と情報のやり取りをする際，互いに違った意味で言葉を使っていないか，専門用語を使いすぎていないか確認する必要がある。

> **補足　チーム医療**
>
> リハビリテーション医療は，対象者を主体とした多職種連携による「チーム医療」といえる。厚生労働省によるとチーム医療とは，「医療に従事する多種多様な医療スタッフが，各々の高い専門性を前提に，目的と情報を共有し，業務を分担しつつも互いに連携・補完し合い，患者の状況に的確に対応した医療を提供すること」とし，一般的な理解の仕方を示し推進している[24]。チーム医療を推進する目的は，専門職種の積極的な活用，多職種間協働を図ること等により医療の質を高めるとともに，効率的な医療サービスを提供することにあるとしている。また多職種連携の最大の意義は，対象者にとって利益となること，つまり対象者の「ニーズや目標を達成すること」にある。チーム医療推進会議では，医療の質的な改善を図るためには，①コミュニケーション，②情報の共有化，③チームマネジメントの3つの視点が重要であることを強調している[25]。医療チームの具体例として，栄養サポートチーム・感染制御チーム・緩和ケアチーム・呼吸サポートチーム・摂食嚥下チーム・褥瘡対策チーム（p.5 図2 参照）などがある。チーム医療の詳細についてはp.35を参照。

情報の取り扱いの注意事項

情報を取り扱ううえでの注意事項として，SNSへの投稿がある。SNSは，インターネット上で友人や知人とコミュニケーションする場としても，共通の趣味をとおして未知の他者と関係を構築する場としても利用されている。しかし，医療関係者がSNSを個人的に利用したつもりでも，思いがけなく患者のプライバシーを侵害したり，個人情報を漏らしてしまったりする危険性がある。その結果，病院やスタッフなどの社会的評価を著しく傷つけてしまう。

> - 事例1：Xに，研修先の病院で有名人の診療録を見たことを，実名を挙げて書き込んだ。
> - 事例2：face bookに認知症患者の写真をアップロードし，嘲るコメントを書き込んだ。
> - 事例3：Xに診療録が映っている写真をアップロードした。

医療関係者は，仕事にかかわること，仕事上で知ったこと，患者やその家族に関することは，匿名，実名にかかわらず，SNSに書きこむことは厳禁である。

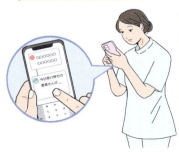

作業療法参加型臨床実習に向けて

作業療法士はカンファレンスなどで，患者の退院後に予想される生活などの情報を提供する機会が多く，これにより転帰先が決定することもある。このような場面を経験することで，チームのなかでの作業療法士の役割について学びを深めることができる。

【引用文献】
1) 医療法．(e-GOV法令検索：https://elaws.e-gov.go.jp/document?lawid= 323AC0000000205，2024年8月現在)
2) 保険医療機関及び保険医療養担当規則．(e-GOV法令検索：https://elaws.e-gov.go.jp/document?lawid=332M50000100015，2024年8月現在)
3) 阿部好文 ほか：診療録とは．診療科目別―正しい診療録の書き方，p.4-14，朝倉書店，2004．
4) 杉本恵申 編：第2部 入院料等第1節 入院基本料．診療点数早見表 2023年4月版, p.73-234, 医学通信社，2023.
5) 杉本恵申 編：第8部 精神科専門療法．診療点数早見表 2023年4月版, p.646-679, 医学通信社，2023.
6) 杉本恵申 編：第7部 リハビリテーション．診療点数早見表 2023年4月版, p.606-644, 医学通信社，2023.
7) 厚生労働省：令和3年度介護報酬改定について．(https://www.mhlw.go.jp/stf/seisakunitsuite/bunya/0000188411_00034.html，2024年2月現在)
8) 能登真一 編：標準作業療法学 専門分野 作業療法学概論 第4版, p.258-269, 医学書院，2021．
9) 厚生労働省医政局長・厚生労働省保険局長：診療録等の保存を行う場所について（通知）．(https://www.mhlw.go.jp/file/06-Seisakujouhou-10800000-Iseikyoku/0000118704.pdf，2024年8月現在)
10) 南場芳一 著：リハカルテ活用ハンドブック，p.1-16, メジカルビュー社，2015．
11) 菊池恵美子 編：OT臨地実習ルートマップ，p.36-39, メジカルビュー社，2011．
12) 菊池恵美子 ほか編：改訂第2版 OT臨地実習ルートマップ，p.28-32, メジカルビュー社，2019．
13) 個人情報の保護に関する法律．(e-GOV法令検索，https://elaws.e-gov.go.jp/document?lawid=415AC0000000057，2024年8月現在)
14) 医師法．(e-GOV法令検索：https://elaws.e-gov.go.jp/document?lawid=323AC0000000201，2024年8月現在)
15) あしたの暮らしをわかりやすく政府広報オンライン：個人情報保護．(https://www.gov-online.go.jp/useful/article/201703/1.html，2024年8月現在)
16) 長谷川利夫 ほか：個人情報保護法と作業療法の臨床．作業療法，25(2):106-114, 2006．
17) 理学療法士及び作業療法士法．(https://www.mhlw.go.jp/web/t_doc?dataId=80038000, 2024年8月現在)
18) 日本病院会 個人情報保護に関する委員会：病院における 個人情報保護法への対応の手引き，2005．
19) 個人情報保護委員会：個人情報の保護に関する法律についてのガイドライン（通則編），2016．
20) 厚生労働省個人情報保護委員会：医療・介護関係事業者における個人情報の適切な取扱いのためのガイダンス，2017．
21) 梅本勝博：医療のナレッジ・マネジメント．病院，63(3):198-204, 2004．
22) WHO：Framework for action on interprofessional education and collaborative practice，2010．(https://iris.who.int/bitstream/handle/10665/70185/WHO_HRH_HPN_10.3_eng.pdf?sequence=1，2024年8月現在)
23) 厚生労働省：専門職連携教育・多職種連携 (IPE/IPW)．(https://www.mhlw.go.jp/content/12401000/000758933.pdf，2024年8月現在)
24) 厚生労働省：チーム医療の推進について（チーム医療の推進に関する検討会 報告書），2010．
25) チーム医療推進方策検討ワーキンググループ（チーム医療推進会議）：チーム医療推進のための基本的な考え方と実践的事例集，2011．

【参考文献】
1. 医療法．(e-GOV法令検索：https://elaws.e-gov.go.jp/document?lawid=323AC0000000205，2024年8月現在)
2. Ackoff, R. L.：Ackoff's Best, John Wiley & Sons, p.170-172, 1999.
3. Bellinger G, et al.：Data, information, knowledge, and wisdom, 2004. (http://www.systems-thinking.org/dikw/dikw.htm，2024年8月現在)
4. 長寿科学振興財団：健康長寿ネット．(https://www.tyojyu.or.jp/net/kaigo-seido/chiiki-shien/chiikihokatsukeashisutemu.html，2024年8月現在)
5. 諸井陽子 ほか：医療系学生・医療専門職が起こしたインターネット上のモラルハザード事例．医学教育，47(3):185-187, 2016．

チェックテスト

Q ①作業療法士の記録の必要性とはどういったものか(☞p.112)．ｱ基礎
②問題志向型医療記録とは何か(☞p.114)．基礎
③SOAPにおいて，それぞれ何を記載するか(☞p.115)．基礎
④個人情報保護法とは，どのような法律か(☞p.116)．基礎
⑤理学療法士及び作業療法士法第16条 秘密を守る義務（守秘義務）とはどういった内容か(☞p.116)．基礎
⑥個人情報保護法における個人情報とは何か(☞p.119)．基礎
⑦個人情報や個人データの保管・管理において，物理的安全管理措置と技術的安全管理措置の例を1つずつ挙げよ(☞p.118)．基礎
⑧厚生労働省によると，チーム医療とは何か(☞p.121)．基礎
⑨厚生労働省によると，多職種連携(IPW：interprofessional work)とは何か(☞p.120)．基礎

業務管理

4 作業療法士と経営的視点

木村修介，大郷和成

> **Outline**
> - 経営で最も重要なことは，自分が「何をしたいか」「何を実現したいか」という問いである。
> - 業務拡大を検討しているエリアを調査し，特性を把握する必要がある。

1 経営的視点とは

木村修介

■ はじめに

　筆者は2015年当時，訪問看護ステーションに勤務している（雇用されている）立場の状態で自らが代表を務める法人を設立し，2016年自らが経営，運営する訪問看護ステーションを開設した。本項目は，経営的視点について筆者の経験から作業療法士の起業を中心に話を進めていく。

■ 経営で最も重要なこと

　経営で最も重要なことは，自分が「何がしたいか」「何を実現したいか」という問いへの答えだと考える。この本を手に取った学生の皆さんにとっては，「作業療法士になること」が今一番重要なことかもしれない。しかし「作業療法士になること」はあくまで手段であり，**作業療法士になった自分が何を成し遂げるのか**という目的が重要なのである。そういう意味では起業した際の経営だけではなく，作業療法士が多く所属する病院や施設の経営にも共通するし，学生の皆さんにも共通する**マインドセット**[*1]であると考える。

　筆者の場合は，筆者の故郷である東京都の離島，三宅島の島民にリハビリテーションサービスを届けることを目的として，訪問看護ステーションを開設した。訪問看護ステーション開設の詳細についてはp.127で説明するが，筆者は作業療法士になる前からこの目的を「想い」という形で大切にしていた。

■ 自分の想いを形にするために

　具体的な目的がない場合，「どのような作業療法士になりたいか」を，見学や実習を通じて自分自身で発見してほしい。自身の目的が明確な場合は，その目的を達成するために必要な知識・技術を身につけることに専念できるであろう。

[*1] **マインドセット**
ものの見方のこと。物事を判断したり行動したりする際に基準とする考え方。

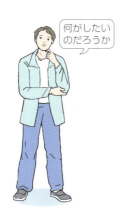

123

また自身の目的が既存の病院や施設等，作業療法士が勤務している事業所で実現できそうにない場合には，起業という選択肢も忘れてはならない。起業にはさまざまな形があるが，個人で事業を運営する個人事業主と会社法に基づいて設立した法人に大別される。さらに法人は公法人と私法人に分類され，私法人は営利法人と非営利法人から構成される。**表1**には，起業において多い営利法人と非営利法人の種類を掲載する。

表1 営利法人と非営利法人の種類

営利法人	非営利法人
・株式会社 ・合同会社 ・合資会社 ・合名会社	・一般社団法人 ・一般財団法人 ・NPO法人 ・医療法人 ・学校法人 ・宗教法人

自身の目的に合致する方法で起業を検討する。

2 業務拡大

■ はじめに

前項では経営的視点，とりわけ最初の心構えについて解説した。本項では作業療法士の勤務先での業務拡大および起業した際の業務拡大について，共通するポイントについて説明する。

■ 作業療法士の勤務する施設

表2は，日本作業療法士協会（以下，協会）が発行する協会誌の会員統計資料の一部である。ここには，協会員の分布が施設種別ごとに掲載されている。業務を拡大する場合に，どのような施設・事業所で作業療法士が活躍しており，どれくらいの人数が分布しているのかを把握することも大切である。また作業療法士だけではなく，関連する職種の統計情報なども役に立つだろう。

表2　会員統計資料の一部抜粋

大分類	領域施設分類		法別会員数	計(％, ％※)
その他の分類	特別支援学校	肢体不自由児	37	98 (0.2, 0.2)
		知的障害児	17	
		その他	39	
		不明	5	
	養成校	専門学校	676	1,483 (2.4, 3.0)
		医療短期大学	31	
		大学	771	
		専門職大学	5	
	保健所等	保育所	15	160 (0.3, 0.4)
		保健センター（保健福祉センター）	35	
		その他（高齢サービス課・健康増進課等）	103	
		不明	7	
	その他	職業センター	9	1,237 (2.0, 2.3)
		リハ関連企業	56	
		補装具作成施設	8	
		訪問看護ステーション（介護保険法の訪問看護ステーションを除く）	937	
		サービス付き高齢者向け住宅	20	
		発達障害者支援センター	19	
		その他（第3セクター・社協等）	129	
		不明神奈川県内の	59	
				2,978 (4.8, 5.9)

※休業中と非有効データの人数を除いて算出した領域別割合。

（文献1より引用）

■ニーズ分析のための市場調査

図1, 2, 表3～5は，神奈川県内のある地区における通所介護の市場調査である．このように，人口，高齢化率，将来人口予測，要支援・要介護者数など，業務の拡大を検討しているエリアにどのような特性があるのかを把握し，適切な業態とエリアを選択する必要がある．

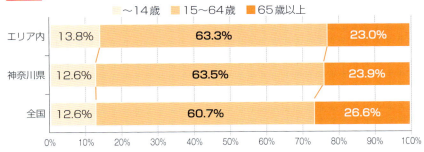

図1　人口および高齢化率

エリアの人口はおよそ18万2,000人である．高齢化率は23.0％で，ほぼ全国平均並み．

（文献2を基に作成）

業務管理

図2 将来人口予測

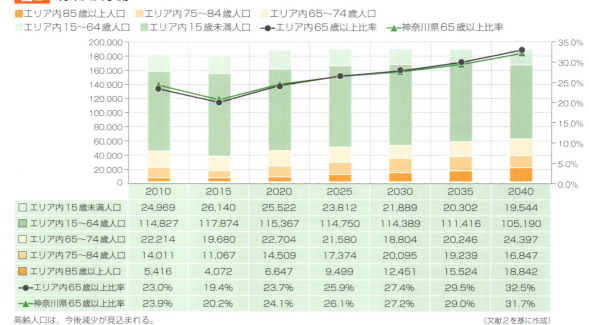

	2010	2015	2020	2025	2030	2035	2040
エリア内15歳未満人口	24,969	26,140	25,522	23,812	21,889	20,302	19,544
エリア内15～64歳人口	114,827	117,874	115,367	114,750	114,389	111,416	105,190
エリア内65～74歳人口	22,214	19,680	22,704	21,580	18,804	20,246	24,397
エリア内75～84歳人口	14,011	11,067	14,509	17,374	20,095	19,239	16,847
エリア内85歳以上人口	5,416	4,072	6,647	9,499	12,451	15,524	18,842
エリア内65歳以上比率	23.0%	19.4%	23.7%	25.9%	27.4%	29.5%	32.5%
神奈川県65歳以上比率	23.9%	20.2%	24.1%	26.1%	27.2%	29.0%	31.7%

高齢人口は，今後減少が見込まれる。　　　　　　　　　　　　　　　　　　　　　　　　　（文献2を基に作成）

表3 要支援・要介護者数

		エリア 人数	エリア 比率	神奈川県 人数	神奈川県 比率	全国 人数	全国 比率
要支援・要介護計		7,005	100%	363,790	100%	6,203,922	100%
	要支援計	1,803	26%	95,439	26%	1,748,091	28%
	要支援1	811	12%	45,910	13%	889,645	14%
	要支援2	992	14%	49,529	14%	858,446	14%
	要介護計	5,202	74%	268,351	74%	4,455,831	72%
	要介護1	1,117	16%	69,093	19%	1,220,476	20%
	要介護2	1,566	22%	70,842	19%	1,080,481	17%
	要介護3	955	14%	48,785	13%	809,617	13%
	要介護4	867	12%	44,012	12%	743,913	12%
	要介護5	696	10%	35,619	10%	601,344	10%

要支援・要介護認定者は7,005人である。　　　　　　　　　　　　　　　　　　　　　　（文献2を基に作成）

表4 競合施設

エリア内デイサービス数	46件
エリア内要介護・要支援者1,000人当たりのデイサービス数	6.57件
（参考）全国要介護・要支援者1,000人当たりのデイサービス数	7.92件

エリア内で46件程度のデイサービスが提供されている。

（文献2，3を基に作成）

表5 採用

	神奈川県	全国
有効求人倍率(パート含む)	3.2	2.7
有効求人倍率(パート除く)	2.4	2.2

- 神奈川県の介護関連職種(パート含む)の有効求人倍率は,3.2倍で全国平均よりやや高い。
- 神奈川県の介護関連職種(パート除く)の有効求人倍率は,2.4倍で全国平均よりやや高い。
- 採用面では,全国的に介護業界の採用が厳しいなかでも,特に採用が厳しいエリアである。

(文献4を参考に作成)

■ 資源の確認

　前述の作業療法士の勤務する施設やニーズ分析のための市場調査を基に,拡大する業務の種類や場所について検討を重ねる。併せて業務を拡大する際に,組織に資源がどの程度あるのかを把握する必要もある。いわゆる「ひと・もの・かね」である。現在のわが国では人口減少が著しく,働く人を確保するのも容易ではない。また資金調達も,自己資産なのか金融機関で融資を受けるのかでも,準備やそれに要する時間が変わってくる。

　業務拡大においては,上述したことを計画的に行い,リスクを最小限にする必要がある。

3 作業療法士の起業　　　　　　木村修介,大郷和成

　本項では作業療法士の起業について,2人の作業療法士の実践から学ぶ。

■ 訪問看護ステーションの開設(木村修介)

● 開設までの経緯

　筆者は東京都の離島,三宅島の出身である。作業療法士の免許取得後は,神奈川県にある病院に勤務していた。2000(平成12)年,三宅島にて活発な火山活動が観測され,約4年間にわたり全島民が避難を余儀なくされた。避難中および帰島後も,身体的,精神的に不調をきたす人や,障害を負った人も少なくなかった。そのような状況を知り,少しずつ私のなかで故郷への想いが膨らんでいった。「できることを始めよう!」と思い立ち,三宅村役場に勤めていた同級生に相談して,機能訓練事業を立ち上げた。2カ月に1回三宅島に訪れて,身体障害者手帳を持っている対象者に評価と指導を行った。

　しかし2カ月に1回という頻度では,対象者の変化に追いつけないという現実に直面し,もっと手厚いサービスを提供する必要性を実感し,2015(平成27)年7月,医療福祉過疎地域でのサービスの普及展開を目的に法人を設立,翌年2月に訪問看護ステーションを開設した。

● 訪問看護ステーション開設の手順

訪問看護ステーションは，①法人の設立，②職員の雇用準備，③事務所の賃貸，④訪問看護ステーションの許認可の準備，⑤融資の相談という手順で開設する。

訪問看護ステーションは法人格がないと開設できないため，まずは法人を設立する。筆者の場合は，法人設立に関するすべての作業を行政書士に依頼した。

次に，訪問看護ステーションの人員基準，施設基準を満たすために，職員の雇用準備(筆者の場合は，人材紹介会社を利用)や事務所の賃貸準備を行う。また訪問看護ステーションを運営するためには，都道府県(もしくは政令指定都市)に訪問看護ステーションの許認可の申請が必須となるため，その準備を行う(筆者の場合は，社会労務士兼行政書士に申請準備を依頼)。必要に応じて，運営資金を調達するため金融機関に融資の相談を行う(筆者の場合は政策金融公庫で融資を受けた)。

● 訪問看護ステーション開設の意義

対象者の実際の生活の場面で相談や支援ができることは，作業療法士にとって本望であると筆者は考える。対象者の実際の生活場面に赴くにはいくつか手段はあるが，代表的なものとして，訪問リハビリテーションもしくは訪問看護というサービスが存在する。訪問リハビリテーションは，病院，診療所，介護老人保健施設が実施の主体となるサービスであるのに対して，訪問看護ステーションは実施の主体は法人である。

作業療法士が起業して，実際の生活場面で相談，支援をするためにハードルが低く，コストが安いのが訪問看護ステーションであった。また20年余り看護師とともに在宅療養者の支援をしてきて思うのは，利用者支援に対する看護師のマインド，看護師の人間をみる視点，幅広い知識・技術は，一作業療法士にとって尊敬に値するものであり，今後もともに在宅での支援を続けていきたいと思わせてくれる存在である。

● 起業，事業所開設における失敗

筆者は作業療法士になってから法人を設立するまで，訪問看護ステーションの開設・運営において数々の失敗をしてきた。失敗の数だけ成長するという言葉は本当であると実感している。そのため，作業療法士を目指す学生の皆さんには，失敗を恐れずチャレンジすることを選択してほしいと切に願っている。筆者が経験した失敗のなかでも，訪問看護ステーションの開設・運営においての大きな失敗を2つほど紹介する。

1つは前述したとおり，訪問看護ステーションの許認可の申請にかかわる準備を，筆者は社会保険労務士兼行政書士に依頼していた。初めての申請であったため，藁にもすがる思いで経験のある人に任せており，自身で

の確認を怠っていたのだ。そのため、訪問看護ステーションの新規申請をするタイミングにずれが生じてしまい、関係各所に多大なる迷惑をかけた。

2つ目も前述したとおり、オープンスタッフとして人材紹介会社を通じて看護師を雇用したが、筆者の思いどおりの働きをしてもらえずに、朝から夜遅くまで筆者だけが働いていた。結局1年後にオープンスタッフは全員交代することとなった。その後に雇用した看護師たちには、とてもすばらしい働きをしてもらっている。

● さいごに

作業療法士にとって起業とは、作業療法士になった自身が叶えたい夢や希望を達成するための一手段である。ただその一手段は無限の可能性を秘めており、必ずや他人(ひと)のためになることを信じて、1人でも多くの作業療法士にチャレンジしてほしい。

■ 放課後等デイサービスの開業(大郷和成)

● はじめに

筆者が立ち上げから参画している特定非営利活動法人laule'aでは、「地域社会の福祉の増進」をモットーに、放課後等デイサービス事業を中心に、障がい児と地域住民がよりよい人生を送れるようお手伝いをさせていただいている。作業療法士として地域で事業所を立ち上げた経験を基に、現在までの取り組みを紹介する。

● 放課後等デイサービスとは

放課後等デイサービスは、学籍のある児童(児童福祉法第6条の2の2第4項において学校教育法第1条に規定する学校[*2]に就学している障害児)を対象に、生活能力向上のための訓練等を継続的に提供することにより、障害児の自立を促進するとともに、放課後等の居場所作りを行う。児童福祉法に基づく障害児通所支援事業に位置づけられており、障害児給付費の対象となるサービスである。

● 事業所を始めるきっかけ

当法人は2015(平成27)年に現理事長と筆者を中心に設立された。設立のきっかけは、「障害児を取り巻く環境は不公正であり、支援も十分ではない。そのような状況を解決するため、作業療法士として力を貸してほしい」という、現理事長からの声かけであった。元々筆者は、「作業療法士の専門性を活かして地域で活動したい」という想いをもっており、地域で障害児支援を展開していくことに作業療法士の「必要性」と「可能性」を感じた。

当時より肢体不自由児父母の会と交流があり、肢体不自由児や重症心身障害児の活動場所が少なく、そのような場所を望んでいる声を数多く聞い

業務管理

補足

筆者のNPO法人設立までのプロフィール

2006年より9年間病院に勤務し、作業療法部門の責任者として、当事者中心とした人・作業・環境への包括的アプローチを推進し、地域完結型のリハビリテーションを実践。平成25(2013)年には内閣府国際交流事業の日本代表としてニュージーランドの障害福祉の視察に参加。国際交流をとおして日本における専門職の社会活動の不十分さを痛感。平成27(2015)年8月に病院を退職し、NPO法人の設立に参加。

---

*2 学校教育法第1条に規定する学校

学校教育法第1条に規定する学校とは、幼稚園、小学校、中学校、義務教育学校、高等学校、中等教育学校、特別支援学校、大学および高等専門学校である。このうち、幼稚園と大学を除いた学校に就学している児童が放課後等デイサービスの利用対象となる。

ていた。神奈川県内（政令指定都市を除く）の放課後等デイサービスの事業所数も右肩上がりで増えていたが，肢体不自由児や重症心身障害児を受け入れる事業所の数は少なく，彼らの活動場所はそれほど拡大していなかった。このような状況から，肢体不自由児や重症心身障害児の活動場所を作るべく，事業所を開設することとなった。

● 遊びリパーク lino'a の取り組み

障害児は体を動かすことや外で遊ぶこと，子どもたち同士で遊ぶ機会が制限されおり，子ども時代に経験できることを，「障害がある」という理由で制限したくない。そのような想いを胸に下記の4つのコンセプトを掲げている。

> ①ありのままを受け入れる「居場所」であること。
> ②安心してチャレンジできる「安全基地」であること。
> ③子どもから大人まで楽しめる「遊び場」であること。
> ④社会で生きる力を身につける「学び場」であること。

遊びリパーク lino'a では，遊びや運動をとおして「社会で生きる力を育む」ことを一つの目標としている。そのため，国際生活機能分類（ICF：international classification of functioning, disability and health）における「活動」と「参加」に焦点を当てたアプローチが主であり，さまざまな取り組みを展開している。

● さいごに

作業療法士として「できること」から考えるのではなく，地域や社会から「求められていること」から考えることで，今までにない活躍の場が広がっていく。これからの時代，「専門力」だけではなく，包括的な支援ができる「総合力」が求められてくると考えている。作業療法士の視点を基に，地域で活躍する作業療法士が増えることを願っている。

【引用文献】
1) 日本作業療法士協会：2019年度 日本作業療法士協会会員統計資料, 2020.
2) 総務省：2015年国勢調査.
3) 厚生労働省：介護サービス情報公表システム.
4) 厚生労働省：職業安定業務統計 平成28年.

チェックテスト

Q ①営利法人にはどのような種類があるか（☞ p.124）。 臨床
②業務拡大を検討しているエリアの市場調査において，どのような事柄を調査するべきか（☞ p.125）。 臨床

業務管理

5 作業療法の質の保証

下岡隆之，野本義則，木村　達

Outline

● 作業療法の質の保証のために，作業療法士の研鑽が欠かせない。

● 日本作業療法士協会には，倫理綱領および職業倫理規定があり，作業療法士のあるべき姿の指針が明記されている。

● 作業療法士の生涯学習の場として，日本作業療法士協会，各都道府県士会，学会，研究会などがある。新しい知見を得ていくためにも，自らが学び続ける姿勢をもつことが必要である。

● 第三者評価とはなにか，その受審の意義を理解する。

● 第三者評価受審にはどのようなものがあるか理解する。

業務管理

1　作業療法の質の保証　　　　　　　　　下岡隆之

■ はじめに

　作業療法士は，3年間または4年間の養成過程において，大きく2つの教育を受ける。1つは養成校での座学，1つは臨床実習での実習指導者の下での技能の体得である。そのうえで，国家試験の受験資格を得る。そして国家試験に合格した後に作業療法士を名乗り，作業療法を実施していく。作業療法士臨床実習指針[1]によると「臨床実習の到達目標としては，臨床実習指導者の指導・監督のもとで，典型的な障害特性を呈する対象者に対して，作業療法士としての，①倫理観や基本的態度を身につける，②許容される臨床技能を実践できる，③臨床実習指導者の作業療法の臨床思考過程を説明し，作業療法の計画立案ができること」とされている。つまり**作業療法士免許の取得はゴールではなく，有資格者となった後も研鑽していく必要がある**。

■ 作業療法の質とは

● 作業療法士の研鑽

　良質な作業療法の提供には，作業療法部門のシステムの構築および作業療法士個人の研鑽が欠かせない。研鑽方法として下記に2つ挙げる。

- 作業療法士個人の研鑽には，日々の臨床業務への取り組み方が重要になる。まずは自身の知識と技術を目の前の患者の状況に合わせて変化させていくこと。

- 文献・書籍より知識を得る・再確認する作業を行う。例えば医学中央雑誌Webで，検索語「作業療法 and 脳血管障害」，原著で2000～2001年の

補足

作業療法の質の評価ツール（QUEST：quality evaluation strategy tool）

世界作業療法士連盟が開発した評価ツールである。作業療法のサービス提供の課題を評価し，課題に対する期待値を定め，達成するための具体的な基準を設定する。領域問わず活用でき，作業療法の質を包括的にとらえられる[2,3]。

131

補足

作業療法の研究の検索

作業療法の研究を検索する術としては、Webサービスでの検索、学術誌での検索がある。代表的なものにPubMedがある。近年の学会や研究会では、Wed上で論文を確認できるようになってきている。学術誌作業療法はもちろんのこと、興味のある分野の学会や研究会に入会して新しい知識を学んでいけるようにする。

ものを検索すると、35件がヒットした。次に同条件で2021〜2022年のものを検索すると、246件であった（2024年2月現在）。つまり、年々新しい成果が出されている。これは意図して調べていく必要がある。

● 作業療法士の倫理綱領・職業倫理指針

日本作業療法士協会では、日本作業療法士倫理綱領および職業倫理指針を示している。倫理綱領2および9に、個人の質の向上に関する内容が明記されている[4]。また職業倫理指針においては、第1項に自己研鑽、第6項に実践水準の維持について記載されている[5]。どちらにしても職業人として生涯学習を継続し、学び続ける必要性を説明している。そしてそれは自ら進んでその機会を得ていくことである[4, 5]。詳細はp.49を参照。

■ 良質な作業療法を提供するための手段

前述した研鑽の方法は、個人としての行動になる。しかしそれだけでは難しいこともある。以降で、具体的方法について解説する。

● 所属施設における研鑽

- **カンファレンス**[*1]：多職種で行われている患者の治療についての会議である。そこでは作業療法の進捗について報告しなければならない。そのためには、日々の実践を他職種にも理解できるように、経過を簡潔に説明できるように準備する。
- **事例検討**：作業療法部門、もしくはリハビリテーション部門で患者の治療について経過をまとめ報告する。そしてその経過に対して検討がなされる。部門内で行うことは、外部での事例報告会や学会発表の準備にもなる。また教育の機会となるため、所属施設の作業療法の質を向上させる意味合いもある。

---

*1 カンファレンス

保健医療福祉領域では、「ケース会議」のこと。専門職が集まり患者や利用者の状態や方針について報告、課題を検討していく場をカンファレンスとよんでいる。医療ではカンファレンスということが多いが、福祉（介護保険領域等）では、サービス担当者会議ともいわれている[6]。

● 職能団体における研鑽

日本作業療法士協会では、各都道府県士会と協力して研修会を実施している。また、自身の知識や技術は自身で身につけていくので、研鑽のために講習会や研修会の参加は欠かせない。

- **所属士会の研修会、学会**：各都道府県士会では、日本作業療法士協会の生涯教育制度に基づいた研修会およびその士会の独自研修会の運営を行っている。学会も企画運営しており、日本作業療法学会で発表する前に、士会学会で発表することが多い。
- **日本作業療法士協会の研修会、学会**：日本作業療法士会では、協会員向けの研修会や講習会を企画運営している。学会の企画運営も行っているが、士会主催のものとは規模が異なる。全国の作業療法士の実践報告や研究報告を聴講することができる。

作業療法参加型臨床実習に向けて

作業療法の事例研究は、臨床実習の参考になるものが多い。見学や模倣をとおして実習指導者の作業療法を学びつつも、文献検索し作業療法の引き出しを増やしていくことは、臨床実習生としてできることの一つである。実習前の準備として、文献検索を練習しておくとよい。

● その他学会や研究会への参加

日本作業療法士協会が認定している団体(学会や研究会など)において,研修会や講習会も開催されている。ある特定の分野や領域について知識を深めていくため,自身の興味で参加していくことになる。

2 作業療法と第三者評価

野本義則,木村 達

■第三者評価とは

広辞苑によれば第三者とは,「当事者以外の者。その事柄に直接関係していない人」と記載されている[8]。医療や福祉が受審する第三者評価では,当事者以外の公正・中立な第三者機関(評価機関)が,医療や福祉の事業者,すなわち病院や介護老人保健施設などが提供しているサービスの質について客観的に評価するものである。

■第三者評価受審の目的

第三者評価受審の目的として,①病院や施設の現状をとらえ問題点を把握し,②病院や施設が掲げる理念に向かってそれらを改善し,③サービスの質を向上させることがある(**図1**)。職員が一丸となって取り組むことが重要であり,それにより活気ある職場づくり,職員の意欲の向上が期待できる。

また第三者評価を受審し認定を受けること,それを患者や利用者に知らせることにより,患者や利用者はより信頼し,安心してサービスを受けることができると考えられている。

> **試験対策 Point**
> 理学療法士及び作業療法士法において,免許を交付できない条件が第4条(欠格事由)に明文化されている。つまり国が最低限の質を保証することと理解できる[7]。
> 詳細はp.13参照

図1 第三者評価の目的と意義

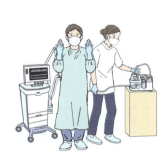
自己点検による現状と問題点の把握

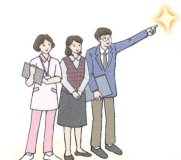
掲げる理念に向けて改善の取り組み

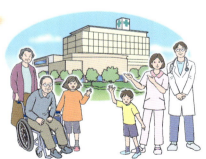
理念に基づくよりよいサービス提供,活気ある職場,働きがいにより,患者利用者の安心と信頼が高まる

■第三者評価の種類

日本の医療機関が受審する代表的な第三者評価機関を**表1**に示す。なお介護保険サービスなどの高齢者福祉サービスにおいては,「自らその提供する指定居宅サービスの質の評価を行うこと,その他の措置を講ずること

133

◎補足

介護保険サービスにおける情報公表制度

介護サービス事業者は「介護サービス情報」を都道府県知事に報告し，都道府県知事は当該報告内容を**公表することが義務づけられている**[12]。内容は，**基本情報**(事業所の名称，所在地，床面積や設備，職員体制配置など)，**運営情報**(事業所の運営状況，各種マニュアルや研修の有無など)，公表は任意となる**独自項目**(第三者評価の結果を含む介護サービスの質，賃金や有給取得状況など介護サービスに従事する従業者に関する情報など)がある。

により，常に指定居宅サービスを受ける者の立場に立ってこれを提供するように努めなければならない(介護保険法　平成9年法律第123号)」のように，第三者評価について努力義務が規定されている。

表1 日本の医療機関が受審する代表的な第三者評価機関

第三者評価	評価団体	特徴
病院機能評価	日本医療評価機構	国民が安全で安心な医療が受けられるよう，病院組織全体の運営管理および提供される医療について評価し，病院の質改善活動を支援する
ISO9001	International Organization for Standardization (国際標準化機構)	ISO9001は品質マネジメントシステムである。医療機関では，医療サービスの品質を保ち，継続的に向上させるための組織の仕組みを評価する
JCI(Joint Commission International)	The Joint Commission (JC)	国際的な評価機関である。評価により最高の質と価値を備え，安全で効果的な医療を提供できるように，医療を継続的に改善する

(文献9〜11を参考に作成)

■ 第三者評価受審の実際

　ここではリハビリテーション部門の責任者として，病院に勤務する作業療法士が第三者評価を受審したときの，準備や当日の様子，受審の意義や受審後の職場の変化などについて概説する。

● 病院機能評価受審の準備と効果

　病院機能評価は病院の質改善活動を支援するツールであり，わが国の病院を対象に，組織全体の運営管理および提供される医療について，中立的，科学的・専門的な見地から評価を行う。病院機能評価は，「訪問審査」とその事前に実施される「書面審査」によって構成される。

　書面審査は病院機能の現況調査と自己評価調査[*2]からなり，その内容が訪問審査の参考資料として用いられる。それら資料は，訪問審査の1〜2カ月前までに機構に提出する。訪問審査日は約2カ月前に通知され，審査病棟はその対象により，1週間前から審査当日1日目に伝えられる。**訪問審査は評価調査者(サーベイヤー)**[*3]により，原則2日間で実施され，1日目は書面確認，面接調査，**ケアプロセス調査**[*4]，2日目は部署訪問，カルテレビュー，講評となる。訪問審査からおおむね2カ月後に審査結果が通知され，「認定」の有効期限は5年間である(**図2**)。

● 事前の準備

　準備は，受審のおおむね1年前よりプロジェクトチームを結成するところから始まる。**各職種との対話をとおし，受審の目的や必要性を共有しながら準備を進めることで，形式的ではなく，主体的・継続的な質的向上の取り組みとなる。**

＊2　自己評価調査票

病院の取り組み状況を把握するための調査票であり，評価項目は訪問審査時の評価項目と同一である。

＊3　評価調査者(サーベイヤー)

訪問審査を担当する調査者。「診療」「看護」「事務」「薬剤」「療法士」の5つの専門領域があり，チームで病院を訪問し審査を行う。

＊4　ケアプロセス調査

退院した患者の入院申込から退院後のフォローまでを，経過に沿って実践状況や多職種の関与，各部門の体制，質改善への取り組み，病院全体の運営管理状況などを，部署，職員にインタビュー形式で確認する。

● 効果

　日本医療機能評価機構は，その受審効果を「体系的な審査による課題の明確化」「組織的な準備による医療の質的向上のきっかけづくり」「具体的な改善目標の設定」「課題の共通認識による改善意欲の醸成」とし，さらに第三者という立場が及ぼす外圧をも効果としている。しかし，**これらは受審側が客観的な課題を組織的に対話しながら改善活動に取り組んでこその効果である**。また医療の技術的進歩の目まぐるしさや，社会的ニーズの多様化など，求められる質も変化し，その時代に合わせた主体的で継続的な質改善への努力が必要である。つまり第三者評価は，受審側の質改善に対する自己努力の支援という点に効果がある。これらは作業療法の質と安全の向上，さらにその管理においても同様である。

図2　当院における模擬ケアプロセスの様子

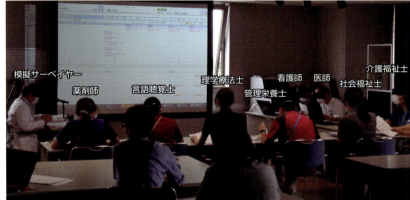

作業療法参加型臨床実習に向けて

実習前に病院施設の組織を確認
病院や施設のWEBサイトにて，第三者評価受審やその取り組みについて確認するとよい。

アクティブラーニング①
・準備や質改善の取り組みにおいて，なぜ職種間の「対話」が必要か考えてみよう。
・養成校の教員に，勤務していた病院施設の第三者評価受審について話を聞いてみよう。

【引用文献】
1) 日本作業療法士協会教育部：作業療法臨床実習指針（2018）／作業療法臨床実習の手引き（2022），日本作業療法士協会．（https://www.jaot.or.jp/files/作業療法臨床実習指針・作業療法臨床実習の手引き（2022）_220319.pdf，2024年8月現在）
2) 世界作業療法士連盟：QUEST Quality Evaluation Strategy Tool：An essential guide for using quality indicators in occupational therapy 作業療法の質を捉えた評価指標（QI）の活用ガイド．（https://www.jaot.or.jp/files/page/kokusai/questmanualjapanese.pdf，2024年10月現在）
3) 日本作業療法士協会：WFOT関連．（https://www.jaot.or.jp/wfot/quest/，2024年10月現在）
4) 日本作業療法士協会：倫理綱領・職業倫理指針．（https://www.jaot.or.jp/about/moral/，2024年8月現在）
5) 日本作業療法士協会：倫理綱領・職業倫理指針．（https://www.jaot.or.jp/files/page/rinri/rinrishishin.pdf，2024年8月現在）
6) 保健医療福祉キーワード研究会：保健医療福祉くせものキーワード事典，p.69-76，医学書院，2008．
7) e-GOV法令検索：理学療法士及び作業療法士法．（https://elaws.e-gov.go.jp/document?lawid=340AC0000000137_20220617_504AC0000000068&keyword=理学療法士，2024年8月現在）
8) 新村 出 編：広辞苑 第七版，岩波書店，2018．
9) 日本医療機能評価機構：病院機能評価とは．（https://www.jq-hyouka.jcqhc.or.jp/about/summary/，2024年9月現在）
10) 日本産業標準調査会：ISOの概要．（https://www.jisc.go.jp/international/iso-guide.html，2024年9月現在）
11) The Joint Commission：Who We Are．（https://www.jointcommission.org/，2024年8月現在）
12) 厚生労働省：第三者評価制度・情報公表制度について．（https://www8.cao.go.jp/kisei-kaikaku/suishin/meeting/discussion/170221/170221discussion08-1.pdf，2024年8月現在）

【参考文献】
1. 日本作業療法士協会：生涯教育．（https://www.jaot.or.jp/post_educatio/sig/，2024年8月）
2. 栗田佳代子：医療機関における第三者評価のしくみ―日本医療機能評価機構における評価事業―．大学評価・学位研究，6:45-54，2007．
3. 横山 玲 ほか：医療機能評価．J. of Clinical Rehabilitation, 32(4):320-324，2023．
4. 日本医療機能評価機構：病院機能評価事業 審査の流れ．（https://www.jq-hyouka.jcqhc.or.jp/accreditation/survey/preparation/，2024年9月）
5. 日本医療機能評価機構：病院機能評価事業 受審の意義．（https://www.jq-hyouka.jcqhc.or.jp/about/value/，2024年9月）
6. 日本医療機能評価機構：病院機能評価事業 資料一覧．（https://www.jq-hyouka.jcqhc.or.jp/tool/documents/，2024年9月）
7. 日本医療機能評価機構：病院機能評価 機能種別版評価項目〈3rdG:Ver.3.0〉解説集，2022．
8. 横山 玲：医療機能評価，臨床リハ，32:320-324，2023．
9. 渡邊 進：病院機能評価への準備と実際，臨床リハ，32:325-330，2023．
10. 岡本隆嗣：病院機能評価(回復期リハビリテーション病院／病棟)実際例，臨床リハ，32:346-354，2023．
11. 安井秀作 ほか：福祉サービス第三者評価事業の必要性と有効性を巡って―障害者施設の受審有無からの比較考察―，関西福祉大学社会福祉学部研究紀要，17:71-81，2013．

✔ チェックテスト

Q ①第三者評価受審の目的は何か（☞p.133）。 基礎
②介護保険サービスにおける情報公表制度の内容はどういったものか（☞p.134）。 基礎

Case Study Answer

1 作業療法部門管理業務

Question 1

✕ a

✕ b

○ c 通信費は，業務上の連絡やインターネット接続にかかる費用であり，個々の作業療法士の人件費とはみなされない。病院・施設の運営費として含まれることが多い。

✕ d

✕ e

Question 2

✕ a 対価型セクシャルハラスメント

✕ b パワーハラスメント

○ c 環境型セクシャルハラスメント

✕ d 逆パワーハラスメント

✕ c ハラスメントには該当しない

Question 3

✕ a

✕ b

○ c

✕ d

✕ e

2 セーフティマネジメント

Question 1

○ a

✕ b

✕ c

✕ d

3 診療録(カルテ)と個人情報管理

Question 1

✕ a

○ b：患者自身が，いつ，どこで，何の目的で自らの情報が使われるのかコントロールできる権利が保証されている。本人に対しても非開示とするのは誤り。

✕ c

✕ d

Question 2

○ a：ACT(assertive community treatment)は，包括型地域生活支援プログラムである。

✕ b：IPSは就労支援のこと。

✕ c：OSAは人間作業モデルにおける評価のこと。

✕ d：SSTは社会生活技能訓練のこと。

業務管理

4章

社会の動向，
保健・医療・福祉制度
と作業療法

社会の動向，保健・医療・福祉制度と作業療法

1 現代社会の動向や特性

北島栄二，河野　眞

Outline

● 現代社会の動向や特性を正しく把握しておくことは，社会生活に密着した作業療法の実践において重要である。そのため，少子高齢社会の定義とその影響について，具体的に理解しておく必要がある。
● 作業療法士は医療だけでなく公衆衛生にもかかわる職種である。
● 公衆衛生は日本国憲法を基盤とし，さまざまな法律で定められている。

1 少子高齢社会とその影響

北島栄二

■ 少子高齢社会

　日本が直面している「少子高齢化」は，社会の人口構成が大きく変わる現象である。この問題は，「少子化」と「高齢化」の2つの要素が同時に進行していることを指す。

● 少子化の定義と現状

　「少子化」とは，人口を維持するために必要な出生率が低下することで，日本では**合計特殊出生率**[*1]が2.08未満の状態を指す。この状況が続くと将来的に人口減少につながり，社会や経済にマイナスの影響を及ぼすと考えられている。日本の合計特殊出生率は，終戦後は4.0を超えた高い水準で推移していた。しかし1975年に，「団塊世代」が20歳代後半に達し，出生率が低下した。1995年には1.5を下回り，2005年には1.26の過去最低水準にまで低下した。現在は1.3前後で推移している（**図1**）。出生率が2.06〜2.07以上でないと人口が維持できないとされ，日本の将来の人口は，主に出生率の影響を受ける。

● 高齢化の定義と現状

　「高齢化」とは，65歳以上の高齢者が増え，総人口に占める割合が高まる状態である。高齢化は段階的に進行し，高齢者の割合が特定の割合を超えると「高齢社会」「超高齢社会」となる。日本ではこれらの段階を早くから経験し，現在は「超高齢社会」に突入している。高齢社会では，高齢者の割合が14％以上に達し，「超高齢社会」では21％以上になる。将来，高齢者の割合が30％に達すると予測されており，これに伴い介護問題や社会保障費の増加など，多くの問題が深刻化する可能性がある。

＊1　合計特殊出生率

1人の女性が生涯にわたって産む子どもの平均数を示す指標である。15〜49歳の女性が産んだ子どもの数を年齢別の人口で割り，合算する。1.5未満が「超少子化」，1.3未満が深刻な状態とされており，この数値が低いほど，将来的な人口減少や高齢化の課題が懸念される。

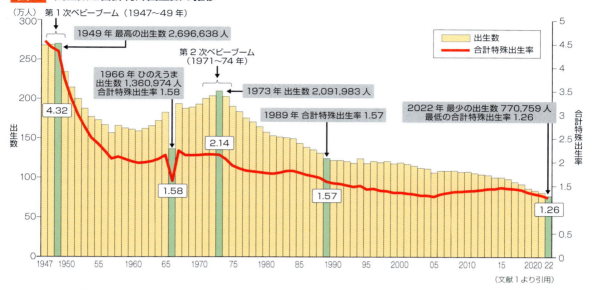

図1 出生数と合計特殊出生数の推移

少子高齢社会がもたらしているもの

少子高齢社会の特徴

少子高齢社会にはいくつかの懸念すべき特徴がある。

- 人口構造の歪み：少子高齢化により高齢者が増加し，労働力人口が減少するため，人口構造が歪んでいる（図2〜5）。これにより社会全体の活力や経済成長が抑制される可能性がある。
- 労働力不足：労働力人口の減少により，企業や組織が適切な人材を確保することが難しくなり，労働力不足が生じる。これが続くと，生産性の低下や企業の競争力の低下につながる。
- 社会保障制度の負担増：高齢者の増加に伴い，年金や医療などの社会保障制度への負担が増加する。これが持続的に続くと，財政的な圧力がかかり，社会保障の維持が難しくなる可能性がある。
- 経済への影響：少子高齢化は経済にもさまざまな影響を与える。需要の低下や消費の減少が発生し，これが企業の業績や雇用に悪影響を及ぼす可能性がある。
- 地域コミュニティの変化：地域ごとに高齢者の比率が高まると，地域コミュニティ全体の構造が変わる。若年層の減少により，地域経済や教育，文化などにも影響が及ぶ可能性がある。

これらの要素は，国や地域ごとに異なる影響を及ぼすことから，適切な対策や政策の検討が重要である。

「2025年問題」と「2040年問題」

「2025年問題」とは，団塊の世代がすべて後期高齢者である75歳以上とな

り，全人口の17.8％に当たる約2,180万人に達することで現れる社会的な問題を指す。これは，内閣府が2022年に公表した「令和4年版 高齢社会白書」に基づいている。この問題の中心にあるのは，高齢者向けの医療費や介護費などの社会保障費が急増することである。高齢者の増加に伴い，これらの費用が増大する見通しである。同時に介護の必要な高齢者が増加するなか，約32万人もの介護人材が不足すると予測されている。これにより介護サービスの提供が難しくなり，高齢者の生活や健康に影響を与える可能性がある。

また「2040年問題」とは，国立社会保障・人口問題研究所が予測する2040年の日本の人口構成に関する重要な課題を指す。令和5年に発表されたデータによると，その時点で65歳以上の高齢者が全人口の34.8％にまで増加する見込みである。同時に生産年齢人口である15～64歳の人々は，2025年の時点と比較して1,096万人も減少すると予測されている。世界保健機関（WHO：World Health Organization）と国連は，65歳以上の人口が総人口の21％を超える社会を「超高齢社会」と定義しているが，日本はすでに2007年に超高齢社会に突入している。そして2040年には，その超高齢社会をはるかに超えた「高齢社会」に入ると予測されている。

この急速な高齢化により，医療，介護，年金などの社会保障やインフラの維持が難しくなるだけでなく，労働力不足から経済が縮小するなど，さまざまな問題が予測されている。2040年問題への対策が求められ，これに取り組むことが，将来の社会の持続可能性にかかわる大きなテーマとなっている。

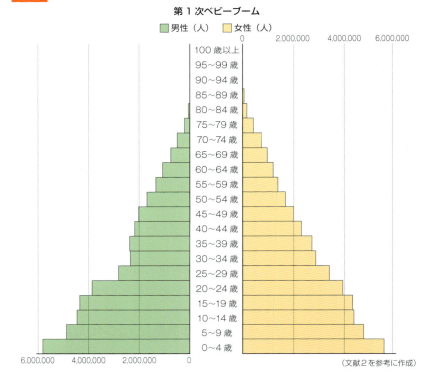

図2 人口ピラミッドグラフ（1950年）

（文献2を参考に作成）

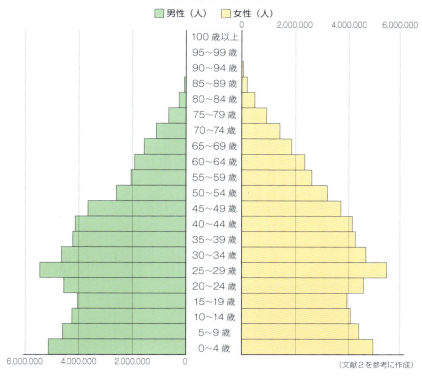

図3　人口ピラミッドグラフ（1975年）

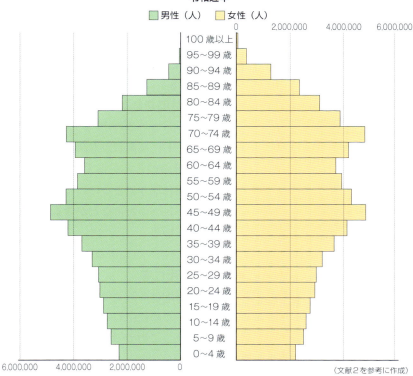

図4　人口ピラミッドグラフ（2020年）

図5　人口ピラミッドグラフ（2045年）

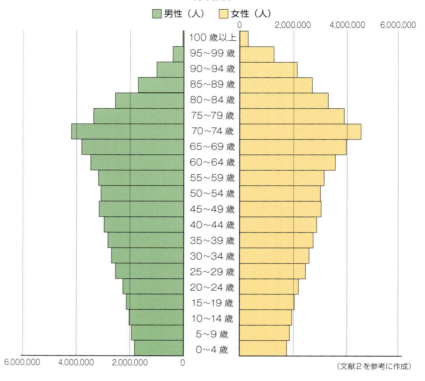

（文献2を参考に作成）

> **アクティブラーニング①** 人口ピラミッドグラフ（図2〜5）で示された人口構成の特徴を踏まえ、「各時代がどのような社会であるか」について話し合おう。

■ 多死社会

● 多死社会とは

　日本は2018年に、全都道府県が超高齢社会に突入した。これは、人口の21％以上が65歳以上の高齢者で占められていることを指す。そしてその先に待ち受けているのが「多死社会」である。多死社会とは、年間150万人以上が死亡し、高齢者が寿命で次々と亡くなり、結果として総人口が減少していく社会のことを指す。多死社会の到来に伴い、社会はさまざまな対策や課題に取り組まなければならない。これには、高齢者の医療や介護、労働力不足への対策などが含まれ、将来の社会を支えるための施策が必要とされている。

● 増加する死亡率

　死亡率の増加は高齢者の増加によって死亡者が急増し、出生者がそれを補い切れないために生じる。高齢者が多くなると、自然な寿命で亡くなるケースが増え、これが社会全体の人口に大きな影響を与える。65歳以上の高齢者人口は増加しており、死亡数も増加傾向が2040年まで続く。そ

の後，高齢者の増加に伴って死亡数は減少する。しかし死亡率（人口1,000人当たりの死亡数）は上昇し，2070年には17.5になると推計されている（図6）。高齢化が進むなか，長寿社会に伴う課題への対応が求められることが示唆されている。

● 生産年齢層の減少

一方で将来の日本では出生数が継続して減少し，2070年には年間約50万人になると推計されている。この減少により，年少人口（0～14歳）も減り，2070年には797万人となる見込みである。生まれる子どもが少なくなることで，若い世代の人口が減少し，社会全体の構造が変わる可能性がある。出生数の減少は，生産年齢人口にも大きな影響を与える。2032年時点で約6,971万人いた生産年齢層も減少が続き，2070年には約4,535万人になると推計されている。人口の減少は将来の労働力が減少につながり，経済や社会にさまざまな課題をもたらす。

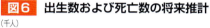

試験対策 Point

現代社会の特徴では，少子高齢社会や多死社会などのキーワードを覚えておこう。

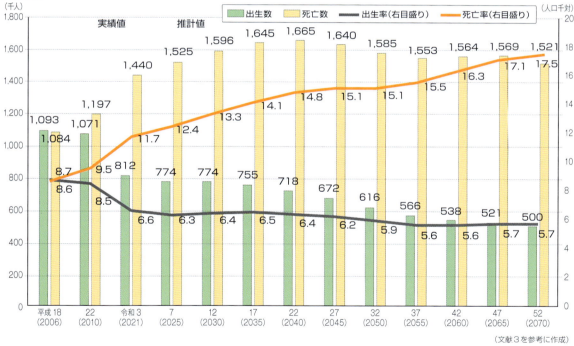

図6　出生数および死亡数の将来推計

（文献3を参考に作成）

2 公衆衛生および医療と福祉の動向

河野　眞

■ 公衆衛生および医療

公衆衛生も医療も，健康を目的とした取り組みを示す用語である点は共通している。これら2つの相違点は，公衆衛生が主に集団を対象とする取り組みであるのに対し，医療が主に個人を対象とする取り組みであることにある。

作業療法士は個人を対象とする点では医療にかかわる職種であるが，同時に集団を対象とする場合がある点を取り上げると，公衆衛生にかかわる職種としての一面ももつ（図7）。

図7　公衆衛生および医療と作業療法士

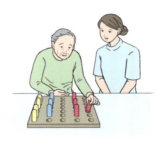
医療

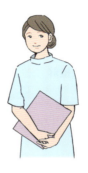

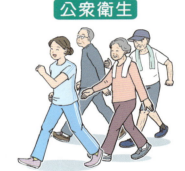
公衆衛生

■ 公衆衛生の定義

公衆衛生という用語の定義については，さまざまなものが存在する。そのなかで最も広く用いられているものが，Winslow（ウィンズロー）の定義を元にした世界保健機関（WHO：World Health Organization）による定義であり，その中で「公衆衛生とは，組織立てられたコミュニティの取り組みによって，疾病の予防，寿命の延長，精神的・身体的な健康と能力の増進を図る科学及び技術である」と定義づけられている[4]。

ここでいう「コミュニティ」とは，地域社会のことだけではなく，学校や職場などにおけるコミュニティや集団も指す用語であると考えられる。このうち，地域社会における公衆衛生は**地域保健**，学校においては**学校保健**，職場においては**職域保健**（または**産業保健**）という分野にそれぞれ対応している。作業療法士が地域社会や学校や職場において，健康の維持や増進に取り組む場合，そのなかには公衆衛生にかかわる取り組みが含まれるものと考えられる。

> **アクティブラーニング②**　地域社会，学校，職場のそれぞれの場における，作業療法士による公衆衛生の取り組みを具体的に考えてみよう。

■ 公衆衛生および医療にかかわる法律

● 日本国憲法

わが国の公衆衛生および医療にかかわる法律は，すべて下記の日本国憲法第25条を基盤として制定されている。

第1項 すべて国民は，健康で文化的な最低限度の生活を営む権利を有する。
第2項 国は，すべての生活部面について，社会福祉，社会保障及び公衆衛生の向上及び増進に努めなければならない。

一般的に憲法第25条では，第1項において国民の**生存権**を保障し，第2項においてそのための国の責務を規定しているものととらえられている。そしてこの規定に基づいて，国はその責務を果たすため，公衆衛生や医療だけでなく，社会福祉や社会保障などを含む生存権にかかわるさまざまな法律を制定した。つまり，公衆衛生や医療に関する法律は国民の生存権に基づくものと考えることができる。

なお学説によっては，「健康で文化的な最低限度の生活」という文言から，憲法第25条を国民の**健康権**を保障する内容と理解し，公衆衛生や医療に関する法律を健康権に基づくものと理解する立場も存在する。

● 公衆衛生および医療にかかわる法律

公衆衛生にかかわる法律のうち，まず地域保健にかかわる法律として，**地域保健法**，**感染症法**，**予防接種法**，**健康増進法**，**母子保健法**などが挙げられる。また学校保健については**学校保健法**，職域保健については**労働基準法**が，必要な決まりを定めている。

医療にかかわる法律は，**医事法**とよばれる1つの分野を構成している。医事法のなかには，医療施設・医療機器・薬剤に関する法律として，**医療法**や**医薬品医療機器法**があり，医療職種に関する法律として，**医師法**，**保健師助産師看護師法**などがある。作業療法士の資格を定める**理学療法士作業療法士法**も医事法の一つである。

■ 保健と医療と福祉の動向と対策

● 保健行政とその実施機関

公衆衛生や健康の維持・増進に関する国や地方自治体の組織的な取り組みを，**保健行政**とよぶ。保健行政のうち，学校保健と職域保健を除く，地域保健については**地域保健法**が，その基本指針や実施機関について規定している。

地域保健法によると，厚生労働大臣には**地域保健対策の推進に関する基本指針**を定める責務があり，その指針に基づいた保健行政の実施機関として，**保健所**と**市町村保健センター**の2つが定められている（**図8**）。このうち，特に保健所の業務は**表1**のとおり多岐にわたっているが，これらはわ

◆補足

健康日本21と健康増進
わが国では，**国民健康づくり対策**が1978年以降，数次にわたって実施されており，このうち2000年の第3次国民健康づくり対策からは，**21世紀における国民健康づくり運動（健康日本21）**の名称で展開されている。2013年からの健康日本21（第2次）を経て，2024年からは健康日本21（第3次）が開始される。**健康増進法**は，健康日本21の積極的な推進を目的として2002年に公布された法律である。

社会の動向，保健・医療・福祉制度と作業療法

が国の地域保健における課題に対応するものと考えられる。

図8 保健所と市町村保健センターの違い

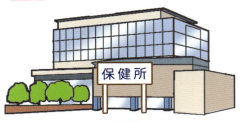
a 保健所
- 都道府県, 政令指定都市・中核市・特別区が設置。
- 医師, 保健師, 管理栄養士などの専門職を配置し, 専門的で広域的な活動を実施。

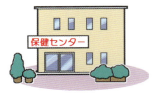
b 市町村保健センター
- 市町村が設置。
- 健康診査, 健康相談, 保健指導など身近な保健サービスを提供。

表1 地域保健法に定められた保健所業務（一部）

- 栄養改善や食品衛生
- 上下水道・廃棄物処理などの環境衛生
- 母子保健
- 高齢者保健
- 歯科保健
- 精神保健
- 難病対策
- 感染症の対策および予防

■ 保健・医療・介護・福祉における今後の方向性

地域保健法に基づく**地域保健対策の推進に関する基本的な指針**は, 直近では2023年に改正が行われた。そのなかでは, 以下のような点を国・都道府県・市町村が取り組むべき基本的な方向として挙げている。

- 地域における地域保健対策の推進：自助・共助の推進, 多様なニーズに対応したきめ細かなサービス, 保健・医療・介護・福祉の連携強化など
- 地域における健康危機管理体制の確保：大規模災害への備え, 感染症の広域的な蔓延への備え
- 科学的根拠に基づいた地域保健の推進：科学的根拠に基づいた地域保健対策の計画策定・実施・評価・評価結果の公表など
- 国民の健康作りの推進：健康増進法に基づく健康増進の推進など

> **アクティブラーニング ③** 直近の地域保健対策の推進に関する基本的な指針の内容に影響を与えた, 最近の社会的動向について考えてみよう。

【引用文献】
1）こども家庭庁：令和4年度 少子化の状況及び少子化への対処施策の概況．（https://www.cfa.go.jp/assets/contents/node/basic_page/field_ref_resources/0ccb3a83-155c-4c5e-888e-8b5cbc9210fe/c6fc81e7/20231220_resources_white-paper_02.pdf，2024年8月現在）
2）統計ダッシュボード．（https://dashboard.e-stat.go.jp/，2024年8月）
3）国立社会保障・人口問題研究所：日本の将来推計人口（令和5年推計）
4）上野継義：チャールズ・ウィンズローの公衆衛生の定義について—説明抜きの加筆・修正・削除に関する文献調査1：英語文献（米英と国際組織を中心に）—．京都マネジメント・レビュー，40:1-28，2022．

【参考文献】
1．大谷　實 編著：エッセンシャル法学 第7版，成文堂，2019．
2．加藤智章 ほか：社会保障法 第7版，有斐閣，2019．
3．厚生科学審議会：健康日本21（第三次）推進のための説明資料，厚生労働省，2023．
4．厚生労働省：地域保健対策の推進に関する基本的な指針．（https://www.mhlw.go.jp/content/10900000/001117675.pdf，2024年2月現在）

✔ チェックテスト

Q
①少子化と高齢化の定義はどのようなものか（☞p.140）。 基礎
②少子高齢社会とはどのような現象か（☞p.140）。 基礎
③少子高齢社会の特徴を5つは何か（☞p.141）。 基礎
④多死社会の定義は何か（☞p.144）。 基礎
⑤公衆衛生の3つの分野は何か（☞p.146）。 基礎
⑥地域保健法に定められる保健行政の実施機関2つは何か（☞p.147）。 基礎

社会の動向，保健・医療・福祉制度と作業療法

社会の動向，保健・医療・福祉制度と作業療法

2 日本における社会保障制度

北島栄二，今井　孝，沼田一恵，宮寺亮輔

Outline

● 社会保障制度の特徴と変遷ならびにその種類について，具体的に理解しておく。

● 日本の医療保険制度は国民皆保険であり，年齢や就労状況に応じてなんらかの医療保険に加入している。

● 診療報酬制度とは，現物支給される医療行為への対価として支払われる報酬であり，利用者は年齢や所得に応じて1〜3割を負担する。

● リハビリテーションにかかわる診療報酬の算定には，施設基準を満たすことが求められ，適切な人員や設備の管理が求められる。

● 介護保険制度は，高齢者本人と家族が安心して生活できるよう，社会全体で支える制度である。

● 介護保険制度は，高齢者本人と家族のニーズに合わせたケアプランに基づき，介護サービスを提供する。

● 介護保険制度において作業療法は，通所・訪問・入所の形態で提供され，それぞれに施設基準が定められている。

● 日本の障害者福祉制度の変遷がわかる。

● 障害者福祉サービスの種類や必要性がわかる。

● 障害者福祉における作業療法士の役割を学ぶ。

● 地域包括ケアシステムに作業療法士が参画していくには，対象者の生活課題をよく見極め，生活機能や社会とのかかわりに応じた支援を行うための能力が求められる。

● 地域包括ケアシステムでは，多様な人材が連携していることから，他職種の役割や社会資源，それを活用するための手段を理解しておく必要がある。

● 老人福祉法は，高齢者の生活が安定するための福祉を図る法律であり，老人保健福祉計画の作成義務や老人福祉施設・老人居宅生活支援事業などを担っている。

● 高齢者の医療の確保に関する法律とは，高齢者に対する適切な医療の確保を図るため，医療費適正化の計画作成，保険料による健康診断，保険者間の費用負担調整，後期高齢者医療制度の取り組みなどを行う。

1 日本における社会保障制度
北島栄二

■ 社会保障制度の特徴と変遷

　日本の社会保障制度（図1）は，戦後の復興期から現在に至るまで大きな変遷を遂げてきた（図2）。その変遷を理解するために，時代ごとにその特徴や背景を理解しよう。

● 戦後の混乱－生活困窮者の緊急支援（昭和20年代）

　昭和20年代では，戦後の混乱からくる生活困窮者に対する緊急支援が始まった。昭和21年には生活保護法が制定され，昭和22年には児童福祉法が制定されるなど，社会保障制度の基盤整備が進んだ。

● 高度経済成長・生活水準の向上（昭和30，40年代）

　高度経済成長期に入り，生活水準が向上した。社会保障制度も「救貧」から「防貧」へと移行し，昭和33年には国民健康保険法が改正され，国民皆保険制度が整備された。昭和38年には老人福祉法が制定され，福祉施策が拡充された。

● 高度経済成長の終焉と社会保障制度の見直し（昭和50，60年代）

　昭和50，60年代には，高度経済成長がピークを迎え，その後安定成長への移行が求められた。この時期，社会保障制度も見直され，行財政改革が行われた。経済の変化に合わせて，制度を調整する必要性が生じた時期でもあった。昭和57年には老人保健法が制定され，昭和59年には健康保険法が改正されるなど，社会保障制度の適正化が進行した。

● 少子化問題やバブル経済崩壊への対応と構造改革（平成以降）

　平成以降，日本は少子化問題やバブル経済の崩壊などに直面し，長期的な経済低迷が続いた。これに対応して，少子高齢社会に適応した社会保障制度の構造改革が進められた。しかしほかの先進国と比べると，日本の社会保障給付費の規模は依然として小さい。平成元年にはゴールドプランが策定され，平成6年にはエンゼルプランや新ゴールドプランが策定された。介護保険法の制定や年金制度改革など，社会の変化に対応するための法改正が進められた。

　要するに，日本の社会保障制度は時代の変化や経済の動向に応じて変遷した。戦後の混乱から始まり，経済成長期や国際的な流れを経て，少子高齢社会への対応が求められる現代に至るまで，社会保障制度は常に改革と調整が行われてきた。現在も社会保障制度は変遷を続け，少子高齢社化への対応や経済の変動に合わせた改革が継続的に行われている。

図1　国民生活を生涯にわたって支える社会保障制度

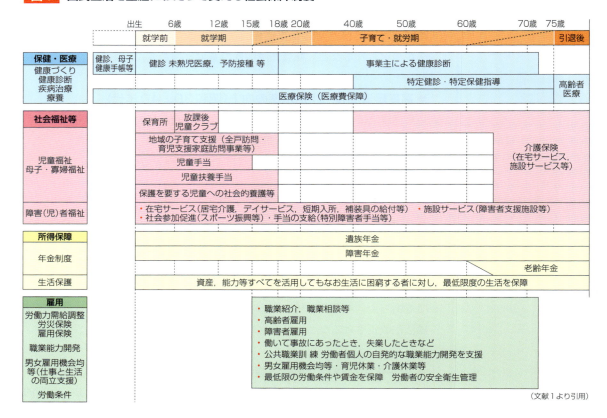

(文献1より引用)

図2　社会保障制度の変遷

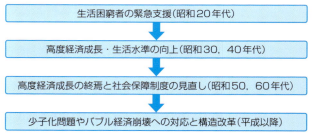

補足
国際的な流れと社会保障制度の拡充（第二次世界大戦後）

第二次世界大戦後，東西の対立が高まるなかで，社会主義拡大への対抗策として各国が社会保障の充実を模索した。日本でも社会保障改革への指針が示され，1970年代にかけて積極的な拡充が進んだ。制度の特徴としては，貧困予防や受給権利の尊重，社会保険の包括化・一般化，給付改善が挙げられる。これにより財政への依存が拡大し，国家責任も増大している。

■ 社会保障制度の種類

　社会保障制度は，国民の生活の安定と安心を支えるための仕組みであり，人々が困難な状況に直面した際にサポートする。社会保障制度には，社会保険，社会福祉，公的扶助，保健医療・公衆衛生の4つの主要な分野がある。これらの制度は，人々の生活を長期間にわたって支える重要な役割を果たしている。次頁の分類は，昭和1950(25)年および昭和1962(37)年の社会保障制度審議会の勧告に基づいている。

- 社会保険（年金・医療・介護）：国民が病気，けが，出産，老齢，障害，失業などによって生活が困難になった場合に一定の給付を行い，生活の安定を図るための強制的な保険制度である。医療保険では，病気やけがの際に誰もが医療を受けられるようになっている。また年金制度では，老齢や障害，死亡に伴う所得の減少を補填し，高齢者や障害者，遺族の生活を支える。さらに介護保険は，高齢者や介護が必要な人々を支援するための制度である。
- 社会福祉：障害をもつ人々や母子家庭など，社会生活で困難を抱える人々が，ハンディキャップを克服して社会生活を送るための公的支援制度である。高齢者や障害者向けの在宅サービスや施設提供など，社会生活を円滑に営むための支援が含まれる。児童福祉も，子どもの健全な成長と子育てを支援する重要な部分である。
- 公的扶助：生活が困窮する国民に対して最低限の生活を保障し，自立を支援する制度である。生活保護制度では，最低限の生活を保障し，その自立を促進する。
- 保健医療・公衆衛生：国民の健康を保つための予防や衛生に関する制度である。医療サービス提供や疾病予防，母子保健などが含まれ，健康な生活を支える。

　これらの制度や仕組みは，それぞれ異なる側面から人々の生活を支え，社会全体の安定や健康を守るために重要である。私たちの暮らしを支える社会の仕組みの一部として，それぞれの役割が必要不可欠であることを覚えておくとよい。

■社会保障関連の施設

　社会保障関連の施策は，国や地方自治体が担当しており，それぞれの実施主体が異なる。以下は，主な社会保障関連の施策とその実施主体である。

● 国（中央政府）の実施施策
- 年金（厚生年金，基礎年金）：労働者が老後に備えて支払う保険で，中央政府が運営。
- 労働保険（雇用保険，労災保険）：雇用にかかわるリスクをカバーし，雇用政策の一環として中央政府が実施。

● 都道府県（県単位の広域連合等を含む）の実施施策
- 健康保険（協会けんぽ）：国民の医療費を補完する保険で，都道府県が協会けんぽを通じて実施。
- 国民健康保険（財政運営）：各地域の財政に基づき，都道府県が運営。
- 後期高齢者医療：高齢者の医療費をサポートする制度で，都道府県が担当。

- （郡部）生活保護：最低限の生活を支援する制度で，都道府県が中心的な役割を果たす。

● 市町村の実施施策
- 国民健康保険（資格管理および保険給付等）：各市町村が資格管理や給付を担当。
- 介護保険：高齢者や障がい者に介護サービスを提供し，市町村が実施。
- 児童手当：子どもをもつ家庭に支給される手当で，市町村が運営。
- （市部）生活保護：最低限の生活を支援する制度で，市町村が中心的に担当。

　これらの施策は，それぞれの地域やニーズに応じて運営され，社会全体の安定と支え合いを目指している。

■ 社会保険
　日本の社会保険は，国民が安心して生活できるようにするための大切な制度である。そのなかでも，主な社会保険には医療保険，年金保険，労災保険，雇用保険，介護保険などがある。これらの保険は，それぞれ異なる状況やニーズに対応して，人々の生活を支える役割を果たしている。

● 医療保険
　医療保険は，病気やけがの際に必要な医療費を割安にする制度である。日本では健康保険とよばれることが多い。国民全体が一定の保険料を支払い，その費用で医療サービスを受けられる。病院や診療所での診察や治療，薬の代金などが保険でカバーされ，誰もが病気やけがのときに安心して医療を受けられるようになっている。
　医療保険にはさまざまなタイプがあり，加入できる人によって種類が異なる。
- 健康保険：会社員などが加入する保険で，働いている会社や団体が加入費用の一部を負担し，医療費の一部をカバーしている。
- 国民健康保険：自営業者や扶養されていない家族などが加入する保険で，地域ごとに異なる費用設定だが，公共の保険制度である。
- 共済組合：国家や地方公務員，教職員などが加入する保険で，特定の職業や団体がメンバーとなり，共同で負担している。
- 船員保険：船員が加入する保険で，海で働く人々の医療費をカバーする。
- 後期高齢者医療制度：65歳以上の人や一定の障害がある75歳以上の人が加入できる保険で，高齢者や障害のある人々の医療費をサポートする。

これらの医療保険は，それぞれ異なる条件や加入対象者が存在し，自分の立場や状況に応じて適切な医療保険に加入することが大切である。

● 年金保険

年金保険は，働いている人々が老後や働けなくなったときのために年金を受け取れるようにする制度である。厚生年金保険という形で運営されており，働いている人や企業が一定の保険料を払い，そのお金が積み立てられる。その後年金をもらうことができるのは，定年を迎えたり，働けなくなったときなどである。年金保険には，さまざまな加入対象者とその種類がある。

被保険者の種類

- 第一号被保険者：自営業者やフリーター，学生，無職の人など，特定の会社や組織に所属していない人々が該当する。
- 第二号被保険者：会社員や公務員など，特定の組織に勤務している人たちがこれに該当する。
- 第三号被保険者：会社員や公務員など，国民年金の第二号被保険者（夫など）に扶養される配偶者（20歳以上60歳未満）が該当する。

加入年金保険の種類

- 国民年金保険（老齢基礎年金）：第一号被保険者と第二号被保険者の両方が加入する保険で，一定の条件を満たすと定年になった際に受け取ることができる基本的な年金である。
- 厚生年金保険（老齢厚生年金）：厚生年金制度における老齢給付で，第二号被保険者が加入する。特定の組織に所属して働いている人々が受け取ることができる年金である。

これらの年金保険は，それぞれ異なる立場や条件に基づいて加入することができ，将来的に年金を受け取るための制度である。自分の身の回りの状況や将来のために，適切な年金保険に加入することが大切である。

● 労災保険

労災保険は，労働者が仕事中にけがをしたり病気になった場合に，その治療費や給付を支給する制度である。労働者が働いている最中に，仕事に関連するけがや病気が起きた場合，その治療費や休業中の給付が保険でカバーされる。また障害が残った場合には，その支援も行われる。労災保険には，原則的な加入対象者とその例外がある。

- 原則的にすべての労働者が対象：労災保険は，基本的にすべての労働者に適用される。労働者とは，雇用主に従属して働く人や賃金を受け取る人のことである。雇用形態にかかわらず，正社員からアルバイト，パート，日雇いまで，これらに該当する人は労災保険の対象である。また国籍や年齢

社会の動向，保健・医療・福祉制度と作業療法

に関係なく，外国人労働者や高齢者にも適用される。

- 代表取締役や個人事業主の例外：代表取締役は使用者であり労働者ではないため，労災保険の対象外である。しかし，会社において代表権をもたない工場長や兼務役員は，労災保険の対象となる。また，同居する親族にも労働者としての地位が認められるため，労災保険の対象となる。個人事業主は雇用関係がないため，労災保険の対象外である。

このように，労災保険は労働者のための保険であり，基本的に従業員として働くすべての人に適用されるが，特定の立場や雇用関係の有無によって適用されない場合もあることを理解しておこう。

● 雇用保険

雇用保険は，失業した場合に一定期間，生活を支えるための給付を受けられるようにする制度である。失業手当や再就職支援などが含まれる。これによって，仕事を失ったとしても一定の支援を受けることができ，次の仕事を見つけるまでの間，生活を安定させる手助けとなる。雇用保険は，会社で働く人々が必ず加入する保険である。この保険に加入する手続きは，普通は会社や事業主が担当していて，労働者自身が手続きをする必要はない。加入者は，自分と会社の双方が一定の保険料を支払う。ただし，すべての労働者が雇用保険に加入するわけではない。加入条件は以下のようになる。

- 所定労働時間が週に20時間以上であること：雇用保険に加入するには，週に少なくとも20時間以上働く必要がある。週に働く時間がこれに満たない場合，加入の対象外となる。
- 雇用期間が31日以上見込まれること：雇用契約が少なくとも31日以上続く見込みがある場合に加入する。短期間のアルバイトや一時的な雇用の場合は，雇用保険の対象外となることがある。
- 学生でないこと：学生は主に学業に専念しているため，通常は雇用保険の加入対象外である。雇用保険は，安定した雇用や働き方が見込まれる場合に加入し，雇用に関するリスクや支援を提供する制度である。加入の対象条件を知っておくことは，自分の働く状況や雇用保険の適用を理解するうえで重要である。

● 介護保険

介護保険は，高齢者や障害をもつ人が安心して自立した生活を送れるようにするための制度である。介護が必要な人やその家族に，介護サービスや施設を提供する。介護保険は，40歳以上の人を対象に，介護が必要になった際に支援を受けられる制度であり，次のような区分がある。

> 介護保険制度の区分:
> - 65歳以上…第1号被保険者
> - 40〜64歳まで…第2号被保険者
>
> 介護サービスを受けるためには，「要介護認定」が必要である。要介護認定は，専門家がどの程度介護が必要かを判断するもので，次の段階に分かれる。
> - 自立（非該当）：介護が必要ない状態。通常，介護保険は使えない。
> - 要支援1〜2（2段階）：一部の介護・介護予防サービスが必要な状態。
> - 要介護1〜5（5段階）：介護サービスが必要な状態。

　実際に介護サービスを受ける際は，一部負担額が保障され，原則として自己負担額は1割になる。介護サービスには，施設サービスや訪問・通所サービス，介護予防サービスなどが含まれる。また保険料は，40〜64歳までは医療保険と一緒に徴収される。この介護保険は，介護が必要になったときに支えとなる制度であり，介護が必要な状態にある人々が適切な支援を受けられるようにしている。

　これらの社会保険は，私たちが日々の生活で安心して暮らすための大切な支えとなっている。それぞれが異なる状況に対応し，社会全体の安定や健康を支える役割を果たしている。

社会保障制度では，その種類と概要を覚えておこう。

2　医療保険制度の特徴と変遷

今井　考

■はじめに

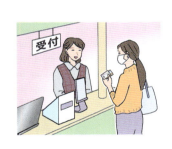

　あなたが体の不調を感じたとき，病院や診療所など，医療機関で診察を受けるだろう。そのとき，受付で保険証の提示を求められるはずである。その保険証は，「私は医療保険に加入している」という証明書であり，好きな医療機関を自由に選び，安い医療費で高度な医療を受けられる理由でもある。私たち作業療法士の多くは，医療保険の下で作業療法を提供し，その報酬が巡り巡って給与として支払われる。本項では，私たちに密接にかかわる医療保険制度について解説する。

■わが国における医療保険の歴史

　日本の医療保険の歴史は，1922年に制定された健康保険法に始まる。戦前は国家の経済的・軍事的ニーズに伴う労働者の健康維持と生産性向上が主な目的であったため，対象は造船業など特定の職種のみであった。戦後になると，広範な人々が少ない負担で医療サービスを受けられるよう，1958年に国民健康保険が制定された。そして1961年には，すべての労働者やその家族を医療保険の対象とする**国民皆保険制度**[*1]が発足した[2]。その後，経済状況・社会情勢など，時代の潮流に合わせて改定が繰り返さ

*1 国民皆保険制度
国民全員を公的な医療保険で補償し，自由に医療機関を選び，安い医療費で高度な医療行為を受けられる制度[4]。皆保険を維持するために国や公共団体が公費を投入している。
- 現金給付：現物給付が難しい場合の立替金や，出産や死亡のときなどに支給される手当金など，現金で支給される給付[6]のこと（高額療養費，出産手当金など）。
- 出来高払い方式：実施した個々の医療行為の点数を合算する。医療行為を行う分だけ医療費が増加する。
- 包括払い方式：国が定めた病名と医療行為の組み合わせごとに定められた定額の医療費を算定する。医療行為をどれだけ行っても，医療費は一定以上増加しない。

れ，現在に至っている。

■ 診療報酬制度
● 概要

　診療報酬とは，保健医療機関や保険薬局が提供する医療行為の対価として，保険者・患者から支払われる報酬である[3]。診療報酬制度は，保険適用となる医療行為の範囲・内容を定める品目表であると同時に，個々の医療行為の公定価格を定める側面をもっている。

● 医療保険の種類

　国民皆保険制度に伴い，すべての国民がいずれかの公的医療保険に加入する必要がある。どの医療保険に加入するかは，年齢や就労状況によって異なる（図3）。

- 国民健康保険：主に自営業や年金生活者，非正規雇用者など，ほかの公的機関に未加入の者が加入する。自治体により運営される[4]。
- 雇用者保険（協会けんぽ，健康保険組合，共済組合）：主に企業に勤める従業員が加入する。企業の業態や規模により保険者が異なる[4]（図3）。
- 後期高齢者医療制度：75歳以上の高齢者が加入する。扶養制度は存在せず，個人単位で加入する[4]。詳細はp.183（高齢者医療確保法の頁）を参照。

図3 年齢と就労状況により加入する医療保険者

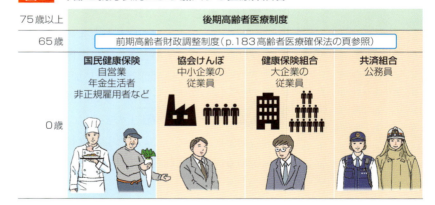

■ 保険診療の流れ

　保険診療の流れについて，図4に示す[4]。作業療法は医療行為に該当し，保険診療で得られた医療機関の収益の一部が給与として支払われている。

図4 保険診療の流れ

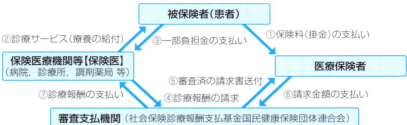

● 診療報酬の算定

診療報酬は，実施した医療行為ごとに対応した点数を合計し，1点の単価を10円として掛け合わせた金額を算定する。例えば，脳血管疾患等リハビリテーション料（Ⅰ）を1単位実施した場合，1単位245点であるため，10円を掛け合わせた2,450円を算定し，診療報酬として請求する[5]。

● 利用者の自己負担

利用者の自己負担は，年齢と所得により異なる（図5）[4]。乳児期～学童期や高齢期については，各自治体が独自の助成制度を設けている例が多い。

図5 被保険者の自己負担割合

	一般・低所得者	一定以上所得者	現役並み所得者
75歳以上	1割負担	2割負担	3割負担
70歳	2割負担		
6歳	3割負担　自治体独自の助成制度		
0歳	2割負担		

● 改定

診療報酬は，2年に1度改定が行われる。診療報酬の改定は，わが国の医療提供の体制に大きく影響し，医療政策において重要な役割を担っている。つまり診療報酬の改定は，保健医療の各業界に向けた期待や評価という側面があり，作業療法も例外ではない。改定の詳細は，厚生労働省や各ニュースサイトに随時掲載されるため，必ず確認しよう。

■ 医療保険制度と作業療法

作業療法は，医療保険制度にて提供される医療行為の一つであり，診療報酬によって内容と公定価格が定められている。つまり，作業療法がどのような患者に対して（対象疾患），どのような環境の下（**施設基準**[*2]）実施するべきか明確に定められている。目の前に作業療法の対象となる患者がいたとしても，施設基準を満たさなければ，治療を提供することはできない。安定した医療の提供を実現するためには，対象疾患と施設基準を十分

補足

医療保険制度の支払い方法は，出来高払い方式と包括払い方式（DPC方式）がある。どちらを採用するかは医療機関により異なるが，リハビリテーションにかかわる算定は，出来高払い方式に限定されている。医療機関はリハビリテーションを提供するほど診療報酬が得られるため，積極的なリハビリテーションを推奨しやすい一方，被保険者である患者の経済的負担に直結するため，報酬に見合った治療の質が求められる。

*2 **施設基準**
医療機関の機能や設備，安全面・サービス等を評価する基準であり，この要件を満たすことで診療報酬の算定が可能となる。疾患別リハビリテーションにおいては，機能訓練室の広さや設備，医師や理学療法士・作業療法士・言語聴覚士の人員配置など，疾患ごとに基準が定められている。また作業療法に特化した設備基準として，「家事用設備（ADLキッチンなど）」や「各種日常生活動作用設備（畳など）」を設けることが定められている。

に理解した管理運営が求められる。なお，以下の医療行為と点数や施設基準は，厚生労働省の別表第一医科診療報酬点数表[5]から引用する。

● 身体障害領域

リハビリテーション料の一般事項

　リハビリテーション料は，個別療法を要すると医師が認めた患者に対し，セラピストが1対1でリハビリテーションを提供すると算定できる。20分を1単位とし，患者1人に対して1日合計6単位，厚生労働大臣の定める患者については合計9単位まで算定できる。またセラピスト1人当たりの実施単位数は，1日で18単位を標準として，1週間で108単位，1日で24単位を上限とする。

疾患別リハビリテーション料

　疾患別リハビリテーション料は，心大血管疾患，脳血管疾患，廃用症候群，運動器疾患，呼吸器疾患と診断され，医師によりリハビリテーションが処方された際に算定できる。疾患により標準算定日数，施設基準に応じて点数が決められている（**表1**）。

表1 **疾患別リハビリテーション料の概要**

医療行為（算定日数）		点数	対象疾患
心大血管疾患等 リハビリテーション料（150日）	（Ⅰ）	205点	急性心筋梗塞 狭心症など
	（Ⅱ）	125点	
脳血管疾患等 リハビリテーション料（180日）	（Ⅰ）	245点	脳梗塞 脳出血など
	（Ⅱ）	200点	
	（Ⅲ）	100点	
廃用症候群 リハビリテーション料（120日）	（Ⅰ）	180点	急性疾患等に伴う 安静による廃用症候群
	（Ⅱ）	146点	
	（Ⅲ）	77点	
運動器 リハビリテーション料（150日）	（Ⅰ）	185点	上下肢の複合損傷 関節の変性や炎症性疾患など
	（Ⅱ）	170点	
	（Ⅲ）	85点	
呼吸器 リハビリテーション料（90日）	（Ⅰ）	175点	肺炎 無気肺 COPDなど
	（Ⅱ）	85点	

その他のリハビリテーション料

　疾患別リハビリテーション料とは別に，難病患者や障害児（者），がん患者などに対しても算定が可能である。**表2**に一部を抜粋する。

表2 その他のリハビリテーション料の一部

医療行為	点数
難病患者リハビリテーション料	1日につき640点
障害児(者)リハビリテーション料	225点(6歳未満) 195点(6歳以上18歳未満) 155点(18歳以上)
がん患者リハビリテーション料	1単位当たり205点(1日6単位まで)
認知症患者リハビリテーション料	1日につき240点(週3回まで 1年を限度)

補足 リハビリテーションにかかわる算定

リハビリテーション総合実施計画書(**表3**):リハビリテーションにおける評価や目標,多職種との連携状況が記載された書類である。定められた書式で作成し,本人や家族に説明し同意を得ることで算定が可能である。

表3 リハビリテーション総合実施計画書にかかわる算定

医療行為	点数
リハビリテーション総合実施計画書評価料	①300点 ②240点
リハビリテーション計画提供料	①275点 ②100点

リハビリテーションにかかわる加算料(**表4**):早期からのリハビリテーションの実施や日常生活活動の維持への取り組みに対し,一定の手続きを踏むことで算定が可能となる。

表4 リハビリテーションにかかわる加算料

医療行為	点数
早期加算	75点(14日以内) 30点(15日以上30日以内)
ADL維持向上等体制加算	1日につき80点
早期離床・リハ加算	500点

リハビリテーションにかかわる指導料(**表5**):退院後に必要な生活指導や,介護保険のリハビリテーションに移行する際,一定の基準を満たすことで算定が可能な項目がある。

表5 リハビリテーションにかかわる指導料

医療行為	点数
退院時リハビリテーション指導料	300点
退院前訪問指導料	580点
介護保険リハビリテーション移行支援料	500点
目標設定等支援・管理料	初回250点 2回目以降100点

● 精神科領域

　精神科領域において作業療法士がかかわる算定項目は,主に「精神科作業療法」と「精神科ショート・ケアなど」がある。

社会の動向,保健・医療・福祉制度と作業療法

精神科作業療法

　精神科作業療法とは，精神疾患を有する者の社会生活機能の回復を目的として行うものである（**表6**）。

表6　精神科作業療法の点数

医療行為	点数
精神科作業療法	220点（1日につき）

精神科ショート・ケアなど

　精神科ショート・ケアとは，精神疾患を有する者が地域に復帰するため，社会生活機能の回復を目的とする支援である。最初の算定日から1年以内の期間においては，早期加算の算定が可能である（**表7**）。

表7　精神科作業療法の点数・要件など

医療行為	医療行為	早期加算
精神科ショート・ケア	275点（小規模）	20点
	330点（大規模）	
精神科デイ・ケア	590点（小規模）	50点
	700点（大規模）	
精神科ナイト・ケア	540点	50点
精神科デイ・ナイト・ケア	1,000点	50点
重度認知症患者デイ・ケア	1,040点	50点

施設基準

　診療報酬を算定するため，医療行為ごとに**表8**の要件を満たす必要がある。それぞれ作業療法士や患者数によって施設の広さが定められている。

表8　施設基準

医療行為	人員	患者数	時間	施設面積	機械／器具
精神科作業療法	OT最低1人	OT1人に対し50人	1日につき2時間	作業療法実施にふさわしい専用の施設を有する（OT1人あたり50m²，必要時は専用施設以外も可）	使用する消耗材料・作業は医療機関の負担とする

● **管理運営のポイント**

身体障害分野

　身体障害分野における管理運営において，リハビリテーション総合実施計画書と目標設定等支援・管理料シートの適切な取扱が求められる。また疾患別リハビリテーション料においては，物品管理も重要である。病期や地域性により，使用頻度が少ない物品もあるだろうが，紛失・故障した場

合は要件を満たせず算定ができない。チェックリストの作成や物品係の任命など，定期的な管理を保つ仕組み作りが大切である。

精神障害分野

　精神科作業療法における管理運営において，作業療法士1人当たりで患者数と施設の広さが定められており，施設の人員や広さを踏まえた患者数の上限を把握する必要がある。また手工芸などの創作活動，料理などの日常生活活動，パソコン操作などの通信・コミュニケーションなど，作業療法で用いる諸活動が実施できる設備の有無が基準として定められている。身体障害領域と同様，定期的な点検・動作チェックが求められる。

> **アクティブラーニング①**
> ・もし最近受診した医療機関の領収書があれば，算定された医療行為や自己負担額を確認してみよう。
> ・日本の国民医療費はいくらか，時代に合わせてどのような変化をたどっているか調べてみよう。

作業療法参加型臨床実習に向けて

もし実習指導者が，本人や家族に対し，リハビリテーション総合実施計画書を説明する機会があれば，ぜひ見学してほしい。本人に対して，医療チームがどのような目標を立てているか，その目標の達成に向け作業療法はどのような治療をしているかが説明されるかを見学しよう。
施設基準を適切に満たすためには，治療に用いる物品や機械の管理を徹底する必要がある。そのため，チェックリストを用いた物品チェックや機械の動作チェックを定期的に行う施設が多い。安全・安定の医療行為の実現には，卓越した知識や技能だけでなく，地道で着実な管理が不可欠である。

Case Study

- 80歳代男性。構音障害が出現し救急搬送，MRI検査にて微小のラクナ梗塞が確認され，加療目的で入院。職業歴は，高校卒業後に中小企業にて定年まで勤務し，現在は無職。同じく70歳代の妻（無職）と2人暮らし，収入は年金のみである。

Question 1

症例が加入している医療保険はどれか。
a　国民健康保険
b　後期高齢者医療制度
c　健康保険組合

☞ 解答 p.204

Question 2

病院で提供された医療行為に対し，症例が支払う自己負担額は何割か。
a　1割
b　2割
c　3割

☞ 解答 p.204

■ 医療保険制度における課題

　医療保険制度は，社会情勢の変化に合わせて改定されている。とりわけわが国においては，高齢化による医療費の増大と，少子化による財源の不足に対する改定が度々行われている。以下に，医療保険制度の維持が危ぶまれる問題として予想されている，2025年問題と2040年問題について記載する。

● 2025年問題

　2025年に，いわゆる団塊世代の人々が75歳となり，全人口の約18％が75歳以上の高齢者となるという問題のこと[7]。高齢者人口が増えることで，保健医療や介護サービスの需要が高まり，保健医療・介護体制の維持

社会の動向，保健・医療・福祉制度と作業療法

が難しくなることや，医療費の増大により現役世代の保険料が増大することが懸念されている。

● 2040年問題

2040年に，いわゆる団塊ジュニア世代が65歳以上となり，全人口の35％が65歳以上に高齢者となること[7]。また高齢化以上に少子化が深刻になると予想され，現役世代が支払う保険料の増大が懸念されている。これらの問題に対し，作業療法士が解決に貢献できることは何があるだろうか。ぜひ仲間とともに議論してみよう。

3 介護保険制度と作業療法

■ はじめに

疾患によりなんらかの障害を患い，日常生活を営むうえで困難が生じた際，その解決には何が必要だろうか。玄関の段差が上がれなければ，手すりやスロープが必要かもしれない。1人で入浴できなければ，誰かの介護が必要かもしれない。しかしどこに頼むのか，どのくらい費用がかかるのかわからず，不安を抱えてしまうはずだ。そんなとき，私たちを支えてくれる制度が介護保険制度である。

■ 介護保険制度

介護保険制度とは，高齢者の生活を社会全体で支えるための仕組みである。創設以来，介護保険制度は様々な問題を抱えながら，時代に合わせて改定され，現在に至っている。

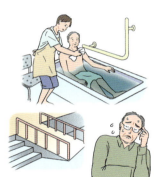

介護サービスが必要になったとき，多くの費用がかかる。

● 歴史

介護保険制度が創設されるまで，高齢者の介護は老人福祉制度と老人医療制度で支えられ，施設入所による保護から在宅生活の支援という方向に舵がとられていた。しかし1990年代から，要介護高齢者の増加，家族の介護負担の増大，高齢者における福祉と医療の連携不足，新たな財源の必要性など，高齢化に伴うさまざまな介護問題が深刻化し，従来の法制度では対応が難しい状況となった。そのため，政府によって新たな制度の創設が検討され，1997年に介護保険法が成立，2000年4月から施行されている[8]。

● 概要

介護保険制度の主な目的は，介護問題を社会全体で支える仕組み作り，自らの意思に基づく自立支援，利用者本位による医療・福祉サービスの総合化，安定した財源確保のための**社会保険方式**[*3]の導入である。このような仕組みを「介護の社会化」とよぶ[8]。

---

*3 社会保険方式
保険料を支払った人々が，給付を受けられるという自立・自助の精神を活かしつつ，強制加入の下で所得水準を勘案して負担しやすい保険料水準を工夫することで，社会連帯や共助の側面を併せもっている仕組み。

保険者は市町村である。市町村は国民に最も身近な行政単位であり，各地域が抱える介護の実情に合わせた柔軟な対応や支援が期待されている。また市町村が財政を安定させ，事務負担が軽減できるよう，国・都道府県・医療保険者・介護保険者が，市町村を重層的に支え合う仕組みになっている。被保険者は，第一号被保険者と第二号被保険者に分けられる。第一号被保険者は65歳以上の者，第二号被保険者は40歳以上65歳未満の医療保険の加入者に区分され，保険料の徴収方法が異なる（**図6**）。

介護保険の給付は，第一号被保険者は要介護・要支援状態と判断された場合，第二号被保険者は老化に起因する疾病（**特定疾病**[*4]）に罹患し，要介護・要支援状態にあると判断された場合に受けられる。

＊4　特定疾病[10]

がん，関節リウマチ，筋萎縮性側索硬化症，後縦靱帯骨化症，骨折を伴う骨粗鬆症，初老期における認知症，進行性核上性麻痺，大脳皮質基底核変性症およびパーキンソン病[※]
※パーキンソン病関連疾患：脊髄小脳変性症，脊柱管狭窄症，早老症，多系統萎縮症，糖尿病性神経障害，糖尿病性腎症および糖尿病性網膜症，脳血管疾患，閉塞性動脈硬化症，慢性閉塞性肺疾患，両側の膝関節または股関節に著しい変形を伴う変形性関節症

表9　介護度と利用限度額

	利用限度額
要支援1	50,320円
要支援2	105,310円
要介護1	167,560円
要介護2	197,050円
要介護3	270,480円
要介護4	309,380円
要介護5	362,170円

（文献11より引用）

図6　介護保険制度の財源構成

公費 50%	国25%	都道府県 12.5%	市町村 12.5%
保険料 50%	第一号保険料（20%）	第二号保険料（30%）	

（文献9より引用）

● 介護度

介護度とは，対象者がどの程度の介護サービスを必要とするかを示す指標である。介護度は市町村が実施する要介護認定にて決定され，要支援1～2，要介護1～5の7段階で区分され，介護度によって受給できる介護サービスの支給限度額が定められる（**表9**）。現在の支給限度額は，2019年10月に改定されたものであり，今後も社会情勢に合わせ変化する可能性がある。一度認定を受けた後も，有効期間の更新や心身機能の変化より，区分が変更される場合がある。

● 介護サービスの種類

介護サービスは，大きく以下の6つに分類される。介護サービスのなかには，地域に合わせた柔軟なサービスが提供される地域密着型サービスと，介護予防に適した軽度者向けの予防給付が含まれるサービスもある。

- 介護の相談，ケアプラン作成（居宅介護支援など）
- 自宅に訪問するサービス（訪問介護，訪問入浴，訪問リハビリテーションなど）
- 施設に通ってもらって行うサービス（通所介護，通所リハビリテーションなど）
- 施設等で生活するサービス（介護老人福祉施設，介護老人保健施設など）
- 訪問・通い・宿泊を組み合わせるサービス（小規模多機能型居宅介護など）
- 福祉用具の利用にかかるサービス（福祉用具貸与，特定福祉用具販売など）

社会の動向，保健・医療・福祉制度と作業療法

> **補足**
>
> **介護報酬の例**[12]
> - 訪問リハビリテーション 307単位（1回につき）×単価10.88円〔東京都多摩市（2級地）〕
> - 訪問リハビリテーション 307単位（1回につき）×単価10.33円〔東京都奥多摩町（6級地）〕

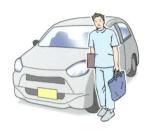

● **介護報酬**

介護報酬とは，事業者が利用者に介護サービスを提供した際，対価として支払われる報酬である[9]。介護報酬は，要介護認定された者は介護報酬，要支援認定された者は予防給付と名称が異なり，支払われる報酬額も異なる。介護報酬は，「単位数」と「単価」を掛け合わせて計算する。単位数とは，提供される介護サービスごとに定められている点数である。単価とは，人件費割合と地域区分によって設定された金額であり，各地域での賃金差を補い公平性を保つ仕組みになっている[12]。

介護報酬は，「基本報酬」と「加算・減算」の2つに分類される。

基本報酬

基本報酬は，サービス内容や提供時間，介護度によって定められており，介護給付費等単位数サービスコードに基づいて算出する。

加算・減算

加算は，専門職の配置や専門サービスの提供など，利用者の利益となるサービス提供・環境整備が認められた際，基本報酬にプラスして算定される項目である。減算は，人員不足や送迎の未実施など，基本報酬の算定や運営基準の要件を満たさない場合，基本報酬にマイナスして算定される項目である。

リハビリテーションに深くかかわる加算として，リハビリテーションマネジメント加算がある。これは通所および訪問リハビリテーションにおいて，「SPDCAサイクル」（survey：調査，plan：計画，do：実行，check：評価，action：改善）を実践するシステムを構築し，継続的にリハビリテーションの質が管理される体制に対する加算である[13]。ほかの項目と異なり，セラピストが中心となって書類業務や利用者・医師との会議における日程調整などを取り仕切るため，算定用件を適切に理解し，他職種との調整を図る必要がある。

● **利用者負担**

利用者負担は基本的に1割，高所得者の場合は2～3割となる。ただし，2023（令和5）年度の報告では，2割負担者が4.6％，3割負担者が3.6％と少数であり，ほとんどが1割負担の利用者である[14]。

● **改定**

介護保険制度は，3年ごとに介護報酬が改定されている。事前に介護事業にかかわる実態調査などが行われ，その結果を参考とし，介護報酬と介護事業の運営基準等が改定される。診療報酬と同様に改定の情報について

は，厚生労働省等で随時掲載されるため，改定内容を理解し，適切な説明
ができるようチェックしておこう。

■ 介護保険制度と作業療法
● サービス利用の流れ

　介護保険制度を利用した作業療法の提供にあたり，介護サービスが実際
に給付されるまでの流れを把握する必要がある。特に退院調整に伴い，介
護サービスの利用を開始する事例が多い。作業療法士が実際に手続きする
場面はないが，患者・家族が不安を抱えることなく円滑なサービス利用に
つながるよう，給付までのプロセスを説明できるようにしておこう。なお
以下は，厚生労働省老健局の介護保険制度の概要（文献9）を参考とする。

要介護認定

　まずは本人や家族が市町村の窓口に連絡し，要介護認定の依頼を申請す
る。申請を受けた市町村は，実際に心身状況等の調査を行い，その調査結
果と主治医からの意見書を踏まえ，コンピュータ判定（一次判定）を行う。
その後介護認定審査会において審査・判定（二次判定）が行われ，介護度を
含めた判定結果が申請者に通知される。原則として，申請から30日以内
に市町村から認定結果が通知される。

介護サービス計画の立案・開始

　介護保険では，利用者の意思に基づいたサービスの選択・決定が基本と
なる。居宅サービスを利用する場合は，居宅介護支援事業者により居宅サ
ービス計画（ケアプラン），施設入所の場合は施設の介護支援専門員により
施設サービス計画（ケアプラン），介護予防サービスを利用する場合は地域
包括ケアセンターにより介護予防サービス計画（介護予防ケアプラン）が，
本人や家族の意向を反映して作成される。

　ケアプランの作成後，計画された各介護サービスの提供者が集まり，利
用者・家族とともに，介護サービスの確認や各自の役割などを話し合うサ
ービス担当者会議を実施する。その後介護サービス開始日を決定し，実際
に介護サービスを受給することができる。

■ 作業療法士のかかわるサービス

　介護保険において作業療法士がかかわるサービスはさまざまだが，特に
かかわりの深いサービスとして，訪問リハビリテーション，通所リハビリ
テーション，入所リハビリテーションがある。これらのサービスの対価と
して介護報酬を算定するためには，要件に準拠した人員・設備等を満たす
必要があり，それを踏まえた管理運営が，安定した介護サービスの提供に
つながる。以下では，通所リハビリテーション[15]，訪問リハビリテーショ

ン[16]，入所リハビリテーション[17]について，それぞれ厚生労働省の資料を参考に，施設基準と管理運営のポイントを概説していく。

● 通所リハビリテーション

施設基準

人員基準は，専任の常勤医師1名，利用者10人に対して1人の従事者（理学療法士，作業療法士，言語聴覚士，看護師，准看護師，介護職員），利用者100人に対して1人のセラピストとなっている。例として1日あたり55人の利用者がいる場合，6人の従事者と1人のセラピストが必要となる。

設備基準は，3㎡に利用定員を乗じた広さを有するリハビリテーション専用の部屋が必要となる。例として，55人の利用者がいる場合，6人の従事者と1人のセラピストが必要となり，定員は69人となるため，約210㎡の部屋が必要となる。

管理運営のポイント

通所リハビリテーションでは，1人で数十人の利用者を担当する場合も多く，診療記録や書類管理に多大な時間を要する。そのため介護保険の管理ソフトやExcelなど表計算ソフトを用いて，診療記録・書類作成の効率化を図るとよい。

また通所リハビリテーションでは，介護士・看護師などの他職種と密接に連携し，利用者とかかわる場面が多い。そのため互いの専門性や役割を尊重しつつ，利用者の自立支援につながる助言や提案ができるコミュニケーション能力が求められる。特に利用者の自立につながるセラピストの助言に，介護士は困惑しやすいという報告[18]もある。他職種の役割を認識したうえで，作業療法の専門性を平易な言葉に言い換える能力も必要である。

● 訪問リハビリテーション

施設基準

人員基準は，専任の常勤医師1名，適当数のセラピストとなっている。セラピストの人数に明確な基準はないが，1日の訪問件数が無理のない範囲に収まるよう人員を確保する必要がある。

設備基準は，病院，診療所，介護老人保健施設，介護医療院であること，指定訪問リハビリテーションに必要な設備および備品等を備えていることが定められている。

管理運営のポイント

訪問業務は基本的に単独行動となり，情報共有や連絡・相談をしづらい。そのため朝礼や夕礼で時間を設けたり，ICT（スマートフォン・タブ

レットなど）を用いたりなど，円滑に情報共有やコミュニケーションができる仕組み作りが重要となる。また利用者の急変や移動中の事故に遭遇した際，冷静に適切な行動がとれるよう，対応の順序や連絡先を明記したフローチャートを作成するなど，非常時に対応できるシステムが必要である。

　訪問リハビリテーションは，領収書や請求書の受け渡しなど，金銭にかかわる対応も求められる。不適切な振る舞いはもちろん，こちらに非がない場合にもクレームを受けることがあるかもしれない。接遇・マナーの教育はもちろん，職員のメンタルヘルスに関するフォローも重要である。

● 入所リハビリテーション

施設基準

　ここでは，介護老人保健施設における施設基準を示す。介護老人保健施設とは，長期入院からの在宅復帰を目的に，短期間入所してリハビリテーションを受ける施設を指す。人員基準は，入所定員100人に対し，常勤医師1名，看護職員9名，介護職員25名，理学療法士・作業療法士・言語聴覚士いずれか1名，介護支援専門員1名である（利用者数に応じて栄養士・薬剤師を要する場合もあり）。リハビリテーションにかかわる設備基準は，定員数×1㎡以上の広さをもち，必要な機械や器具を備えた機能訓練室，十分な広さと設備を有したレクリエーション・ルームである。

管理運営のポイント

　介護老人保健施設の管理運営のポイントに5つの類型がある。この類型は，在宅復帰への支援に関する要件をどの程度満たしているかにより，「超強化型」「在宅強化型」「加算型」「基本型」「その他型」に分類されている[19]。その要件には，リハビリテーション専門職の配置割合や，リハビリテーションマネジメントなどリハビリテーションがかかわる項目が多い。そのため，リハビリテーションにかかわる部署全体の取り組みとして，リハビリテーション提供体制のシステムを構築する必要がある。

　また在宅復帰への支援が充実するほど入所期間が短くなるため，多職種の連携による円滑なケアの提供が必須となる。

● 福祉用具と住宅改修

　利用者の主体的・安全な生活を実現するため，作業療法士は福祉用具の導入や住宅改修の提案をすることがある。その際介護保険を用いることで，利用者の経済的な負担を軽減できる。

福祉用具

　介護保険における福祉用具のサービスには，福祉用具貸与と特定福祉用具販売がある（**表10**）。

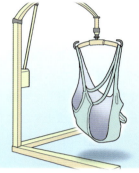

図7 貸与されない福祉用具の例

伸び切った移動用リフトの吊り具。

補足

厚生労働大臣が定める居宅介護住宅改修費の支給に係る住宅改修の種類[23]
一 手すりの取付け
二 段差の解消
三 滑りの防止及び移動の円滑化等のための床又は通路面の材料の変更
四 引き戸等への扉の取替え
五 洋式便器等への便器の取替え
六 その他前各号の住宅改修に付帯して必要となる住宅改修

福祉用具貸与とは，支給限度基準額の範囲内において，自己負担を費用の1〜3割で福祉用具を貸与できるサービスである。貸与の対象品目は13種類あるが，介護度により給付が認められない場合もある[20]。特定福祉用具販売とは，要支援・要介護の区分にかかわらず，10万円までであれば，自己負担を費用の1〜3割で福祉用具を購入できるサービスである。販売の対象品目は5種類であり，①(入浴・排泄など)再利用に心理的抵抗感が伴うもの，②吊り上げリフトの吊り具など，利用に伴い形態・品質が低下するものが対象となる[21](図7)。また2024年の改定から，長期貸与に伴い貸与累計額が販売額を上回るケースが多かった「固定用スロープ」「歩行器」「歩行補助杖」については，貸与か販売いずれかを選択できるようになった[22]。

表10 福祉用具貸与と福祉用具販売の一覧

福祉用具貸与	福祉用具販売
・特殊寝台 ・特殊寝台付属品 ・床ずれ防止用具 ・体位変換器 ・手すり ・スロープ ・車椅子 ・車椅子付属品 ・歩行器 ・歩行補助杖 ・移動用リフト	・腰掛便座 ・自動排泄処理装置の交換可能部品 ・排泄予測支援機器 ・入浴補助用具 ・簡易浴槽 ・移動用リフトのつり具の部品

住宅改修

介護保険における住宅改修のサービスには，居宅介護住宅改修費(要介護)および介護予防住宅改修費(要支援)の支給がある。要支援・要介護の区分にかかわらず，20万円を限度に住宅改修費として支給される制度である。これは1人当たり生涯で20万円と定められているが，「介護の必要の程度」が大きく増加した場合，改めて20万円までの住宅改修費の支給を受けることができる。住宅改修費支給の種類は，「厚生労働大臣が定める居宅介護住宅改修費の支給に係る住宅改修の種類」にて細かい適応基準が明記されている。

> **アクティブラーニング②**
> ・もしあなたが車椅子での生活を余儀なくされたとき，自宅生活を続けるためには，どのような支援が必要か，考えてみよう。
> ・介護保険の申請から認定までの手続きを，あなたの言葉で説明してみよう。
> ・通所，訪問，入所のリハビリテーションにおいて，作業療法士の役割はどのように異なるか，考えてみよう。

作業療法参加型臨床実習に向けて

もし臨床実習指導者が介護サービス担当者会議に出席する機会があれば、ぜひ見学をさせてもらおう。利用者・家族・他職種が一堂に会し、それぞれの役割と要望が話し合われてケアプランが作成されるプロセスは、多職種連携のスキルが発揮される場面の一つである。臨床実習指導者が作業療法の役割や専門性をどのような言葉を用いて説明するか、実際の現場で学ぶチャンスになるはずである。

試験対策 Point

介護保険制度については、全体的な仕組みに関する問題が多い。保険者は誰か、第一号保険者と第二号保険者の違いは何か、特定疾患とは何を指すか、自己負担額の割合と決定要因などは、淀みなく答えられるようにしておこう。介護保険制度を1度しっかり学んでおくと、領域にかかわらず、臨床現場で知識を活かすことができる。

＊5 基本チェックリスト
25項目の質問を基に、生活機能低下の可能性を把握するチェックリストのこと。

Case Study

● 70歳代女性。頸髄損傷に伴う対麻痺。救急搬送後に頸椎椎弓形成術を施行し、回復期病院を経て自宅退院後、訪問リハビリテーションを利用し3カ月が経過している。家族の介助によりベッドから車椅子へ移乗し、日中は車椅子に乗車している。ある日訪問すると、右下腿から大腿にかけて発赤・熱感・腫脹がみられた。左側下腿に異常はみられない。

Question 3

本症例の症状から疑われる最も可能性の高い疾患は何か。
a 深部静脈血栓症
b 心臓弁膜症
c 腎不全

☞ 解答 p.204

Question 4

訪問した作業療法士がとるべき行動は何か。

☞ 解答例 p.204

■ 介護予防事業・日常生活支援総合事業

　介護予防事業・日常生活支援総合事業とは、介護保険制度のうちの地域支援事業の一つであり、市町村が主体となり、地域の実情に応じた支援を行うことで、高齢者の介護予防や社会参加を促す支援である[24]。本項では概要のみを示し、具体的な支援内容については専門書を参考にすることを推奨する。

● 介護予防事業・日常生活支援総合事業の内容

　介護予防事業・日常生活支援総合事業は、主に介護予防・生活支援サービス事業と一般介護予防事業で構成されている。対象者の状態により、利用できる事業内容は異なる。

介護予防生活支援サービス事業

　要支援者・基本チェックリスト＊5で対象者になった者に対し、要介護状態等への移行の予防や、要介護になったとしても地域で活動的な生活が送れるよう支援する事業のこと（**表11**）[24]。作業療法士は、なかでも訪問型サービスC、通所型サービスC（短期集中予防サービス）において、短期間での体力改善やADL/IADLの改善を通じた地域参加の促しが必要な対象者にかかわる専門職としての活躍が期待されている[25]。

社会の動向，保健・医療・福祉制度と作業療法

表11 介護予防・生活支援サービス事業

事業	内容
訪問型サービス	要支援者等に対し，掃除，洗濯等の日常生活上の支援を提供
通所型サービス	要支援者等に対し，機能訓練や集いの場など日常生活上の支援を提供
その他の生活支援サービス	要支援者等に対し，栄養改善を目的とした配食や1人暮らし高齢者等への見守りを提供
介護予防ケアマネジメント	要支援者等に対し，総合事業によるサービス等が適切に提供できるようケアマネジメント

(文献24より引用)

一般介護予防事業

　第一号被保険者とその支援のための活動にかかわる者に対し，市町村が独自に行う事業，民間サービス，地域の互助が役割分担しながら，住民主体の通いの場を通じた地域住民のつながりの醸成，介護予防活動の普及・支援・評価などを行う事業のこと（**表12**）[24]。一般介護予防事業には，地域リハビリテーション活動支援事業という，地域における介護予防の取り組みを強化するため，各事業へリハビリテーション専門職が関与できるよう促進する事業がある[25]。

表12 一般介護予防事業

事業	内容
介護予防把握事業	収集した情報等の活用により，閉じこもり等のなんらかの支援を要する者を把握し，介護予防活動へつなげる
介護予防普及啓発事業	介護予防活動の普及・啓発を行う
地域介護予防活動支援事業	住民主体の介護予防活動の育成・支援を行う
一般介護予防事業評価事業	介護保険事業計画に定める目標値の達成状況等を検証し，一般介護予防事業の評価を行う
地域リハビリテーション活動支援事業	介護予防の取り組み機能強化するため，通所，訪問，地域ケア会議，住民主体の通い場等へのリハビリテーション専門職等による助言等を実施

(文献24より引用)

● **介護予防・日常生活支援総合事業における作業療法士の役割**

　作業療法は，対象者の「活動と参加」を重視し，個別的かつ意味のある活動の実現を支援している。介護予防・日常生活支援総合事業でも同様に，地域住民が地域に参加し，個別的かつ意味のある地域生活の実現と，それを支える互助機能の評価や介入が求められている。またMTDLPを用いた合意形成のプロセスを踏襲し，住民の主体的な取り組みを促進することも，作業療法の専門性を活かした支援の一環となる[26]。

4 障害者福祉制度と作業療法

沼田一恵

■ 障害者福祉制度の歴史（表13）

● 隔離から地域へ

わが国の障害者施策は，身体障害，知的障害などの障害種別ごとに法律が定められ，障害者を社会から隔離し安全に保護，更生する施設福祉を中心に展開してきた。福祉サービスの利用も行政が決定する「措置制度」により，障害者自身の自己決定ができない仕組みであった。その後，障害者の自立および社会参加を推進することを目的に，1970年5月に**障害者基本法**[*6]が制定され地域福祉に転換がはかられた。

> ＊6 障害者基本法
> 障害者の自立と社会参加を支援するための法律で，障害者総合支援法など障害者に関する法律の土台となっている。

● 本人主体の制度へ

2003年の支援費制度の導入により，障害者本人が主体的に福祉サービスを選択して契約できるようになったが，精神障害者は対象外であった。2006年の障害者自立支援法では，精神障害者も含めて障害種別にかかわらず福祉サービスが一元化された。2013年に施行された障害者総合支援法ではサービスの対象に難病患者等が含まれ，それぞれの障害特性などを踏まえたサービスの提供が可能になった（**表13，14**）。

表13 制度の変遷

- 1951年 措置制度：サービスの決定は行政
- 2003年 支援費制度：サービスの決定は本人
- 2006年 障害者自立支援法：精神障害者が含まれた
- 2013年 障害者総合支援法：障害者の範囲に難病等が追加

（文献27より引用）

表14 障害者総合支援法のポイント

- 利用者本位のサービス体系：障害種別にかかわらず利用者ごとに必要なサービスが受けられる
- サービス提供主体の一元化：国や県よりも利用者に身近な市町村がサービス提供者となった
- 支給決定手続きの明確化：障害支援区分認定を設け支給決定の過程を明確にした
- 就労支援の強化：就労への移行や就労を継続するための支援体制を強化した
- 安定的な財源の確保：利用者がサービス利用料を原則1割自己負担することで支援の持続可能性を確保した

（文献28より引用）

> **アクティブ ラーニング ③** 障害者総合支援法で新たに追加された「難病等」について対象となる疾患を調べてみよう。

■ 障害者福祉制度

「障害者の日常生活及び，社会生活を総合的に支援するための法律」（以下，障害者総合支援法）では「障害者及び障害児が基本的人権を享有する個人としての尊厳にふさわしい日常生活又は社会生活を営むことができるよう，必要な障害福祉サービスに係る給付，地域生活支援事業その他の支援を総合

的に行い，もって障害者及び障害児の福祉の増進を図るとともに，障害の有無にかかわらず国民が相互に人格と個性を尊重し安心して暮らすことのできる地域社会の実現に寄与することを目的とする」とあり，障害者の福祉サービスは障害者総合支援法に基づき事業やサービスが体系化されている（図8）。

図8　障害福祉サービス

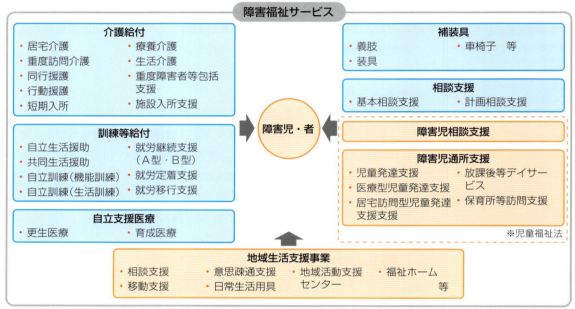

（文献29より引用）

● 障害福祉サービスの利用

　介護給付や訓練等給付を利用するには，市町村がどの程度サービスが必要か，基本動作，日常生活活動（ADL：activities of daily living），意思疎通，行動障害など80項目の調査をし，主治医の意見書，審査会で総合的に決定した障害支援区分が決定する（図9）。その後サービス利用計画に基づきサービスの利用が開始される。

図9　障害程度区分

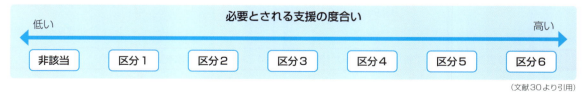

（文献30より引用）

　例えば脳性まひにより，日常的に支援が必要で障害支援区分5の場合，以降のような場面でサービスの利用が考えられる。

Case Study

脳性まひによる四肢体幹機能障害（障害支援区分5の人の暮らしぶりの例）

- ADLは，食事はセッティングにて自立，その他は一部介助。移動は介助型車椅子で下肢の変形予防のため，両足に短下肢装具を着用している。平日はグループホームから，近くの生活介護事業所に通い，手作業やレクリエーション，音楽活動などをしている。週末は自宅に外泊し，両親と過ごしたり，ガイドヘルパーと映画鑑賞などの余暇活動をしている。

場面	利用サービス
グループホームで食事や入浴，着替えなど日常的な生活支援を受ける	共同生活援助
平日に仲間と作業やレクリエーション活動などをする	生活介護
休日に余暇活動をする	移動支援
グループホームで電動ベッドや移動用リフト，身体に合った車椅子や装具を用意する	補装具給付 日常生活用具給付

● 障害者手帳

　障害者手帳とは，身体障害，知的障害，精神障害を有すると認定された場合，それぞれ「身体障害者手帳」「療育手帳」「精神障害者保健福祉手帳」が自治体から交付される。手帳の交付には，医師の診断書や専門機関（**児童相談所，更生相談所**[*7]）の判定結果を基に自治体へ申請が必要で，障害ごとに申請方法や受けられる支援，サービスが異なる。補装具の給付や公共交通機関での割引制度はその一例である（**表15**）。

> ***7　児童相談所，更生相談所**
>
> 児童相談所や更生相談所は，障害の有無について判定する機関であり，判定を基に療育手帳，身体障害者手帳が交付される。

表15　障害者手帳

	身体障害者手帳	療育手帳	精神障害者保健福祉手帳
交付	・都道府県知事 ・指定都市の市長 ・中核市の市長	・都道府県知事 ・指定都市の市長 ・児童相談所を設置する中核市の市長	・都道府県知事 ・指定都市の市長
障害分類	・視覚障害 ・聴覚・平衡機能障害 ・音声・言語・咀嚼障害 ・肢体不自由（上肢不自由，下肢不自由，体幹機能障害，脳原性運動機能障害） ・心臓機能障害 ・腎臓機能障害 ・呼吸器機能障害 ・膀胱・直腸機能障害 ・小腸機能障害 ・HIV免疫機能障害 ・肝臓機能障害	・知的障害	・統合失調症 ・気分（感情）障害 ・非定型精神病 ・てんかん ・中毒性精神病 ・器質性精神障害（高次脳機能障害を含む） ・発達障害 ・その他の精神疾患

（文献31より引用）

アクティブラーニング④　障害者の実態把握のために障害者手帳の取得者数を調べてみよう。

■ 就労支援[32, 33]

障害者が自立し社会参加していくために，職業的な自立を果たすことは重要である。障害者の就労を促進するために，障害福祉サービスのなかで就労のための準備や訓練，就労に関する相談などの支援体制がある。

● 障害者に対する就労支援サービス

- 就労移行支援：一般企業での雇用を目指し，就労移行支援を行う事業所へ通所，また職場実習を通じて必要な知識および能力を獲得する。利用者ごとに標準期間(24カ月)内で利用期間を設定するのが特徴である。
- 就労継続A型：一般企業での雇用は難しいが，就労継続A型事業所と雇用契約を結び，就労に関する支援を受けながら働く。利用期間の制限はない。事業所と雇用契約を結ぶため，最低賃金が保障されていることが特徴である。
- 就労継続B型：雇用契約に基づく就労は困難だが，就労機会や生産活動の提供を受けることができる。就労継続A型と異なり，雇用契約は結ばない。利用期間の制限はなく，就労移行支援を利用したが一般企業等の雇用に結びつかなかった，就労A型を利用していたが年齢や体力面で雇用継続が難しくなったが，就労の希望がある人などが利用している。
- 就労定着支援：就労移行支援や就労継続支援などを利用し，一般企業に新たに雇用された障害者で就労に伴う環境の変化により生活に課題が生じた場合，課題の把握と企業や関係機関との調整を行い，課題解決に向けた支援を行う。

障害者の就労については，令和5年障害者雇用状況の集計によると，雇用障害者数，実雇用率ともに過去最高を更新しており64万2,178人であった。一方で特別支援学校高等部卒業者の多くは福祉施設等を利用しており，就職者の割合は約29.3％に留まっていることからも，障害者の就労支援のニーズは今後も高まると予測される。

■ 障害福祉と作業療法士の役割

障害福祉の対象は，児童から成人まで幅広く，教育や就労などライフステージごとのニーズや課題も個別性が高く，障害特性を踏まえ状況に応じた支援が求められる。また障害者の高齢化も課題となっており，医療職の配置が少ない障害福祉分野において，疾患・障害についての医学的知識がある作業療法士への期待は高い。

作業療法士は，「放課後等デイサービス」「就労継続支援」「生活介護」「自立訓練(機能訓練)」において配置基準があるが，その他の施設でも利用者の治療，指導，支援を行っている実態がある(**表16**)。

補足

放課後等デイサービス
障害のある子どもに対して，学校の終了後や休みの日に生活能力向上のための支援や，保護者および関係機関への支援も行う。具体例として，低学年であれば遊びをとおして順番やルールの理解を促す，高学年では社会参加の一環で地域の清掃活動等に参加するなど，個別支援計画に基づいた支援をする。

表16　作業療法士の勤務先

児童福祉法関連	児童発達支援支援，医療型児童発達支援，放課後等デイサービス，保育所等訪問支援，保育所，幼保連携型認定こども園，児童養護施設，障害児入所施設，児童発達支援センター，情緒障害児短期治療施設，児童自立支援施設
障害者総合支援法関連	障害福祉サービス事業所，障害者支援施設，相談支援事業所，基幹相談支援センター，地域活動支援センター，福祉ホーム
その他	児童相談所，身体障害者更生相談所，知的障害者更生相談所，精神保健福祉センター，特別支援学校など

(文献34より引用)

障害者支援には，前述のとおり障害特性を踏まえ状況に応じた支援が求められるが，作業療法士は障害特性を踏まえた生活行為の評価（見立て）に基づいて，活動や参加がしやすい環境の提案や調整ができる強みがある。作業療法士の強みを生かして，障害者の支援にかかわる作業療法士の例を**表17**にあげる。

作業療法士は，障害や疾患にかかわらずその人の「生活行為」に焦点を当ててアプローチする。そのため障害福祉分野では，身体・知的・精神の三障害者に対応する作業療法士[27]はその人らしく自立した生活を送ることができるよう，生活機能の評価や予後予測（見立て），また医療と福祉の橋わたし，他機関との連携促進など，支援チームのなかでも期待されている。

表17　作業療法士の障害者支援の例

障害者支援施設における社会参加	施設内でeスポーツの大会を開催。eスポーツをするためのスイッチの選定や設定などの環境調整を担い，大会を盛り上げている
高次脳機能障害者の居場所作り	退院後の生活環境の変化などに対応するため，地域活動支援センターに作業療法士が勤務している
精神障害者の就労支援	障害特性上不得意であるコミュニケーション能力向上のためのカフェの運営を提案し，接客業のサポートを行っている
発達障害者の運転免許取得支援	地域特性上，運転免許の必要性が高く自動車教習所のグループ会社の障害福祉サービス事業所で自立訓練（生活訓練）の一環で免許取得の支援をしている
医療機関による就労支援	院内に就労支援チームを立ち上げ，入院中から就労に対するニーズを丁寧に聞き取り，就労支援の必要性の有無などを確認したうえで治療につなげ，退院後も勤務状況や課題を電話でヒアリングしている

> **アクティブラーニング ⑤** 作業療法士の障害者支援の例から，ほかにも地域の障害のある人に対してどのような支援ができるのか考えてみよう。

補足

加齢に伴う諸機能の変化
筋機能（Ⅱ型筋線維の割合の減少），関節機能（関節軟骨の変性），骨機能（骨塩量の低下），循環機能（収縮期血圧の上昇，左室駆出率の低下），代謝機能（オステオポローシスの出現），神経系・精神機能（うつ症状の出現，記銘力の低下，最大伝導速度の減少）などが挙げられる。

5　地域包括ケアシステムと作業療法
宮寺亮輔

■ 地域包括ケアシステム

地域包括ケアシステムとは，団塊の世代が75歳以上となる2025年を目途に，重度の要介護状態となっても住み慣れた地域で，自分らしい暮らしを人生の最後まで続けることができるよう，**住まい・医療・介護・予防・生活支援が一体的に提供されるような体制づくり**（**図10**）のことを指す。地域包括ケアシステムは，おおむね30分以内に必要なサービスが提供されるよう，中学校区を基本とした日常生活圏域に整備していくことを目指している。

社会の動向，保健・医療・福祉制度と作業療法

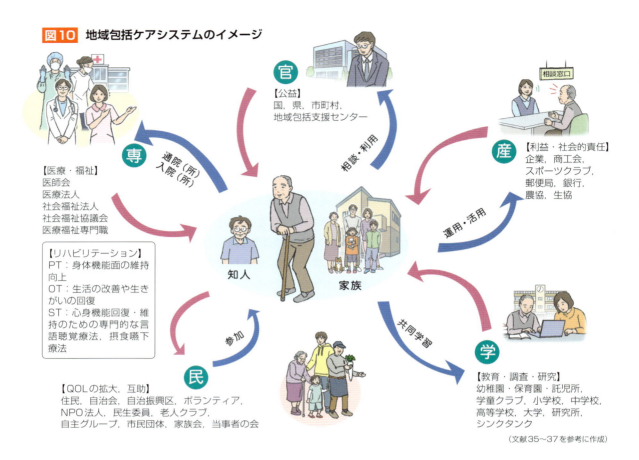

図10 地域包括ケアシステムのイメージ

(文献35〜37を参考に作成)

● 地域包括ケアシステムの動向

　地域包括ケアシステムは，1970年代半ばに広島県尾道市御調町などの地域ケアの先進事例を基に作られた。通いの場づくりを中心とした介護予防施策に専門職が関与することの効果が示された一方で，ADLおよび認知症状などの要介護状態等の軽度化施策では効果が限定的であったとの報告[38]があるように，75歳人口が増加し続ける現下では，人材不足，認知症，財政の持続性，介護保険のあり方[39]が課題である。これらの課題解決を検討するうえで，加齢に伴う諸機能の変化を理解しその時代の介護のニーズや予防の手立てに関する情報をアップデートしていくことが重要である。

　2024年度現在，**フレイル**[*8]予防や認知症ケアは，重要な施策に位置づけられている。さらにこれからの地域づくりの戦略には，**通いの場**[*9]や**地域ケア会議**を有効活用すること，地域課題に対応する生活支援が求められる[39]。

● 地域包括ケアシステムの構成要素

　厚生労働省は，地域包括ケアシステムを次の5つの構成要素が互いに連携しながら有機的な関係を担っていることから，その様を植木鉢に例えている。地域における生活の基盤となる**住まい・住まい方**，**生活支援・福祉**

---

*8 **フレイル**
加齢とともに心身の活力（運動機能や認知機能）が低下し，複数の慢性疾患の併存などの影響もあり，生活機能が障害され，心身の虚弱性が出現した状態であるが，一方で適切な介入・支援により，生活機能の維持向上が可能な状態像を指す。

*9 **通いの場**
厚生労働省は，通いの場を①介護予防に資すると市町村が判断する通いの場であること，②住民が主体的に取り組んでいること，③通いの場の運営について，市町村が財政的支援を行っているものに限らないこと，④月1回以上の活動実績があるもの，と定義している。

試験対策Point

地域作業療法
地域包括ケアシステムへの作業療法士の参画を検討するには，地域における作業療法のニーズや，地域包括ケアシステムにかかわる他職種の業務内容の理解を理解することが大切である。

サービスをそれぞれ，植木鉢，土ととらえ，専門的なサービスである**医療・看護，リハビリテーション・介護，保健・予防を植物ととらえている**。高齢者のプライバシーと尊厳が十分に守られた「住まい・住まい方」が提供され，その住まいにおいて尊厳ある生活が継続できるための「生活支援・福祉サービス」があることが基本的な要素となり，担い手も多様になってきている。そのような養分を含んだ土を整えたうえで，体調変化や生活課題に対応した「医療・看護」「リハビリテーション・介護」「予防・保健」を行う専門職が，いきいきとした葉として効果的な役目を果たすと考えられている。これらの連携をコーディネートする機関として**地域包括支援センター**がある。

■ 地域ケア会議

地域ケア会議は，2015年頃に高齢者個人に対する支援の充実と，それを支える社会基盤の整備とを同時に進めていく，地域包括ケアシステムの実現に向けた手法として，基礎自治体によって開始された。地域ケア会議では，個別ケースについて検討する**地域ケア個別会議**と地域課題について検討する**地域ケア推進会議**を連動させながら，地域での尊厳あるその人らしい生活の継続を目指す。

地域ケア個別会議は，日常生活圏内において地域包括支援センターが主催し，行政，専門職(医療・福祉)が参加する。地域ケア推進会議は，市町村または地域包括支援センターが主催し，行政，専門職(調査・研究，医療・福祉)，民間，市民とで地域課題を話し合い，政策形成に役立てる。地域ケア会議での作業療法士の役割は，**認知機能などの心身機能や入浴動作などのADL，調理などの手段的ADL(IADL：instrumental ADL)，余暇活動，道具の選定や環境調整などの能力の見極めや，支援方法の助言指導**である。また生活行為，自立支援の観点から，**高齢者や障害者の活躍の場作り，住民主体の場作りや，バリアフリーに関する提案**なども求められている[40, 41]。

■ 作業療法士と地域との連携の実際

地域課題や生活課題を検討する地域包括ケアシステムにおいて，作業療法士の役割は大きい。地域との連携を図る際に作業療法士がリーダーシップをとるためには，対象者の住む地域における人や場の力を活用するための知識やスキルが必要である。

アクティブラーニング⑥ 今までできていた社会活動の機会が減ってしまった対象者の生活支援を検討するうえで，どのような情報を収集していくとよいかを考えてみよう。

● ポピュレーションアプローチとハイリスクアプローチ[42]

　ポピュレーションアプローチとは，集団に対して健康障害へのリスク因子の低下を図る方法である。集団全体への早い段階からのアプローチにより影響量も大きくなり，多くの人々の健康増進や疾病予防に寄与しうる利点がある。その一方，不十分な介入では健康格差を拡大させるというリスクもある。

　対象集団や健康課題に応じて，適切なアプローチを選択，組み合わせて実践・展開することが必要である。ポピュレーションアプローチとハイリスクアプローチの利点・欠点を理解したうえで組み合わせる（ベストミックスする）ことが必要である（**表18**）。このポピュレーションアプローチを効果的に展開するためには，**PDCAサイクル（特にplan）を循環させるプロセス**[*10] の理解が重要である。その実際は，**対象集団を性・年齢・職域・生活圏などで区分し，各々の集団に最も有効な手法を取ること**などである。

> **＊10 PDCAサイクルを循環させるプロセス**
>
> ①事業の振り返り，②現状の把握，③健康課題の抽出，④背景や要因の分析，⑤健康課題・対象の明確化，⑥優先課題・順位の決定，⑦目的と方法の決定（実施計画，評価指標，評価計画の設定）

表18　ポピュレーションアプローチとハイリスクアプローチの対比

評価名	ポピュレーションアプローチ	ハイリスクアプローチ
対象	低リスク群，境界域を含む集団全体	高リスク群
役割	主として1次予防	主として2次予防
利点	・集団全体に効果が及ぶ ・集団全体としての発症者の減少効果が大きい ・集団からハイリスク者を選ぶ手間が省ける	・方法論が明確で，対象を把握しやすい ・個人への効果が高い ・対象を絞ることができる
欠点	・個人への効果が低い ・不十分な介入の場合，健康格差縮小の効果が低い ・漠然と実施した場合，費用対効果が低い	・成果は一時的，限定的なことが多い（事業終了後，維持するのが難しい） ・集団全体への波及効果が小さい ・スクリーニング費用がかかる

（文献42を参考に作成）

> **作業療法参加型臨床実習に向けて**
>
> 地域作業療法実習を主体的に体験していくために，まず実習先の施設が地域でどのような役割を担っているかを確認しておこう。

> **補足　PDCAサイクル**
>
> 下記の一連のプロセスを繰り返し行うことで，業務の改善や効率化を図る手法の一つである。
> - plan（計画）：目標の設定とそのための計画作りを行う。
> - do（実行）：計画を実行する。
> - check（評価）：実施した結果を評価して分析を行う。
> - action（改善）：評価結果から改善や対策を行い，次の計画につなげる。

● 生活行為向上マネジメント

　地域包括ケアシステムにおける効果的な生活支援については，生活課題に必要な要素を分析し，改善のための支援計画を立てそれを実行するという点で，**生活行為向上マネジメント**[*11]が有効である。生活行為向上マネジメント（MTDLP）は，2008年より地域包括ケアシステムにおける**活動と参加，自立支援**の具体的なアプローチとして，日本作業療法士協会が開発した。MTDLPは，地域包括ケアシステムが目指す地域での尊厳あるその人らしい生活の継続を可能にするために必要な対象者が望む生活，対象

**＊11 生活行為向上マネジ
メント（MTDLP：
management
tool for daily life
performance）**

作業療法士の一つの臨床思
考過程を説明したものであ
り，本人にとって「やりた
い」と思っている生活行為に
焦点を当てたマネジメント
ツールである。対象者がよ
りよい生活を送れるように
なるために7段階のプロセ
スで構成され，3つの基本
ツール（生活行為聞き取り
シート，生活行為向上マネ
ジメントシート，生活行為
申し送り表）を活用する。

者自らの生活課題，対象者ができる能力（強み）等の情報を見える化できる
ツールである。またMTDLPは，目標立案の際，地域の力を借りながら，
新しい仲間作りの場や楽しみとなるような生きがい活動の場へ参加してい
くことにも焦点を当てている。よって作業療法士は，その人が暮らす地域
の社会資源を把握し，生活行為向上プランシートを使って地域住民も支援
者として協力依頼する[41]等，**対象者の生活支援に関連する人や環境をマネ
ジメント**していくことが求められる。

Case Study

飲食店を経営し客との会話を愉しみに暮らしていたケース

- 60歳代男性，妻と2人暮らし，要介護度1。脳梗塞を呈するも，リハビリテーシ
ョン病院退院時には入浴以外のADLが自立し，杖を使用しての屋外歩行（約300
m）も可能になっていた。本人からは，以前のように手料理をふるまって客と会話
を楽しみたいという希望が聞かれた。合意した具体的な生活行為の目標は，「簡単
な一品料理を調理できる」「食事摂取量（特に飲酒量）を自己管理できる」「体力向上
と健康増進のため定期的に運動する機会を作る」であった。

Question 5

このケースの生活行為向上プランとしての基本的・応用・社会適応プログラム
には，何が挙げられるか。またどのような支援者にどのような協力依頼をする
とよいか。

☞ 解答例 p.204

6 その他の制度と作業療法

今井 考

■ 老人福祉法

老人福祉法は，高齢者の生活が安定するために必要な措置を行い，福祉
を図るための法律である。主に老人保健福祉計画の作成を義務化し，老人
福祉施設および老人居宅生活支援事業の内容を示す法令である。以降は，
文献43を参考に概説していく。

● 成立の背景と経過

1963年に老人福祉法が施行され，当時の日本は高度経済成長期だっ
た。地方から都市へ人口が流出し，核家族化が進んだ結果，家庭内で高齢
者を介護することが難しく，従来の家族の在り方が大きく変化した。その
ため，高齢者が健康を保ち，安定した生活が送れるよう福祉制度を促進す
る目的で，老人福祉法が制定された。その後，高齢者の医療費無償化と撤
廃，老人保健法・介護保険法など，時代の潮流に合わせて改正がなされ，
現行の制度に至っている。

● 老人保健福祉計画

老人保健福祉計画とは，長寿化する社会のなかで，高齢者の保健福祉に

社会の動向，保健・医療・福祉制度と作業療法

関する政策目標と，その実現のために取り組む施策について，市町村が立案する計画である[44]。市町村は国民に最も身近な行政単位であり，各地域が抱える高齢者の保健福祉のニーズに合わせて計画されている。

> **＊12 レスパイト**
> 在宅介護や在宅医療を受けている者や，家族や介護者の休養・休息のため，一時的な入院を行うこと。

● 老人福祉施設

老人福祉施設とは，老人福祉法に基づき提供される施設サービスである（**表19**）。地方自治体や社会福祉法人が運営する公的施設であるため，比較的低価格な傾向にあり，介護保険が適用される。

表19　老人福祉施設

老人デイサービスセンター	65歳の高齢者を対象に，入浴・食事などの介護サービス，機能訓練・レクリエーションなどを日帰りで提供する施設である
老人短期入所施設	本人の心身状況の変化や家族の体調不良など，居宅にいて介護を受けることが一時的に難しくなった高齢者が，短期間のみ入所し介護サービスを受ける施設である。家族の**レスパイト**＊12 を目的とした利用も多い
養護老人ホーム	家庭環境や経済状況の理由により，家庭での生活が難しい65歳以上の高齢者が入所し，食事や健康管理等の介護サービスを受ける施設である
特別養護老人ホーム	身体上・精神上の著しい障害のため，常時介護が必要で在宅生活が難しい65歳以上の高齢者に対し，入浴・排泄など身体介護を含めたサービスを受けることができる施設である。基本的には要介護3以上の介護度認定が条件となるが，症状により日常生活への支障が頻繁に生じたり，深刻な虐待など心身の安全が危ぶまれたりする場合は，特例的に入所が認められる
軽費老人ホーム	家庭・住宅環境により在宅生活が困難な高齢者が入所し，必要な生活上のサポートを受けることができる施設である。食事が提供されるA型，利用者が自炊するB型，ケアハウスとよばれるC型に分類される
老人福祉センターおよび介護支援センター	老人福祉センターは，地域の高齢者の相談に対応し，健康増進・レクリエーションなどのサービスが，無料もしくは低額で総合的に提供される施設である。介護支援センターは，高齢者の在宅生活における介護の相談に応じ，各機関との連絡調整を行う施設である

● 老人居宅生活支援事業

老人居宅生活支援事業とは，老人福祉法に基づき提供される居宅サービスである。いずれの事業も，介護保険法にて同内容のサービスが存在するが，経済状況などやむを得ない理由により介護保険法によるサービスを受けられない場合に，措置として提供される（**表20**）。

表20　老人居宅生活支援事業

老人居宅介護等事業	身体上または精神上の障害により，日常生活を営むのが困難な65歳以上の高齢者に対し，介護士が自宅を訪問し，入浴等の身体介護，掃除や洗濯などの生活援助，通院に伴う乗車・降車の介助といった介護サービスを提供する
老人デイサービス事業	身体上または精神上の障害により，日常生活を営むのに困難な65歳以上の高齢者に対し，利用者が日帰りで施設に通い，入浴などの身体介護，機能訓練や介護指導などの介護サービスを提供する
老人短期入所事業	家族の体調不良などの理由により，自宅で介護を受けることが一時的に困難な高齢者に対し，短期間の施設入所と介護サービスの提供を行う
小規模多機能型居宅介護事業	要介護認定された高齢者に対し，日帰りを中心に，入浴等の身体介護，日常生活の世話や機能訓練などの介護サービスを提供する。利用者の希望に合わせ，訪問や宿泊を組み合わせることもできる
認知症対応型老人共同生活援助事業	認知症により日常生活の営みに支障がある65歳以上の高齢者に対し，共同生活を行う住居で，入浴等の身体介護や機能訓練などの介護サービスを提供する
複合型サービス事業	身体上または精神上の障害により，日常生活を営むのが困難な65歳以上の高齢者に対し，訪問看護と小規模多機能型居宅介護を組み合わせ，一体的に提供する介護サービスである

● 作業療法士がかかわるサービス

　老人福祉施設において，作業療法士は機能訓練指導員として，利用者に対し個別または集団での機能訓練を実施することができる。機能訓練指導員とは，日常生活を営むのに必要な機能の減退を防止するための訓練を行う能力を有する者[45][*13]と定義され，作業療法士を含めた8つの資格を有することが求められている。さまざまな利用者がもつ多様なニーズに応えるためには，作業療法士がすべてを担うのではなく，施設スタッフとの協働が必須となる。そのため，作業療法の専門性を平易な言葉に言い換えや，お互いを尊重しながら助言・指導を行うコミュニケーション能力，情報共有の仕組み作りが求められる。

■ 高齢者の医療の確保に関する法律（高齢者医療確保法）

　高齢者の医療の確保に関する法律とは，高齢者における適切な医療の確保を図るため，医療費適正化に向けた計画作成，保険者による健康診査の実施，前期高齢者にかかわる保険者間の費用負担の調整，後期高齢者に対する適切な医療の給付等を行うために，必要な制度を規定している。以下は文献46を参考に概説していく。

● 成立の背景と経過

　高齢者の医療は，1982年に作られた老人保健法により，予防から医療・リハビリテーションまでのサービスの一本化や高齢者の医療費を国民全体で支える基礎作りが進められた。一方，高齢者の保険料の扱いの不明瞭さ，保険料を管理・運営する責任所在の不明確さ，保険料の地域差拡大が問題となり，新たな高齢者医療制度の創設が求められていた。そこで2006年度に老人保健法が全面的に改正され，高齢者医療確保法が制定された。

● 仕組み

　高齢者医療確保法について，前期高齢者に係る保険者間費用負担の調整と後期高齢者医療制度を概説する。

前期高齢者に係る保険者間費用負担の調整

　前期高齢者（65歳以上75歳未満）は，定年に伴い退職が増加する年代である。そのため，雇用者保険から国民健康保険に変更される者が増加し，保険者間で医療費の不均衡が発生する。そこで前期高齢者の加入率を基準とし，加入率を下回る保険者から，加入率を上回る保険者に対し，前期高齢者納付金を納付することで，不均衡を是正する仕組みである。

＊13 日常生活を営むのに必要な機能の減退を防止するための訓練を行う能力を有する者[45]

看護師または准看護師，理学療法士，作業療法士，言語聴覚士，あん摩マッサージ指圧師，柔道整復師，鍼灸師が該当する。

作業療法参加型臨床実習に向けて

医療機関から老人福祉施設への退院が決まったら，臨床実習指導者に退院に向けた治療内容と退院先への申し送りについて，どのような工夫や取り組みをしているか，ぜひ質問してみよう。機能訓練指導員の有無，日中の行動の自由さ，介護体制の程度により，申し送る情報や伝え方が大きく異なるはずである。

社会の動向，保健・医療・福祉制度と作業療法

後期高齢者医療制度（長寿医療制度）

後期高齢者医療制度とは，75歳（一定の障害がある場合は65歳以上）の高齢者を対象とする独立した医療制度である。都道府県ごとに全市区町村が加入する後期高齢者医療広域連合が運営を担い，保険料の決定や医療費の支給を行う。保険料は都道府県ごとの条例で異なり，世帯人数と所得により負担額が決定され，市区町村の窓口が徴収する。健康保険における被扶養者に相当する制度がないため，加入者全員が被保険者であり，全員が保険料を負担する仕組みとなっている。保険給付は健康保険と同様であり，医療費の自己負担は1割（所得に応じて1〜2割）となっている。

アクティブラーニング⑦
・老人居宅生活支援事業の各サービスが，どの介護保険サービスに対応するか調べてみよう。
・機能訓練指導員として働く際，それぞれの資格でどのような専門性を発揮できるか，考えてみよう。

試験対策 Point

老人福祉法において，老人福祉施設と老人居宅生活支援事業について説明できるようにしておこう。老人福祉施設は，各種類の対象とサービス内容，老人居宅生活支援事業は各種類のサービス内容と対応する介護保険法におけるサービスを理解し，適切に説明できるよう知識を整理しておく必要がある。
高齢者の医療の確保に関する法律については，後期高齢者医療制度について説明できるようにしておこう。保険者はどこか，被保険者の対象条件は何か，自己負担額の割合などの知識を整理しておこう。

◎補足　高齢者に関する医療を含めた社会保障における課題と作業療法

高齢者に関する医療を含めた社会保障における課題として，2050年問題が挙げられている。2050年問題とは，2025年から2050年にかけて，高齢者人口がピークを迎えると同時に，現役世代の人口減少が加速する展望のことである[47]。高齢者の人口増加は，医療や介護費用の増加を意味し，医療・介護の崩壊を防ぐためには，現役世代が担い手として社会を支える必要がある。しかし現役世代の人口は減少の傾向が強まると予想され，増税や医療保険料の増大は避けられず，生活水準のさらなる低下が懸念されている。

上記の課題に対し，作業療法士はどのようなサービスを提供し，解決につなげられるだろうか。そのうちの1つとして，介護予防への取り組みが挙げられる。介護予防とは，高齢者が要介護状態等になることを予防し，介護状態の改善や悪化防止に取り組むことである[48]。作業療法においては，作業療法士が貢献できる1つの取り組みとして，生涯現役を希望する高齢者に対する支援が挙げられる。厚生労働省の調査によると，高齢者の80%が70歳を過ぎても働きたいと希望している[49]。現役で働く健康な高齢者が増えることは，医療費の削減や社会保険料の軽減を期待できるだけでなく，高齢者自身の自己実現や社会的役割の保持にもつながる。そのような高齢者に対し，作業療法士は方法や環境に対してアプローチを行い，心身的な負担を軽減しつつ，「仕事をする」という作業の実現に貢献できるのではないだろうか。

一方でそのような社会の風潮が進めば，当然「仕事を辞める」という選択の重みはより一層強まるはずである。仕事をリタイアした後，「自分らしさ」の喪失を味わう者も増えるだろう。そのような人々に対し，これまで経験してきた人生を振り返り，「あなたらしくいられる作業」をみつけて，退職後の生活を支援することも作業療法の仕事ではないだろうか。

■ 就学支援における作業療法

近年，教員の業務負担が問題となっている学校教育において，多様な経験や専門性をもつ外部専門家との連携が重要視されている。そのなかに作業療法士も含まれており，就学支援における作業療法の充実が課題となっている[50]。本項では作業療法士がかかわる就学支援制度の概要を解説。なお，具体的支援内容は各専門書での確認を推奨する。

● 学びの場の種類（図11）

障害のある児童生徒の就学先は，障害の状態，必要な支援内容，教育体制の状況，本人・保護者・専門家の意見など，総合的な観点から教育委員

会が決定する仕組みとなっている[51]。また，これらは教育基本法や障害者基本法により規定されている[52]。

特別支援学校

障害のある幼児児童生徒に対して，幼稚園，小学校，中学校または高等学校に準じた教育を行い，障害による学習や生活の困難の解消・自立を促す支援を行う学校である[51]。

特別支援学級

小学校，中学校等において障害のある児童生徒に対し，障害による学習や生活の困難の解消を促す支援を行う学級である[51]。

通級指導教室

小学校，中学校，高等学校等において，通常の学級に在籍し，一部に特別な指導を必要とする児童生徒に対して，障害による学習や生活の困難に応じた特別な支援を行う指導形態である[51]。

通常の学級

小学校・中学校・高等学校にも障害を抱える児童生徒は在籍している。全国の公立小・中学校への調査では，知的発達に遅れはないが，学習や行動で著しい困難を示す児童生徒は6.5％いたと報告された[53]。

図11 学びの場の種類

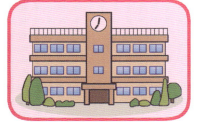
a 特別支援学校

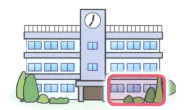
b 特別支援学級

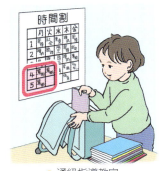
c 通級指導教室

a：視覚障害者，聴覚障害者，知的障害者，肢体不自由者または病弱者（身体虚弱者を含む）
b：知的障害者，肢体不自由者，病弱者および身体虚弱者，弱視者，難聴者，言語障害者，自閉症者・情緒障害者
c：言語障害者，自閉症者，情緒障害者，弱視者，難聴者，学習障害者，注意欠陥多動性障害者，肢体不自由者，病弱者および身体虚弱者

（文献51を参考に作成）

● 作業療法士のかかわりの例

就学支援における作業療法の例として，学校作業療法を取り上げる[54]。学校作業療法の目的は，児童生徒の問題行動の解決に焦点を当てるのではなく，本人・保護者・教員のしたいこと，期待されていることの実現を目標とし，教室という生活の場をとおして実現できるよう，チームで支援を行うことである。作業療法士は，A-DOC（aid for decision-making in

> **補足**
> 就学支援におけるキーワードとして，「インクルーシブ教育」と「医療的ケア児」がある。作業療法も関連する領域であるため，意味や取り組みを調べてみよう。

occupation choice）やS-AMPS（school version of the assessment of motor and process skills）などの専門技術を活用しながら，あくまで教員が中心となり支援プランを作成できるようサポートし，児童生徒のエンパワメントを意識した支援が実施されている。

　就学支援の領域では，作業療法士が直接介入するのではなく，教員や保護者など，他者への助言を通じて，児童生徒の変容を促すコンサルテーション型でかかわることが多い。よりよい支援の実現には，作業療法士が児童生徒や教員などの他者理解に努め，利他的に相手を活かす姿勢が大切である[55]。

【引用文献】

1) 厚生労働省：社会保障とは何か．（https://www.mhlw.go.jp/stf/newpage_21479.html，2024年8月現在）
2) 厚生労働統計協会：保険と年金の動向 2022/2023，厚生労働統計協会，2022．
3) 厚生労働省：診療報酬制度について．（https://www.mhlw.go.jp/bunya/iryouhoken/iryouhoken01/dl/01b.pdf，2024年8月現在）
4) 厚生労働省：日本の医療保険制度について．（https://www.mhlw.go.jp/file/06-Seisakujouhou-12400000-Hokenkyoku/0000172084.pdf，2024年8月現在）
5) 厚生労働省：別表第一 医科診療報酬点数表．（https://www.mhlw.go.jp/content/12404000/000907834.pdf，2024年8月現在）
6) 厚生労働省：資料4 社会保障給付費の範囲について．（https://www.mhlw.go.jp/stf/shingi/2r9852000001otuv-att/2r9852000001otz3.pdf，2024年8月現在）
7) 厚生労働省：令和5年版 厚生労働白書―つながり・支え合いのある地域共生社会―．（https://www.mhlw.go.jp/wp/hakusyo/kousei/22/dl/zentai.pdf，2024年11月現在）
8) 厚生労働統計協会：保険と年金の動向 2022/2023，厚生労働統計協会，2022．
9) 厚生労働省老健局：介護保険制度の概要．（https://www.mhlw.go.jp/stf2/shingi2/2r9852000000qr66-att/2r9852000000qr96.pdf，2024年8月現在）
10) 厚生労働省：特定疾病の選定基準の考え方．（https://www.mhlw.go.jp/topics/kaigo/nintei/gaiyo3.html，2024年8月現在）
11) 厚生労働省：2019年度介護報酬改定について．（https://www.mhlw.go.jp/content/12601000/000478355.pdf，2024年8月）
12) 厚生労働省老健局：地域区分．（https://www.mhlw.go.jp/content/12300000/001146441.pdf，2024年8月現在）
13) 厚生労働省：介護老人保健施設（参考資料）．（https://www.mhlw.go.jp/file/05-Shingikai-12601000-Seisakutoukatsukan-Sanjikanshitsu_Shakaihoshoutantou/0000174012.pdf，2024年8月現在）
14) 厚生労働省老健：給付と負担について（参考資料）．（https://www.mhlw.go.jp/content/12300000/001119101.pdf，2024年8月現在）
15) 厚生労働省：通所リハビリテーションの報酬・基準について．（https://www.mhlw.go.jp/content/12300000/000695025.pdf，2024年8月）

16) 厚生労働省：訪問リハビリテーション．（https://www.mhlw.go.jp/content/12300000/001123920.pdf，2024年8月現在）
17) 厚生労働省：介護老人保健施設（参考資料）．（https://www.mhlw.go.jp/file/05-Shingikai-12601000-Seisakutoukatsukan-Sanjikanshitsu_Shakaihoshoutantou/0000174012.pdf，2024年8月現在）
18) 森木勇一郎 ほか：介護老人保健施設の作業療法士が実施する介護職と連携したクライエントへの支援のプロセス．作業療法，41(5):551-558，2022．
19) 厚生労働省：平成30年度介護報酬改定における各サービス毎の改定事項について．（https://www.mhlw.go.jp/file/05-Shingikai-12601000-Seisakutoukatsukan-Sanjikanshitsu_Shakaihoshoutantou/0000192302.pdf，2024年8月現在）
20) 厚生労働省：「介護保険の給付対象となる福祉用具及び住宅改修の取扱いについて」の一部改正について．（https://www.mhlw.go.jp/web/t_doc?dataId=00tc2733&dataType=1&pageNo=1，2024年8月現在）
21) 厚生労働省：「介護保険の給付対象となる福祉用具及び住宅改修の取扱いについて」の改正について．（https://www.mhlw.go.jp/content/12300000/000960589.pdf，2024年8月現在）
22) 厚生労働省：福祉用具貸与・特定福祉用具販売の見直し．（https://www.mhlw.go.jp/content/12300000/001223188.pdf，2024年8月現在）
23) 厚生労働省：厚生労働大臣が定める居宅介護住宅改修費等の支給に係る住宅改修の種類．（https://www.mhlw.go.jp/web/t_doc?dataId=82999422&dataType=0&pageNo=1，2024年8月現在）
24) 厚生労働省：介護予防・日常生活支援総合事業の基本的な考え方．（https://www.mhlw.go.jp/file/06-Seisakujouhou-12300000-Roukenkyoku/0000192996.pdf，2024年10月現在）
25) 全国国民健康保険診療施設協議会：リハビリ専門職の地域包括支援センターにおける介護予防・日常生活支援総合事業への関与に係る調査研究事業 報告書．（https://www.mhlw.go.jp/seisakunitsuite/bunya/hukushi_kaigo/kaigo_koureisha/topics/dl/130705-2/1-42-1.pdf，2024年10月現在）
26) 日本作業療法士協会 地域包括ケアシステム推進委員会：地域包括ケアシステム参画の手引き～作業療法士に求められる生活行為向上の視点を用いて～第2版（https://www.jaot.or.jp/files/chiiki-tebiki2/tebiki2-all.pdf，2024年10月現在）

27）厚生労働省：障害福祉に関する制度沿革・概要．（https://www.mhlw.go.jp/content/11704000/000675281.pdf，2024年8月現在）

28）厚生労働省：障害者福祉　障害者自立支援法のあらまし．（https://www.mhlw.go.jp/bunya/shougaihoken/service/aramashi.html，2024年8月現在）

29）厚生労働省：サービスの体系．（https://www.mhlw.go.jp/bunya/shougaihoken/service/taikei.html，2024年8月現在）

30）厚生労働省：障害者総合支援法における「障害支援区分」の概要．（https://www.mhlw.go.jp/content/001159372.pdf，2024年8月現在）

31）厚生労働省：障害者手帳．（https://www.mhlw.go.jp/stf/seisakunitsuite/bunya/hukushi_kaigo/shougaishahukushi/techou.html，2024年8月現在）

32）厚生労働省：令和6年版　障害者白書．（本文（HTML形式）｜令和6年版障害者白書（全体版）- 内閣府（cao.go.jp），2024年10月現在）

33）厚生労働省：令和5年　障害者雇用状況の集計結果．（001180701.pdf (mhlw.go.jp)，2024年10月現在）

34）日本作業療法士協会：2022年度日本作業療法士協会会員統計資料．

35）斉藤秀之　ほか：多職種連携と地域連携．リハビリテーション管理学，医学書院，2020．

36）厚生労働省：地域包括ケアシステム．（https://www.mhlw.go.jp/stf/seisakunitsuite/bunya/hukushi_kaigo/kaigo_koureisha/chiiki-houkatsu/index.html，2024年8月現在）

37）長寿科学振興財団：地域包括ケアシステムとは．（https://www.tyojyu.or.jp/net/kaigo-seido/chiiki-shien/chiikihokatsukeashisutemu.html，2024年8月現在）

38）森井琢磨：地域包括ケアシステム構築に向けた地方公共団体の実態と課題．自立支援介護・パワーリハ学，16(1):38-48，2022．

39）厚生労働省：地域包括ケアシステム構築に向けた現状と課題について．令和3年度 四国管内地域包括ケア等推進関係省庁連絡会資料．（https://kouseikyoku.mhlw.go.jp/shikoku/chiiki_houkatsu/000274805.pdf，2024年8月現在）

40）日本作業療法士協会：地域包括ケアシステムにおける作業療法士の役割．（https://www.jaot.or.jp/files/page/wp-content/uploads/2018/06/tiikihoukatu-otyakuari.pdf，2024年8月現在）

41）日本作業療法士協会：地域包括ケアシステム参画の手引き〜作業療法士に求められる生活行為向上の視点を用いて〜第2版．（https://www.jaot.or.jp/files/chiiki-tebiki2/tebiki2-all.pdf，2024年8月現在）

42）厚生労働省行政歯科保健担当者研修会：ポピュレーションアプローチの強化・推進に向けて都道府県・市区町村が取り組むべき方向性．（https://www.mhlw.go.jp/content/10800000/000765921.pdf，2024年8月現在）

43）厚生労働省：老人福祉法．（https://www.mhlw.go.jp/web/t_doc?dataId=82111000&dataType=0&pageNo=1，2024年8月）

44）厚生労働省：老人保健福祉計画について．（https://www.mhlw.go.jp/web/t_doc?dataId=00ta4101&dataType=1&pageNo=1，2024年8月現在）

45）厚生労働省：指定居宅サービス等の事業の人員，設備および運営に関する基準について．（https://www.mhlw.go.jp/web/t_doc?dataId=00ta4369&dataType=1&pageNo=1，2024年8月）

46）厚生労働省：高齢者の医療の確保に関する法律．（https://www.mhlw.go.jp/web/t_doc?dataId=82115000&，2024年8月現在）

47）小峰隆夫　ほか：2025年問題研究会報告書―ポスト2020に迫る「確かな未来」を見据えて―．中曽根康弘世界平和研究所，2018．

48）厚生労働省：介護予防の推進について．（https://www.mhlw.go.jp/file/05-Shingikai-12301000-Roukenkyoku-Soumuka/0000052328.pdf，2024年8月現在）

49）経済産業省：2050年までの経済社会の構造変化と政策課題について．（https://www.meti.go.jp/shingikai/sankoshin/2050_keizai/pdf/001_04_00.pdf，2024年8月現在）

50）文部科学省：3．「チームとしての学校」を実現していくための具体的な改善方策．（https://www.mext.go.jp/b_menu/shingi/chukyo/chukyo3/siryo/attach/1365416.htm，2024年10月現在）

51）文部科学省：2．特別支援教育の現状（https://www.mext.go.jp/a_menu/shotou/tokubetu/002.htm，2024年10月現在）

52）文部科学省：教育支援資料　序論．（https://www.mext.go.jp/component/a_menu/education/micro_detail/__icsFiles/afieldfile/2014/01/14/1340247_03.pdf，2024年10月現在）

53）文部科学省初等中等教育局特別支援教育課：通常の学級に在籍する発達障害の可能性のある特別な教育的支援を必要とする児童生徒に関する調査結果について．（https://www.mext.go.jp/a_menu/shotou/tokubetu/material/__icsFiles/afieldfile/2012/12/10/1328729_01.pdf，2024年10月現在）

54）仲間知穂：学校作業療法の実践．作業療法の実践と科学，3(4):74-80，2021．

55）山口桜子　ほか：学校作業療法を円滑に実践できるようになるまでのプロセス―障壁やその対処方法に関する質的研究―．作業療法，42(5): 630-637，2023．

【参考文献】

1．厚生労働省：個別事項（その1）（リハビリテーション，医薬品の効率的かつ有効・安全な使用）．（https://www.mhlw.go.jp/content/12404000/000548708.pdf，2024年8月現在）

2．厚生労働省：障害者の就労支援対策の状況．（障害者の就労支援対策の状況｜厚生労働省 (mhlw.go.jp)，2024年10月）

3．大丸　幸：第9回 東海北陸作業療法学会「障害福祉サービスにおける作業療法士の役割と実践」．石川県作業療法学術雑誌，2009．

4．日本作業療法士協会：制度対策部障害保険福祉対策委員会：障害福祉領域における作業療法（士）の実態調査 結果報告，2023．（https://www.jaot.or.jp/files/page/syogaifukushi/2022_syogaifukushi_OT_survey.pdf，2024年8月現在）

5．厚生労働統計協会：国民の福祉と介護の動向 2022/2023．厚生労働統計協会，2022．

社会の動向，保健・医療・福祉制度と作業療法

✔ チェックテスト

Q ①国民皆保険制度とは何か（☞p.157）。 `基礎`

②自営業，企業に勤める従業員，75歳以上の高齢者において，それぞれ加入する公的医療保険は何か（☞p.158）。 `基礎`

③診療報酬の算定について，医療行為ごとに対応した点数に掛け合わせる値段はいくらか（☞p.159）。 `基礎`

④リハビリテーションにかかわる算定は，出来高払い方式と包括払い方式のどちらに限定されるか（☞p.159）。 `基礎`

⑤医療行為への対価として，利用者が支払う自己負担は最大何割か（☞p.159）。 `基礎`

⑥疾患別リハビリテーションにおいて，セラピスト1人が算定できる1日，1週のそれぞれの上限は何単位か。（☞p.160）。 `基礎`

⑦精神科作業療法において，作業療法士1人に対して算定できる患者数の上限は何人か（☞p.162）。 `基礎`

⑧介護保険の保険者はどこか答えよ（☞p.166）。 `基礎`

⑨第一号被保険者と第二号被保険者が介護保険の給付対象となる条件はそれぞれ何か（☞p.166）。 `基礎`

⑩介護度は何段階に区分されるか（☞p.166）。 `基礎`

⑪リハビリテーション加算とは何か（☞p.167）。 `基礎`

⑫介護保険における利用者負担は何割か（☞p.167）。 `基礎`

⑬通所・訪問・入所リハビリテーションにおけるセラピストの人員基準は何人か（☞p.168）。 `基礎`

⑭特定福祉用具販売の対象となる対象品目の特徴2点は何か（☞p.170）。 `基礎`

⑮障害者総合支援法のポイント5つは何か（☞p.173）。 `基礎`

⑯障害支援区分の段階数は何段階か（☞p.174）。 `基礎`

⑰障害福祉サービス分野で作業療法士の配置基準があるサービスは何か（☞p.176）。 `臨床`

⑱地域包括ケアシステムにおける作業療法士の役割は何か（☞p.179）。 `臨床`

⑲長寿化する社会において，高齢者の保健福祉に関する政策目標と，実現に向けた施策について立案した計画は何か（☞p.181）。 `基礎`

⑳老人福祉施設の利用料金について，特徴2つは何か（☞p.182）。 `基礎`

㉑やむを得ない理由で介護保険のサービス受給ができない者を対象に，老人福祉法にて提供される居宅サービスは何か（☞p.182）。 `基礎`

㉒老人福祉施設において，個別・集団に対する機能訓練を提供する，作業療法士を含めた8つの資格者が担当できる役割は何か（☞p.183）。 `基礎`

㉓就労状況にかかわらず，75歳以上の高齢者が介入する医療保険は何か（☞p.184）。 `基礎`

㉔後期高齢者医療制度の保険者はどこか（☞p.184）。 `基礎`

社会の動向，保健・医療・福祉制度と作業療法

3 作業療法士の職能団体

錠内広之

Outline
- 日本作業療法士協会が設立されるまでの世界や日本の動向，そして設立の経緯を知ることは，協会の存在意義を考えるうえで重要である。
- 作業療法とは何か，そんな疑問に答えるのも日本作業療法士協会の重要な役割であることを理解しよう。
- 職能団体[*1]である日本作業療法士協会設立時の作業療法士の思いを想像してみよう。
- 都道府県作業療法士会が設立されるまでの動向，そして設立の経緯を知ることは，その意義を考えるうえで重要である。
- 日本作業療法士協会と都道府県作業療法士会の役割の違いについて理解を深めよう。
- 都道府県作業療法士会に所属してその取り組みに参画することは，作業療法士という国家資格の維持・発展のために必要であることを理解しよう。

> アクティブラーニング① 医療・福祉系の職能団体はほかに何があるか調べよう。

*1 職能団体
専門的で特殊な技術や資格を有する従事者で構成された組織のこと。

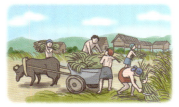

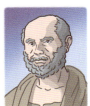

ヒポクラテス

1 日本作業療法士協会

■日本作業療法士協会が設立されるまで

　日本作業療法士協会（以下，協会）について述べる前に，作業療法の歴史について若干理解を深めたい。

　世界に目を向けると，その起源は古代ギリシアの医師であるHippocrates（ヒポクラテス）（紀元前460～紀元前370年頃）が，ある種の作業を患者に行わせることで引き起こされる身体的・精神的な変化を治療に応用してきたことまで遡る。しかし現代の医療につながる，健康の手段として用いられるようになったのは18世紀末から19世紀初頭，欧米の精神科領域での取り組みに遡ることができる。そして運動機能障害にも適用されるようになったのは産業革命に伴った20世紀になってからである。その後近代医療の発展に伴い，多くの医療・福祉分野で作業療法が用いられるようになったのである。

　日本では1965年6月25日に「理学療法士及び作業療法士法」が公布され，1966年6月には国家資格を有する作業療法士が誕生した。それに先立ち1901年欧州での留学から帰国した精神科医 呉　秀三氏（1865～1932年）が日本の本格的な作業療法を始めたとされている。

　このように日本において作業療法士が誕生するまでのヒポクラテスから始まった2300年を超える歴史を，あまりにも早足で振り返ってみた。作業療法の職域や具体的な手段は時代によって異なるが，この気の遠くなる

> **○補足**
>
> 「理学療法士及び作業療法士法」は1965年6月29日に公布され、定義、業務内容、国家試験について規定した。また特例の国家試験受験資格についても細かく規定されていた。

ような歴史を経て、昭和の後期に入ってようやく作業療法士が誕生したのである。

第1回作業療法士国家試験では20名が合格した。内訳は、日本初の作業療法士養成校である国立療養所東京病院附属リハビリテーション学院の卒業生5名と、マッサージ師など特例措置で認められた者15名であった。またこのときすでに米国で作業療法士免許を取得していた者2名を含めて、22名の作業療法士が日本に誕生した。

協会の設立にあたっては、養成校卒業生の5名が中心となり、その他の作業療法士に「呼びかけ文」をもって賛同をよびかけた。

これにより1966年9月25日、国立療養所東京病院附属リハビリテーション学院にて日本作業療法士協会設立総会が開催され、18名の会員によって協会が設立された。

アクティブ ラーニング ② 世界そして日本にはどれくらいの数の作業療法士がいるのか調べてみよう。

■ 作業療法とは

協会の重要な役割は、国民や作業療法士に対して作業療法とは何であるのかをまず示すことである。そのうえで何に向かって舵取りをしていくのかを明示する必要がある。その最初の一歩が定義の策定である。国が法律で定めた定義もあるが、協会にも作業療法士ら自身で検討・策定した定義がある。年代により改訂はされているが、**表1**に現時点で最新の定義を示す。これには**表2**のような「注釈」としての解説が付帯しており、作業療法とは何なのか、そして作業療法の目的は何なのかについて読み取ることができる。

協会が述べている作業療法の目的は「人を作業を通して健康や幸福にすること」、対象者は「年齢・障害を問わずすべての人」、具体的な支援方法とは「すべての人間活動にかかわる作業全般のこと」と理解でき、作業療法とは非常に広い年齢層や活動に向けてその専門性を発揮する職業といえる。また協会は全国組織であるため、厚生労働省など国の行政機関とのかかわりは重要である。作業療法士の取り組みを国の精度や政策に組み込むことで、ますます作業療法士の活躍の場が増えるのである。広義のリハビリテーションあるいは作業療法に関連する職能団体や学術団体もそれぞれ全国規模の組織が存在する。こちらとの連携も前述した理由に加え、専門技能向上にとって重要な取り組みとなる。

> **○補足**
>
> 「理学療法士及び作業療法士法」では、「作業療法」とは、身体または精神に障害のある者に対し、主としてその応用的動作能力または社会的適応能力の回復を図るため、手芸、工作その他の作業を行わせることをいう、と定義されている。

表1 **日本作業療法士協会の作業療法の定義**

> 作業療法は、人々の健康と幸福を促進するために、医療、保健、福祉、教育、職業などの領域で行われる、作業に焦点を当てた治療、指導、援助である。作業とは、対象となる人々にとって目的や価値をもつ生活行為を指す。
>
> （2018年5月26日 定時社員総会にて承認）

試験対策 Point

作業療法の概念を知るためには，まず定義を知ることから始めよう。

作業療法参加型臨床実習に向けて

臨床実習は「理学療法士作業療法士臨床実習指導者講習会の開催指針について」(医政発1005第2号，平成30年10月5日)に従い見学・模倣・実施を経て臨床に参加していくこととなる。そこで，より深く作業療法を理解するためには定義を知ることが重要である。

表2 注釈

1. 作業療法は「人は作業を通して健康や幸福になる」という基本理念と学術的根拠に基づいて行われる。
2. 作業療法の対象となる人々とは，身体，精神，発達，高齢期の障害や，環境への不適応により，日々の作業に困難が生じている，またはそれが予測される人や集団を指す。
3. 作業には，日常生活活動，家事，仕事，趣味，遊び，対人交流，休養など，人が営む生活行為と，それを行うのに必要な心身の活動が含まれる。
4. 作業には，人々ができるようになりたいこと，できる必要があること，できることが期待されていることなど，個別的な目的や価値が含まれる。
5. 作業に焦点を当てた実践には，心身機能の回復，維持，あるいは低下を予防する手段としての作業の利用と，その作業自体を練習し，できるようにしていくという目的としての作業の利用，およびこれらを達成するための環境への働きかけが含まれる。

■ 日本作業療法士協会の存在意義を考える

作業療法士の有資格者を中心に組織された職能団体である協会は，その存在自体に大きな意義がある。職能団体とは中世の西欧諸国において各種商工業者の間で結成された職種別組合(ギルド)を源流としており，社会や体制に対する一種の圧力団体でもある。こう述べるとネガティブな印象を受けがちだが，その本質は別にあり，それをとらえることが存在意義となる。前頁で述べた協会設立に向けた取り組みでは，「呼びかけ文」[1]が存在する。これは意義を考えるうえで重要な内容であるため，まずはこれを紐解いてみたい。

呼びかけ文1
作業療法の普及と発展は，一般の要請であると同時に有資格者の大きな責務であること。

作業療法士は，この時点ですでに作業が引き起こす精神的身体的な正の効果を知っていた。従って，作業療法の普及と発展が国民の健康を実現する責務であることを最初に位置づけているのであろう。また作業療法士という国家資格ができたばかりのこの段階で，「一般の要請」という文言を使用している。これは国民に対する専門職の啓発も，職能団体の役割の一つであることを意図しているものと思われる。

呼びかけ文2
有資格者が相互に連絡提携して内外の諸問題に対処できる組織をもつ必要があること。

作業療法士が活躍しているそれぞれの病院，施設，コミュニティでは，作業療法士は日々諸問題に対応している。具体的には患者や利用者の身体・精神に対して直接対処する場合(関節の動きが悪いので関節を動かすなど)や，ご家族やコミュニティの人々からの多岐にわたる相談に対応することである。これらの対応を適切に，そして最も有効な方法で対処する

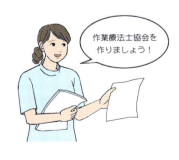

作業療法士協会を作りましょう！

社会の動向，保健・医療・福祉制度と作業療法

ことを実現するには，有資格者同士の連携があってこそと考える。つまり，有資格者の相互連携を積極的に誘発し，個々の作業療法士の専門職としての能力を組織的に高めることも，協会の役割の一つである。

呼びかけ文3
作業療法士の身分の確立を図る必要があること。

「数は力なり」という言葉は，ある政治家の発言に由来するといわれている。作業療法に関係する多くの取り組みを国の制度や政策に組み込むことで，作業療法がさらに広く，そして有効に国民の健康に寄与することになる。組織の発信力は，発信する数に大きく依存することはいうまでもないが，組織人数が多くなることで自ずと発信力が増す。そして発信力の大きさを借りて，作業療法の有用性を国の行政に訴える。結果的に作業療法にかかわる施策が国の取り組みに組み込まれることで，役割が増える。増えた役割を消滅させないために引き続き発信していく。このような連鎖が結果的に専門職の身分（役割）を継続的に保証していくのである。協会設立当初は会員数も少なく，数の理論に関する危機感は今以上に強かったものと容易に想像できる。

呼びかけ文4
作業療法士の業務に，専門職としての権威と内容を与える必要があること。

ここでいう「権威」とは，社会的影響力や制度，そして人格をもつという意味と考えることができる。社会的影響力や制度に組み込まれることの重要性は前述したとおりであるが，それでは「人格」とはどのように考えられるのだろうか。協会設立当初は，現在のような**法人**[*2]格は有していなかった。よって法人格を有していない「人格のない任意団体」であった。人格，つまり法人格を取得するということは，例えば税金を納めたり活動報告が公的に求められることである。大人としての責任が発生すると表現したほうがよいだろうか。専門職としてその存在を大人として認めてもらうことで，重い責任は生じるが，権威ある団体として国民に認めてもらえることにつながるのである。

呼びかけ文5
国内のリハビリテーション関連団体と協力し**WFOT**[*3]に加入する必要があること

リハビリテーションの実践とは，個々の専門職だけでなしうることではない。関連した職能団体と連携することで，最良のリハビリテーションを実践することができる。この連携は，具体的には作業療法士と他職種との個人的な連携，作業療法士と職能団体の連携，そして職能団体同士の組織的な連携などがある。このような連携が，地域を超えて全国へ，さらには

---

*2 法人
法律によって「個人と同様に法的な権利をもつことや，義務を負うこと」を認められた，組織・団体のこと。

*3 WFOT
世界作業療法士連盟（World Federation of Occupational Therapist）のことで，国際的な作業療法士の職能団体である。

世界へとつながることで，作業療法士やリハビリテーションの技能向上が担保されることになる。

ここまでで，1966年に策定された「呼びかけ文」について考えてみた。協会設立当初に先代の作業療法士達がいかに未来を見つめて協会を設立したのかが垣間見える。作業療法を取り巻く状況は今と違うが，協会の存在意義については現在とさほど差異を感じない。

2 都道府県作業療法士会

■ 都道府県作業療法士会が組織化されるまで

1966年9月に協会が設立されて以降，日本の各都道府県でも地方組織が活動を始めた。1976年に岡山県作業療法士会が設立されたのを始めに，1980年には高知県，山梨県，北海道と続いた。1982年までに23カ所の都道府県が各地域の都道府県作業療法士会（以下，士会）として組織化され，現在は47都道府県すべてに士会が設立され，すべての士会で法人格も取得している作（図1）。

この組織化における初期は，協会が助成金を出資して各地域の士会設立や活動を支援していた。その後年を追うごとに各士会の会員数が増加し，現在は47都道府県すべての士会で予算的にも独立して幅広い活動ができている。

図1 都道府県作業療法士会

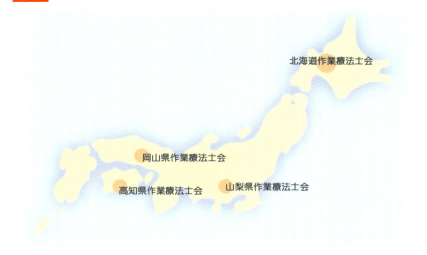

アクティブラーニング ❸ 皆さんの住んでいる都道府県にはどれだけの数の作業療法士がいるのか調べてみよう。

補足

作業療法士有資格者数推移

1966年	22名
1990年	4,692名
2000年	14,880名
2010年	53,080名
2023年	108,872名

図2　協会・士会の役割

健康／作業療法の普及・発展／政策制度への参画／関連団体との協調／専門知識の向上

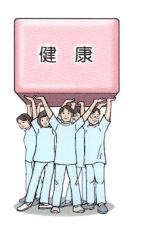

■ 都道府県作業療法士会の発展は作業療法の発展につながる

士会は各都道府県の状況に合わせて組織化され発展してきた。例えば神奈川県作業療法士会は，1981年11月に設立された。当初の会員は77名で年会費は2,000円であった。協会も士会設立に向けた呼びかけを行っていたが，神奈川県内勤務の作業療法士の要望が強かった。「隣の作業療法士は誰？」「隣の作業療法士は何をしている？」，そういった思いが士会設立を実現させた。1990年に会員数183名，2000年599名，2010年1,598名，2023年2,400名と会員数は増加の一途をたどってきた。2005年には独自の事務所を構え，2008年に一般社団法人として法人格を取得している。

このように，それぞれの士会はそれぞれの都道府県内で発展してきている。そういった状況のなか，その取り組みをさらに発展させていくために他士会と情報交換の場を欲するようになった。そして1992年6月に「都道府県作業療法士会連絡協議会」を発足させた。これは協会主導で各士会が情報交換をする場であった。発足の背景には，各士会の急速な会員増もある。つまり作業療法士の数が増せば働いている作業療法士も増加する。そして増えた作業療法士は新たな職域を開拓する場合もある。それに伴い課題が多様化する。従って士会の情報を共有することは作業療法の発展における次のステップとして必要だったのである。

協会は全国の作業療法士で組織化されており，士会は各都道府県の作業療法士で組織化されている。具体的な役割については次の項目で述べるが，協会と士会で役割が違うため一人ひとりの作業療法士は協会と士会両方の会員資格を有している。従って，会員もその役割を理解しそれぞれの組織の活動に参画することで作業療法の発展が担保されるのである。

■ 都道府県作業療法士会の取り組みと意義

それでは士会の取り組みとは何なのであろうか。士会の意義と取り組みを理解するために，協会と士会を比較して考えてみたい。

図2に示すのは，医療・福祉分野の専門職としての協会や士会の目的を，著者なりに簡略化したものである。士会は健康という大きな目的に向けて，作業療法をさまざまな職域で作業療法士に実践させていく舵取りをしていく。その具体的な取り組みが，「政策制度への参画」「関連団体との協調」「専門知識の向上」である。その結果が作業療法の普及・発展につながるというのがこの図の解説である。日本作業療法士協会も含めて医療・福祉分野における職能団体の目的と役割は，おおむねこの図に当てはまるであろう。

この基本的な枠組みは，協会だろうが士会だろうが変わらない。士会はこれを地域で取り組んでいるということである。協会と士会が役割分担することで，取り組み課題が明確になり取り組み目標が達成できるのである。

以降に前述の3つの取り組みについて，協会と士会を比較しながらその役割分担について説明する。

● 政策制度への参画

表3は，政策制度への参画について，協会と士会の取り組み課題例を比較したものである。いずれも国の行政や地方行政に，状況に応じて対処する。地方行政とは，市区町村まで入る。場合によってはある種の**寄合**[*4]まで入る。国の行政には主に協会が対応し，地方行政には主に士会が対応する。

例えば診療報酬の改定にあたっては，士会は地域課題をパブリックコメントで訴え，協会は国の診療報酬審議会に参画する。特別支援教育制度では，協会は作業療法士を制度に盛り込むように国の行政と協議し，士会は人材育成に取り組むなど，協会主導で士会が協力，士会主導で協会が協力あるいは単独での取り組みを臨機応変に実践していく。これは必ずしも二分できるものではないが，重要な取り組みである。

> [*4] **寄合**
> 少人数の集まり，村の協議機関など。

表3 政策制度への参画

協会	士会
・診療報酬　・介護保険 ・医療観察法　・障害者福祉制度 ・特別支援教育制度 ・福祉用具 ・自動車運転，地域移動支援　　など	・左記の内容については地域事情に合わせた具体的な実践が求められるため，士会の取り組みが重要となる

● 関連団体との協調

表4は関連団体との協調について，協会と士会の取り組み課題を比較したものである。リハビリテーションの実践においては他職種との連携が重要である。全国規模の組織は主に協会が，都道府県規模のものは士会が連携する。

表4 関連団体との協調

協会	士会
・全国規模の福祉・医療関連団体 　日本リハビリテーション医学会，日本医師会，日本看護協会，日本理学療法士協会，日本言語聴覚士協会など ・世界規模で組織化されている福祉・医療関連団体，世界作業療法士連盟など ・青年海外協力隊への技術協力 ・全国障害者団体，家族会	・都道府県規模で組織化されている福祉・医療関連団体 ・都道府県障害者団体，家族会

こちらも明確に二分することはできないが，役割の違いはある。協会は全国規模の職能団体と協議することで，大枠の目標や方針を決定することが多い。士会はその目標に向けての具体的な行動を実践するということはよくある。疾患別家族会(認知症家族会など)や疾患別当事者会(ALS当事者会など)の具体的な対応，つまり目の前にいる対象者への具体的な支援

策は地域に存在する社会資源とのかかわりが重要であるため，地域事情に詳しい士会が地域の職能団体と協調して取り組んだほうがよいであろう。

> **アクティブラーニング ③** 作業療法士はどういうところで活躍しているのだろうか。職域を知ることで関連団体がみえてくる。

● 専門知識の向上

表5は，専門知識の向上について協会と士会の取り組み課題を比較したものである。臨床経験が1～5年目程度の作業療法士に対する新人教育制度，臨床6年目以上の作業療法士に対する生涯教育制度，そして各種専門領域に特化した教育制度は協会でも士会でも実施している。また協会が士会に協力依頼しているものや士会が協会に協力依頼している教育制度もあり，協会と士会が複雑に絡み合って効果的に専門知識を向上させる方法を実践している。こちらは協会と士会で役割が二分している施策が多く，例えば生涯教育制度では協会が指針やシラバスを作成して士会が講師の選択も含めて実行する役割を担っている。

専門技術を有した者の集まりが職能団体であるため，専門知識の向上とその教育は重要な取り組み課題である。

表5　専門知識の向上

協会	士会
・専門教育 ・生涯教育制度構築（認定作業療法士，専門作業療法士など），ガイドライン（養成教育，作業療法，行動指針など）作成，マニュアル作成，国家試験へのかかわり ・学術集会の開催（協会主催） ・他団体の学術集会広報・後援 ・学術誌発行　　　　　　　　　　など	・専門教育 　都道府県単位，地方単位（関東甲信越地方など） ・学術集会の開催（士会主催） ・他団体の学術集会広報・後援

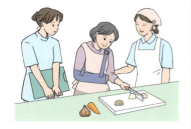

■ まとめ

これまで述べてきた枠組みには分類できないが，**コンプライアンス**[*5]への対応も職能団体の重要な役割である。倫理規定の策定をはじめ，コンプライアンスの重要性を作業療法士に啓発・啓蒙するということである。また義援金，支援金，寄付，ボランティア派遣，そして専門技術を利用した復興支援にも実績がある。これらも協会と士会で協力しながら対応している。

以上，協会と士会の役割について例を挙げて説明することで，その存在意義について考えてみた。基本的には全国規模と都道府県規模の課題にそれぞれが取り組んでいるわけだが，例に挙げたように，状況に応じて取り組み方が異なり，また対応する相手も手段も違う。役割の違う2つの組織の存在意義については改めて言うまでもないが，重要なのは一人ひとりの作業療法士がこの2つの組織に積極的に参画することで，専門職としての技能が向上することを理解されたい。

*5 **コンプライアンス**
法令遵守はもとより社会的な規範に則って公平・公正に業務を執行することをいう。

試験対策 Point
士会と協会の連携や役割分担を知ることで，2つの組織が存在している理由について理解を深めよう。

【引用文献】
1）日本作業療法士協会：日本作業療法士協会五十年史，2016．

✔チェックテスト

Q ①1965年に公布・施行された，作業療法士にかかわる日本初めての法律は何か（☞p.190）。
　基礎

②日本で最初に開設された理学療法士・作業療法士養成校はどこか（☞p.190）。　**基礎**

③以下のうち，日本作業療法士協会の存在意義について当てはまるのはどれか。複数回答可
（☞p.191〜193）。　**基礎**

　a）作業療法の効果は，国民の健康に寄与していることを啓発すること。
　b）他職種（医療・福祉関係を主に）との連携を推進すること。
　c）専門職である作業療法士の身分を保障すること。

④以下のうち，都道府県作業療法士会について当てはまるのはどれか。複数回答可（☞p.193〜
196）。　**基礎**

　a）全国の士会のうち現在法人化していない組織は1つである。
　b）各士会は，協会やほかの士会と協力や連携をする必要はない。
　c）災害対策は士会の役割ではなく協会の役割である。
　d）専門知識の向上は個人の自己啓発であり，士会が取り組む課題ではない。
　e）政策制度への参画は，協会と士会が協力して行う。

社会の動向，保健・医療・福祉制度と作業療法

社会の動向，保健・医療・福祉制度と作業療法

4 国際社会と作業療法

髙橋香代子

Outline

● 世界111カ国には，およそ63.3万人の作業療法士がおり，それぞれの国の制度や文化に対応した作業療法を提供している。

● 作業療法の領域は多岐にわたるため，統一した作業療法サービスの質の評価方法として，QUESTが開発され広く活用されている。

● 日本においては医学モデルが主流であるが，欧州を中心に作業権に焦点を当てた社会モデルでの作業療法が推進されてきている。

● 国際社会への貢献活動とは海外においてのみ実施できるものではなく，国内にいてもさまざまな場においてかかわることができる。

● 作業療法士として，多様な文化的背景をもつ対象者に対応するためには，カルチュラル・コンピテンシーが重要である。

1 世界の作業療法

作業療法は，古くローマ時代に起源し，18世紀にフランスで体系化された専門職であるが，現在では世界中で実践されている。しかしその内容については，それぞれの国の制度や文化に対応しており，日本とは大きく異なる場合もある。

■世界作業療法士連盟（WFOT：World Federation of Occupational Therapists）

4章3（p.189）では日本国内の作業療法士の職能団体について紹介されているが，世界の作業療法士の職能団体としては**世界作業療法士連盟**（WFOT：World Federation of Occupational Therapists）がある。

WFOTは国際的な作業療法の発展と質の維持・向上を目的に1952年に設立され，日本も1972年に加盟している。WFOTには，2024年時点で111カ国が加盟しており，世界にはおよそ63.3万人の作業療法士がいる。

WFOTは，2年に1度世界の作業療法の人数や働く領域などについて調査を実施している[1]。2022年の報告によると，作業療法士の数が世界で最も多いのはアメリカの14万人だが，日本も10万人と世界で第2位であり，世界の作業療法士のおよそ6分の1を占めるなど，世界有数の作業療法士大国である。**図1**に作業療法士の人数の上位14カ国を示す。

一方，人口1万人当たりの作業療法士の数では，日本は8人とまだまだ

○補足

WFOTに関する情報は，www.wfot.orgを調べてみよう。学生会員になると，世界中の作業療法とつながることができる。

198

少ないことがわかる（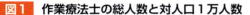）。それに対して最も多いのは，デンマークの22人であり，スウェーデンやベルギーなど福祉大国といわれる北欧の国が続く。

また臨床領域については，ほとんどの国が日本と同じく地域や病院の身体障害・精神障害領域で作業療法サービスを提供している[1]。しかし国によって医療制度は異なり，クライアントの価値観も変われば作業療法介入も異なる。また，地域移行が進んでいる欧州では，**医学モデル**[*1]よりも**社会モデル**[*1]が重視されており，作業療法士の働く場所は病院などの医療保険制度下だけでなく，学校作業療法などの教育制度下や，難民支援などの社会福祉制度下へと多様に広がってきている。

> **＊1 医学モデルと社会モデル**
> 医学モデルは疾患に焦点を当てた本人へのアプローチ，社会モデルは目的に焦点を当てた環境や制度の面からのアプローチのことである。

図1 作業療法士の総人数と対人口1万人数

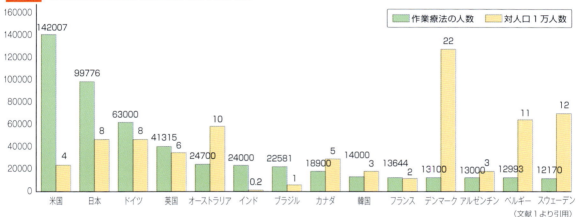

（文献1より引用）

世界の作業療法の課題

作業療法の臨床領域はますます多様性を帯びてきているため，そのなかで世界共通の作業療法の効果指標をもつことが課題である。そこでWFOTは，作業療法が提供するサービスの質を測るための世界共通の評価ツールとして，「作業療法の質評価ツール（QUEST：quality evaluation strategy tool）」を開発した（https://wfot.org/quest）。

QUESTでは，地域や臨床・実践の環境，対象者を問わず，作業療法士が提供するすべてのサービスにおいて，その質を測定するために，作業療法の質を評価するための概念的枠組みと主要な評価指標（QI：quality indicators）を示している。QIには，適切性，持続可能性，アクセシビリティ，効率性，有効性，満足度，安全性の7つの要素が挙げられており，よい作業療法サービスとは，これらの視点を踏まえたものでなければならない。

表1には，新しい作業療法サービス事業の効果を，QUESTで評価する際の評価指標（QI）を示している。このように，対象者の機能回復のみでは，作業療法サービスとしての効果は限定的であり，対象者自身の満足度

> **補足**
> 日本では身体機能や日常生活活動（ADL：activities of daily living）自立度の向上が効果指標になることが多いが，社会モデルが主流の欧州では，身体機能にとらわれず，生活の質（QOL：quality of life）が向上することが，作業療法の効果と考えられている。

> **◎補足**
>
> QUESTのさまざまな事例から世界の作業療法について知ることができる。またQUESTの使用法に関するオンラインの研修もある。詳細は、WFOTのホームページを参照（wfot.org/quest）。

や、求める人や必要な人が的確にサービスを受けることができるのか、作業療法介入の頻度は的確かなど、さまざまな要素（dimension）から作業療法の質を検討する必要があることがわかる。

QUESTは現在世界各国で活用されており、日本からも回復期リハビリテーション病院や療育センターでの使用例が報告されている。WFOTが使命としている作業療法士の社会的地位向上のためには、作業療法が質の高いサービスを提供していることを世界中から発信する必要があり、QUESTはその手段として今後の活用が期待されている。

表1 QUESTが提唱する作業療法の効果指標（QI）：新規作業療法サービスの例

領域施設分類		効果指標（quality indicator）	質の評価の視点（quality perspectives）
質の要素（quality dimensions）	適切性（appropriateness）	新規の作業療法介入の方法を修得した作業療法士の割合	構造（structure）
	持続可能性（sustainability）	新規の作業療法介入に必要な機器や物品を提供する地元の業者の数	
	アクセシビリティ（accessibility）	新規の作業療法介入の適用基準を満たす毎月の対象者の数	過程（process）
	効率性（efficiency）	プロトコルに沿って介入する場合の対象者1人当たりの作業療法の平均回数	
	有効性（effectiveness）	新規の作業療法介入による対象者の機能回復の平均値（標準化された検査で測定）	結果（outcome）
	満足度（person-centeredness）	新規の作業療法介入がプロトコルどおりに実施でき、満足している対象者の割合	
	安全性（safety）	新規の作業療法介入の実施時に対象者やスタッフに生じたインシデント・有害事象の有無	

（文献2を参考に作成）

2 国際社会への貢献

■国際社会の動向と保健・医療における課題

国際社会において現在課題となっているのが、気候変動や紛争によって移住を余儀なくされた人（displaced persons）の支援や権利擁護である。WFOTのウェブサイトのトップページにも、「気候変動による移民の定住支援としての作業療法」「移住を余儀なくされた人のための作業療法」「災害支援における作業療法」「作業療法と人権擁護」の特別サイトが特集されており、こういった課題に対して作業療法が介入することが国際社会において求められている。

この背景として、作業療法には、人には意味のある作業に従事する権利（作業権）があり、その権利を守るための支援をするのが作業療法の責務であると考えていることがある[3]。食事や排泄などのADLはもとより、学校や仕事に行くといった生産的な作業、安全な環境で安心して眠るという休養・熟成といった作業、すべての作業をする権利が皆に平等にあるべきで、それらの作業遂行を実現させるのが作業療法の役割である。

またこれらの支援において共通するのが，「個人に焦点を当ててアプローチするだけでは不十分である」という点である。作業療法は，「人・環境・作業」の視点から包括的に人の作業遂行を支援する専門職種である。本人の心身の状態を整えるだけでなく，彼らの住む家・地域や資源についてもアプローチすることで，すべての人が自分らしく生きる権利を守ることができるのである。

● 国外における国際社会への貢献の方法

国外における国際社会へ貢献する方法として代表的なのが，JICA（Japan international cooperation agency）海外協力隊である。日本の作業療法士への派遣依頼は多く，毎年10～20名程度の現職の作業療法士が協力隊に出願し派遣されている。過去5年の代表的な派遣国としては，ベトナム，エクアドル，タイ，ネパール，マレーシア，ドミニカ共和国などが挙げられる。活動内容としては，直接的に作業療法サービスを提供する（身体機能訓練や介護予防など）こともあれば，現地の作業療法養成校の教育に携わったり，作業療法士に対する技術指導など，それぞれの国の現状によって多岐にわたる。出願に際しては，実務経験（3～5年程度）が必要となるが，卒後の作業療法士としてのキャリアパスの一部としてぜひ検討してほしい。

● 国内における国際社会への貢献の方法

日本国内にいてもできる国際社会への貢献としては，技術実習生の受け入れなどが挙げられる。日本の作業療法士は，医学モデルに基づいた高度な技術と知識をもっているため，途上国はもちろんのこと，社会モデルが進む欧州からの研修希望が多く寄せられている。また医療保険制度の違いから長期的にリハビリテーションを提供することが困難なアメリカからも，日本の回復期リハビリテーションや精神科作業療法に対する興味関心は高く，臨床実習地として日本を希望する学生も多くいる。

そのほかにも，日本では2014年に世界作業療法士連盟大会，2024年にアジア太平洋作業療法学会と，作業療法の国際学会を開催してきている。学術的な観点からも，日本において独自に発展してきた作業療法の質は高く，今後は世界の作業療法を牽引する存在としての役割を，国際社会のなかで担っていくことが期待されている。

■ **国際的な視点をもった作業療法士の必要性**
● **国内において国際的な視点が必要になる場面の増加**

近年在留外国人が増加傾向にあり，英語対応可能な作業療法士の紹介に関する問い合わせが毎年数件，日本作業療法士協会に寄せられている。実際に病院や施設においても，外国籍のクライアントを担当することが増え

◎ 補足

難民支援の具体的なモジュールについては，WFOTのホームページを参照（learning.wfot.org）。

◎ 補足

JICA海外協力隊には，現職参加や進路開拓などさまざまなサポートもある。実際に派遣された作業療法士の体験談なども掲載されている（https://www.jica.go.jp/volunteer/）。

社会の動向，保健・医療・福祉制度と作業療法

ている。

　作業療法は，知識や経験・技術だけでなく，クライアントの価値観や信念を大切にしている（図2）。従って，クライアントの価値観が多様化することによって提供する作業療法サービスの内容も大きく異なってくる。そのため，作業療法士にはさまざまな文化的背景をもつクライアントに対応するためのカルチュラル・コンピテンシーをもつことが求められている。

図2　最良の作業療法に必要な要素

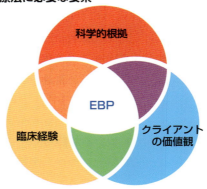

カルチュラル・コンピテンシー

　多様な文化的背景をもつ対象者の生活支援に必要な能力を，カルチュラル・コンピテンシーという。カルチュラル・コンピテンシーとして必要なスキルを表2にまとめた[4]。

　まずは英語をはじめとする異なる言語に対応することが必要と考える人も多いが，現在はさまざまな翻訳ソフトやアプリがあるため，言語はさほど問題にはならない。それよりも，話す言語が異なるからと，コミュニケーションを躊躇することのほうが問題である。言語の壁は技術で越えることができるため，積極的にクライアントの話を聞こうとする姿勢が重要である。

　またカルチュラル・コンピテンシーにおいて大切なのが，「クライアントが自分とは異なる価値観をもっているかもしれない」という多様性に対する構えがあるかどうかである。例えばヒンズー教の一部では，男性の左手は「不浄の手」ととらえていることがあり，食事などに左手を使うことを憚る文化がある。もしこの文化的価値観をもつクライアントが，脳卒中で右麻痺となった場合，利き手交換には強い抵抗を示すかもしれない。その際に，その行動が文化的背景からくるものだとわかれば，利き手交換を無理強いせずに代償手段を考えるなど，クライアントの価値観を尊重した介入が可能になるだろう。

　一方で，思い込みや偏見も危険である。例えばクライアントが中東系出身者だからといってヒンズー教徒であるとは限らない。またヒンズー教徒といってもさまざまな宗派があるため，一概にどのような価値観をもって

いるのかを，こちらが憶測で判断すると誤解が生じる可能性がある．まずはクライアントのことをよく知ろうとすることが，クライアントとのラポール形成においても重要であり，ひいては最善の作業療法につながるといえる．

今後さらに国際化が進むことで，国内にいてもさまざまな文化的背景をもつクライアントに対して作業療法サービスを提供することになるだろう．今後ますます，一人ひとりの個別性と多様性を受け止める寛容さと，それぞれに合わせた作業療法を提供できる柔軟さをもったカルチュラル・コンピテンシーの高い作業療法士の活躍が求められている．

表2 カルチュラル・コンピテンシーに必要なスキル

必要なスキル	具体例
敬意	他者の文化的背景や価値観に対して敬意を示す，大切にすることができる
寛大さ／オープンさ	自分とは異なる文化的背景をもつ人を受け入れることができる
曖昧さに対する寛容さ	自分の価値観ではわからないことに対して許容することができる
柔軟性	その場に合わせたコミュニケーション手段や行動をとることができる
好奇心／発見	自分の知らないことに対して興味をもって知ろうとすることができる
先入観をもたない	自分の価値観で相手に偏見をもったり判断しない
文化に対する自己認識／理解	周囲の文化を認識し，それに応じて行動することができる
他者の視点／思考を理解する	相手の価値観や視点から物事をとらえることができる
文化に特有的な知識	国や文化によって異なる特異的な知識や考え方をもつ
社会言語学に関する知識	社会的文脈で他言語を意識的に使うことができる
聞く，観察する，解釈するスキル	聞き取る力や，観察から状況を解釈することができる
分析，評価，関連づけるスキル	他者の言動の背景について分析し，関連づけることができる
共感力	自分が他者にしてもらいたいことを他者にすることができる
適応力	異なるコミュニケーションスタイルや，行動，文化的環境に適応することができる
コミュニケーション能力	異文化環境において適切かつ効果的にコミュニケーションをとることができる

【引用文献】
1) WFOT : Occupational Therapy Human Resources Project 2022. (https://wfot.org/resources/occupational-therapy-human-resources-project-2022-numerical，2024年8月現在)
2) WFOT : Quality Evaluation Strategy Tool: QUEST. (https://wfot.org/quest，2024年8月現在)
3) Townsend EA, et al.: Occupational justice and client-centered practice: A dialogue in progress. Can J Occup Ther, 71(2):75-87, 2004.
4) Deardorff DK : "Framework: Intercultural Competence Model" in Building Cultural Competence: Innovative Activities and Models ed. Sterling, VA:Stylus, 45-52, 2012.

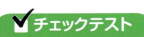

Q ①日本の作業療法士の数は，世界で何番目か（☞p.198）。 基礎

Case Study Answer

2 日本における社会保障制度

Question 1

×a

○b：症例は75歳以上であり，就労状況に限らず後期高齢者医療制度に加入する。

×c

Question 2

○a：1割。収入は年金のみであり，現役並みもしくは一定以上の所得とは考えにくいため，1割負担となる。

×b

×c

Question 3

○a：深部静脈血栓は頚髄損傷者に起こりやすい合併症の一つであり，症例の症状とも合致する。

×b

×c

Question 4

深部静脈血栓は肺塞栓に至る危険性があるため，早急な対応が求められる。まずは，いつから症状が現れたかを聴取する。そしてその場で医師や看護師へ連絡し，情報の共有と対応の検討を行う。

Question 5

基本的・応用・社会適応プログラムとして，歩行耐久性向上，活動量増加，調理訓練などを行う。定期的な運動のために，訪問リハビリテーションやデイサービス，通いの場，サロン等，利用可能な資源を活用する。妻にも店での調理や屋外活動の必要性を説明し，付き添いを依頼する。食事摂取に関しては，ケアマネージャーから医師や栄養士に確認し，本人と妻に対して指導を行い，経過を相談する。

5章

養成教育と卒後教育，作業療法士のキャリア形成

養成教育と卒後教育，作業療法士のキャリア形成

1 作業療法士養成教育

野本義則

Outline

● 作業療法士養成校の変遷について説明できる。
● 日本作業療法士協会の作業療法士養成教育の教育理念・教育目標を理解する。
● 教育理念と教育目標を理解し，作業療法士になるために努力することができる。

1 養成教育の変遷

■ 作業療法士養成施設数の推移

　日本における最初の作業療法士養成施設は，1963年に開設された国立療養所東京病院附属リハビリテーション学院の20名定員から始まる。2020年には199校209課程，入学定員数は7,885人となっている。一方，2020年の調査では，定員充足率が68.4％であった。2009年度では，全国の作業療法士養成校の58％（専門学校では80％）が定員割れとなっており，18歳人口の減少を背景に，それが常態化している。作業療法士の有資格者は，2021年度の時点で104,277名である[1]。作業療法士養成校の推移について**表1**に示す。

表1　作業療法士養成校数の推移

年	養成校数	定員	出来事
1963年	1校	20名	わが国最初の作業療法士養成校「国立療養所東京病院附属リハビリテーション学院」開校。定員は20名
1974年			作業療法に関する診療報酬がはじめて制定，作業療法士のニーズが高まる
1975年	5校	100名	
1985年	28校	585名	
1989年			高齢者保健福祉10か年戦略（ゴールドプラン）による作業療法士需要数の増大
1995年	58校	1,690名	作業療法士教員と実習地が不足するといった問題が指摘された
2000年			介護保険制度施行，回復期リハビリテーション病棟入院料創設
2005年	156校	6,575名	
2008年			日本作業療法士協会は，地域生活移行支援の推進〜作業療法5（GO！）・5（GO！）計画〜を公表
2010年	182校	7,060名	
2015年	184校	7,372名	
2016年			四病院団体協議会「作業療法士などは，基準上はほぼ充足しているが，採算上の充足は若干減少し，運営上の充足はさらに減少」との見解を示す
2018年			2018年以降，18歳人口の減少に伴い，大学などへの進学者数が減少
2020年	199校	7,885名	作業療法士養成校の定員充足率69.8％

> **アクティブラーニング①** 作業療法士になる人が少なくなると、必要な人々に十分な作業療法を実施することができなくなってしまうおそれがある。作業療法士になる人を増やすためにはどうしたらよいか、クラスメイトと一緒に考えてみよう。

■ 作業療法士養成施設の学生の状況

● 入学時の状況

作業療法士養成施設へ入学する学生について、2020年度では高校卒業者が93.6%と最も多く、次いで大卒者（2.5%）となっている。年齢別では、18～20歳で入学する者が最も多く（90.1%）、過去5年間でもその傾向である。

● 卒業後の状況

作業療法士国家試験の合格の状況を**表2**に示す。71.3～87.3%と年度によって差があり、国家試験受験生全員が合格するということではないことがわかる。

卒後の就職先については医療関連施設が最も多く、次いで介護関連施設である。働く場の詳細については、第1章p.6を参照。

表2 作業療法士国家試験合格者の推移

年度	合格者数（受験者数）	合格率
2020年（55回）	5,548人（6,352人）	87.30%
2021年（56回）	4,510人（5,549人）	81.30%
2022年（57回）	4,608人（5,723人）	80.50%
2023年（58回）	4,793人（5,719人）	83.80%
2024年（59回）	4,822人（5,736人）	84.10%

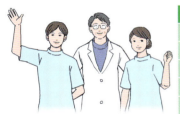

> **アクティブラーニング②** 作業療法士になることを目指しているクラスメイト全員が作業療法士国家試験に合格するために、あなたができること、クラスメイトみんなでできることは何か、考えてみよう。

2 現在の作業療法教育

■ 作業療法士教育カリキュラム

● 理学療法士作業療法士学校養成施設指定規則

「理学療法士作業療法士学校養成施設指定規則」（以下、指定規則）は、作業療法士養成施設が、その学生に対して国家試験受験資格を付与するために必要な基準を規定している。教育内容だけではなく、養成校の施設・設備、教員等の教育条件などを規定し、教育の水準を確保する機能を果たす。すなわち、作業療法士養成教育の根幹となるものである。

最初の指定規則は1966年に制定され、以来数度の改正が実施され、2018年10月（2020年4月入学生から適用）に4回目の改正が行われている。このときの改正の趣旨は、**表3**のように記されている。

表3 指定規則改正（2018年）の趣旨

- 高齢化の進展に伴う医療需要の増大や，地域包括ケアシステムの構築等により，理学療法士および作業療法士に求められる役割や知識等が大きく変化してきており，また，理学療法士および作業療法士の学校養成施設のカリキュラムについて，臨床実習の実施方法や評定方法が各養成施設でさまざまである実態を踏まえ，臨床実習の在り方の見直しをはじめ，質の向上が求められている
- 理学療法士および作業療法士の養成において，本省令案は，こうした状況を踏まえ，国民の信頼と期待に応える質の高い理学療法士および作業療法士を養成する仕組みを維持・発展させるため，理学療法士及び作業療法士法（昭和40年法律第137号）第14条の規定に基づき，理学療法士作業療法士学校養成施設指定規則（昭和41年文部省・厚生省令第3号）に定める教育内容や専任教員の要件等を改正するものである

（文献2より引用）

　第4回目の指定規則改正では，カリキュラムの総単位数が93単位以上から101単位以上に引き上げられた。また新たなカリキュラムが追加された（**表4**）。これに加えて，各養成施設の**特色を出すための独自のカリキュラムを追加することが望ましい**[2]とも記述されている。

　この改正に合わせて日本作業療法士協会は，各養成校がカリキュラムを作成する際に活用することを見込んで，作業療法士養成教育モデル・コア・カリキュラムを策定している[3]。そこでは，**修得した知識や技能を組み立てられる作業療法士**をいかに育成していくかに重きがおかれている。

表4 指定規則改正（2019年）に伴う追加カリキュラム

- 「社会の理解」の科目を新設
- 「疾病と障害の成り立ち及び回復過程の促進」の科目において，「栄養，薬理，医用画像，救急救命及び予防の基礎」を必修とする
- 「保健医療福祉とリハビリテーションの理念」の科目において，「自立支援，就労支援，地域包括ケアシステム及び多職種連携の理解」を必修とする
- 「作業療法管理学」の科目を新設する
- 「作業療法評価学」の科目において，「医用画像の評価」を必修とする
- 「作業療法治療学」の科目において，「喀痰等の吸引」を必修とする
- 「臨床実習」の科目において，「臨床実習前の及び臨床実習後の評価」を必修とする

（文献2より引用）

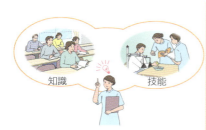

アクティブラーニング❷ 指定規則改正の趣旨や追加カリキュラムから，作業療法学生に求められているものについて考えてみよう。

■教育課程の内容

　日本作業療法士協会は教育課程の内容について，「作業療法士教育の教育水準（改訂第5版）」のなかで，指定規則および理学療法士作業療法士養成施設指導ガイドライン，世界作業療法士連盟作業療法士教育の基準を満たすものとする，と述べている[4]。またここでも，そのカリキュラムは**指定規則に基づき，各養成校の特色を生かした授業を追加することが望ましい**と述べられている（**図1**）[5]。

図1 カリキュラムの特色

医学部や看護学校などとの合同授業　　　　　　　　　　　　入学時すぐに実習

少人数制　　　　　　　　　　　　　　　　　　　　　　国際交流がある

関連病院でたくさんの実習がある　　　　　　　　　　基礎医学教育に力を入れている

アクティブラーニング ③ あなたの在籍する（卒業した）作業療法士養成校の特色を生かした授業，カリキュラムの特徴について調べよう。

　　　　　作業療法士になるためには，作業療法士国家試験に合格しなければならない。そこでは，**作業療法士として必要な知識および技能について**の試験が行われる。その内容を示したものが**理学療法士作業療法士国家試験出題基準**である。国家試験はこの基準に従って出題される。

　　　　　2024年に実施される第59回国家試験から適用される基準について，そのタイトルと大項目を**表5**に示す。この基準は，さらに中項目・小項目に分類されている。

表5 作業療法士国家試験出題基準

専門基礎分野			専門分野（作業療法）	
タイトル	大項目		タイトル	大項目
I 人体の構造と機能及び心身の発達	1 解剖学 2 生理学 3 運動学 4 人間発達学		I 基礎作業療法学	1 作業療法の基本 2 作業療法の範疇 3 作業療法学の基礎
II 疾病と障害の成り立ち及び回復過程の促進	1 医学概論 2 病理学概論 3 臨床医学総論 4 リハビリテーション医学 5 臨床心理学 6 精神障害と臨床医学 7 骨関節障害と臨床医学 8 慢性疼痛と臨床医学 9 中枢神経の障害と臨床医学	10 末梢神経・筋の障害と臨床医学 11 小児の障害と臨床医学 12 内部障害と臨床医学 13 がん関連障害と臨床医学 14 老年期障害と臨床医学 15 その他の障害と臨床医学	II 作業療法管理学	1 職業倫理 2 職場管理 3 教育 4 法規・関連制度
III 保健医療福祉とリハビリテーションの理念	1 保健医療福祉 2 リハビリテーション概論		III 作業療法評価学	1 目的　　　　6 背景因子等 2 時期と手順　7 義肢，装具，支援機 3 心身機能，身体構造　　器，自助具等 4 基本動作　　8 疾患，障害 5 活動，参加　9 保健，予防
			IV 作業療法治療学	1 基礎　　　　6 義肢，装具，支援機 2 心身機能，身体構造　　器，自助具等 3 基本動作　　7 疾患，障害 4 活動，参加　8 保健，予防 5 背景因子等
			V 地域作業療法学	1 基礎 2 評価と支援 3 安全管理
			VI 臨床実習	1 実習前準備 2 医療提供施設実習実施内容 3 地域実習実施内容 4 実習後評価

（文献6より引用）

● 日本作業療法士協会が示す，作業療法士養成教育における教育理念および教育目標

日本作業療法士協会は「作業療法士教育の教育水準（改訂第5.1版）」のなかで，作業療法士教育の理念を**表6**のように示している。また教育目標については，以下の10項目を挙げている（**表7**）。

表6 作業療法士教育の教育理念

国民の健康増進，保健・医療・福祉・教育・就労支援に寄与するために，関連職種と連携し，協力して活動できる質の高い作業療法士を育成する。また作業療法士の専門性を考慮し，地域特性や作業に焦点を当てた教育の指針を持ち，学生自身がその専門性を意識できるようカリキュラムを構成する
この教育理念に基づき，学校養成施設は，学生が教育目標に示す能力を身につけるよう教育を行うとともに，教育の質の改善のために学生や教員および第三者により評価を受けながら，定期的な自己点検の仕組みをもつことを明示する。

表7 作業療法士養成教育の教育目標

1) 作業療法の専門的実践に必要な基礎知識・技術・態度を習得する
2) 作業療法を利用する人の基本的人権を守る倫理観を身につける
3) 作業療法を利用する人の生活歴，社会基盤，価値観，文化などの多様性を尊重できる
4) 主体的および創造的に問題を提起し，それを解決する能力を習得する
5) 関連する人々と連携した取り組みの必要性を理解する
6) 作業療法士の専門的集団の継続的発展のために，後輩の育成・指導の必要性を理解する
7) 作業療法の専門的発展のために，必要な研究の基礎知識・技術を習得する
8) 作業療法士として地域社会に貢献する能力を習得する
9) 作業療法の国際的な動向を理解し，将来国際的に貢献できる基礎的能力を身につける
10) 豊かな教養を基盤として人間性を豊かにし，作業療法士としての資質を高める努力ができる

● 作業療法士の卒前教育の役割と目標

作業療法士の卒前教育の到達目標について，「自ら学ぶ力を育て，作業療法の基本的な知識と技能を修得する」[5]と示している。また同ガイドラインでは，卒前教育の役割を以下のように示している。

作業療法士として生涯にわたり活躍するための基礎を築くこと，すなわち資質，知識，技術に関する基礎および医療専門職として新たに必要な知識，技術に出会ったときに，それらを自ら学ぶための能力と習慣を形成することである

> **● 補足**
>
> **卒前教育と卒後教育**
> 作業療法士養成教育における**卒前教育**は，作業療法学生に対する，作業療法士免許を取得するための教育であり，作業療法学生が作業療法士として成長するための基礎を築くことである。**卒後教育**は，作業療法士免許取得後の教育を意味する。作業療法士免許を取得した後に，現場で働きながら，より実践的なことを学んだり，専門的なことを学んだり，最新の知識や技術を身につけたりすることが求められる。**作業療法士は，卒後も生涯にわたり学び続ける必要がある。**「第5章5 日本作業療法士協会の生涯教育制度」（p.244）を参照。

アクティブラーニング ④ 日本作業療法士協会の教育理念および教育目標，卒前教育の到達目標を実現するために，作業療法士学生はどうするべきか，具体的に考えてみよう。

【引用文献】
1) 日本作業療法士協会：協会について．(https://www.jaot.or.jp/about/，2024年9月現在)
2) 厚生労働省：理学療法士作業療法士学校養成施設指定規則の一部を改正する省令案について(概要)．
3) 日本作業療法士協会教育部：作業療法士養成教育モデル・コア・カリキュラム2019，2019．
4) 日本作業療法士協会：日本作業療法士協会「作業療法士教育の教育水準」(改訂第5.1版)．2023．
5) 日本作業療法士協会教育部：作業療法教育ガイドライン2019，2019．
6) 厚生労働省医政局医事課：理学療法士作業療法士国家試験出題基準令和6年版．

【参考文献】
1. 日本作業療法士協会：作業療法白書2021，2023．
2. 日本作業療法士協会：日本作業療法士協会五十年史，医歯薬出版，2016．
3. 宮前珠子 ほか：我が国作業療法の現状と今後の展望．聖隷クリストファー大学リハビリテーション学部紀要，創刊号：11-21，2005．
4. 岩瀬義昭：作業療法カリキュラム大綱化の理念と展望．OTジャーナル，33:944-949，1999．
5. 坂上 昇：理学療法士作業療法士学校養成指定規則の改正について．専門リハビリテーション，19:63-68，2020．

✓ チェックテスト

①日本における最初の作業療法士養成校は何か(☞p.206)．　基礎
②最近(2019〜2023年)の作業療法士国家試験合格率はどの程度か(☞p.207)．　基礎
③日本作業療法士協会の作業療法士養成教育モデル・コア・カリキュラムのなかでは，どのような作業療法士を育成することに重きを置いているか(☞p.208)．　基礎
④日本作業療法士協会の作業療法士教育の理念は何か(210)．　基礎
⑤日本作業療法士協会『作業療法教育ガイドライン2019』における，作業療法士の卒前教育の到達目標はなにか(☞p.210)．　基礎

養成教育と卒後教育，作業療法士のキャリア形成

2 作業療法士養成教育の臨床実習

神保洋平

Outline

● 臨床実習の目的・種類・意義について説明し，臨床実習の抱える課題について述べる。

● 臨床実習の目的は，対象者を理解し，臨床現場での実践をとおして知識・技能・態度を身につけ，専門職としての認識を高めることにある。

● 臨床実習の種類には，見学実習・地域リハビリテーション実習・検査実習・評価実習・総合臨床実習の形態がある。

● 臨床実習の意義は，自らの身体をとおした経験から学習することにある。

● 作業療法参加型臨床実習の理論的背景を解説し，臨床思考過程とその伝え方についてのヒントを提示する。

● 認知的徒弟と正統的周辺参加は，実践的な経験を通じて知識やスキルを獲得することの重要性を強調している。

● 臨床実習指導は，見学・模倣・実施の手順で行われる。

● 臨床思考過程を理解するうえでのポイントは，作業療法プロセスを踏まえ，対象者の次の過程に向けた思考を働かせることである。

1 臨床実習の目的

　日本作業療法士協会[1]は，臨床実習の目的を「学生が臨床実習指導者の指導・監督のもとに，作業療法対象者の全体像を把握，作業療法計画，治療・指導・援助などをとおして，作業療法士としての知識と技能および態度を身につけ，保健・医療・福祉にかかわる専門職としての認識を高めること」としている。

　つまり，臨床実習をとおして養成校で学んだ知識を活用しながら，

①対象者の状態や置かれている状況を理解し，
②具体的な臨床で行う行為からそのスキルを習得すること。
③実施される作業療法の背景にあるリーズニングを学び，
④セラピストとしての適切な立ち居振る舞いを身につけ，
⑤それぞれの領域における特性と専門性の理解を深めること

がその目的といえる。

■ 臨床実習の種類

　作業療法の養成校では，おおむね以下の5つの臨床実習が行われる（これらの実習形態はあくまで一般的な実習形態であり，養成校のカリキュラ

ムによって異なる場合がある)。

●①見学実習

養成課程の初期(1〜2年生)に設定され,具体的なセラピストの働き方や対象者のイメージをつかむ目的で行われる。養成校の座学だけでは得ることが難しいモチベーションや,目標をもつことが期待される。

●②地域作業療法実習

厚生労働省が進める**地域包括ケアシステム**[*1]において作業療法士が重要な役割を担うことを見越し,指定規則の改定(2020年)を機に,新たに設定された。主に介護老人保健施設や通所リハビリテーション,訪問リハビリテーションで行われる。この実習では,対象者の生活障害を理解し,地域における多職種連携やリスク管理,生活機能へのアプローチ,福祉用具・住環境整備を学ぶ。

> **＊1 地域包括ケアシステム**
> 団塊の世代が75歳以上になる2025年に向けて,住み慣れた地域で自分らしい暮らしを人生の最後まで続けることができるように,医療・介護・予防・住まい・生活支援が一体に提供される体制である。

●③検査実習

主に検査のスキルに焦点を当てた実習である。養成校で学んだ検査の方法を実際の対象者に行うことで,実践的な方法や注意点,工夫の仕方を学ぶ。養成校によっては,下記の評価実習のなかに含まれる場合がある。

●④評価実習

評価実習は,主に対象者の理解を目的とした実習形態である。検査実習とは異なり,検査で得られた情報だけでなく,面接で得られた内容や対象者の生活背景,観察,多職種の情報,予後予測も含めた全体像を理解することに焦点を当てた実習である。

●⑤総合臨床実習

総合臨床実習は,一連の作業療法プロセスの理解と習得に焦点を当てた実習である。作業療法プロセスとは,評価計画の立案,評価の実施,評価結果の整理,目標設定,プログラムの立案・実施,再評価の流れを意味する。一方で入院期間の短期化や対象者の事情によって,その経験が十分に叶わないこともある。そのような場合も考慮し,実習でかかわるすべての対象者に対し,作業療法のプロセスに焦点を当てた疑問をもつこと,指導者が行っている臨床行為(検査や治療,かかわり方など)は,どのようなリーズニングに基づいて行われているかに関心をもち,可能な範囲で検査や介入補助の経験を積むことが重要となる。

> **アクティブラーニング①**
> ・地域作業療法実習における生活障害を理解するには,どのような視点で評価をすることが望ましいか。
> ・検査と評価の違いをグループで検討してみよう。

養成教育と卒後教育,作業療法士のキャリア形成

Case Study

- 訪問リハビリテーションを利用する脳卒中発症後から3年経過した70歳代女性。パソコンの使用経験あり。運動麻痺は軽度で，屋内・屋外移動は杖歩行自立。以前参加していた詩吟の会に参加することを目標にしている。

Question 1

この場合の「生活機能(心身機能・活動・参加)」へのアプローチを検討してみよう。

☞ 解答例 p.252

■ 臨床実習の意義とは～経験から学ぶ～

実習の最も重要な意義とは「養成校で学習した知識と技術・技能および態度を，臨床実習施設での作業療法体験を通して統合すること」[2]である。つまり自らの身体をとおした経験から学習するということである。

経験学習[3]（**図1**）とは，学習者の主体的な行動の結果，直面する課題の内省のプロセスをとおして学習が成立するという考え方である。

実習での例を挙げると，実習のなかで上手くできない経験（具体的経験）から，なぜうまくいかなかったかを自分の技術や立ち居振る舞い，その背景にある自分の考えなどさまざまな観点から振り返り（内省的観察），次回に向けた教訓や改善点を検討し（抽象的概念化），新しい状況で試してみる（能動的実験）というサイクルである。先にも述べたように，作業療法の一連の経験を，1人の対象者ですべてを経験できる実習ばかりではない。しかし，個別の経験から次のステップに向けた自らの課題に取り組むことが，実習では求められる。

図1　Kolb（コルブ）の経験学習

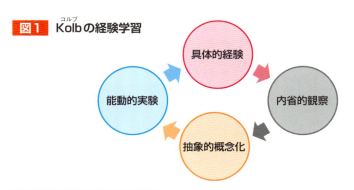

■ 臨床実習の抱える課題

臨床実習の運営においてはさまざまな課題があるが，ここでは「実習ガイドラインや手引の運用の質が大きく異なること」と「適正な実習時間の運用」について説明する。

日本作業療法士協会も述べているように，養成校や実習施設によって臨床実習の運用が大きく異なる[1]。この運用の差は，実習指導者と学生の間での指導方法の認識に齟齬が生まれる可能性がある。学生はこのような事態を避ける意味でも，各養成校で作成する実習指導要綱を熟読する必要が

作業療法参加型
臨床実習に向けて

臨床実習は「理学療法士作業療法士臨床実習指導者講習会の開催指針について」(医政発1005第2号, 平成30年10月5日) に従い見学・模倣・実施を経て臨床に参加していくこととなる。そこで, より深く作業療法を理解するためには定義を知ることが重要である。

ある。また, 実習指導要綱から逸脱した指導方法がある場合には, 養成校の教員に調整を依頼することも想定しておくとよい。

次に, 適正な実習時間の運用について述べる。実習のなかで, 実習記録などに時間を費やし睡眠時間が確保できない事例が少なくない。理学療法士作業療法士養成校指導ガイドライン[4]によれば, 1単位40時間以上をもって構成することとし, 実習時間外に行う研修等を含めても45時間以内とするとされている。1日8時間実習×5日=40時間とすると, 自宅学習は1日1時間の計算である。実習が健全な状態で行われるために, この基準を踏まえ, 実習前の準備や実習中にできる工夫を検討することが望ましい。

2 作業療法参加型臨床実習

■ 診療参加型実習(クリニカル・クラークシップ)

診療参加型実習[5]は, 作業療法学生が臨床実践で必要な経験を積む重要な手法である。この実習形態は, 医師の臨床実習に取り入れられた。

かつての実習では, 学生は診療の見学と症例(事例)レポートを執筆すること(off job training)が主流だった。しかしこれには限界があり, 実践的な経験が不足していた。作業療法士もこれに習い, 臨床実習のなかで対象者の支援にかかわり, 具体的な臨床実践のなかで, 臨床のスキルと臨床思考過程を学ぶことの重要性が提示された。

実習では, 学生は臨床現場で作業療法士と協力し, 対象者の支援にかかわるさまざまな側面を学ぶ。これにより, 臨床評価や治療計画の立案, 実施のスキルを身につけるだけでなく, チームでのコラボレーションやコミュニケーション能力も向上する。また, 従来のレポート中心の課題では得られなかった実践的な経験を多く得られるため, 学生の臨床能力の向上に貢献する。診療参加型実習は, **学生にとって理論と実践の統合を可能にし, 作業療法士としての専門性を養う重要な取り組み**である。

■ 作業療法参加型臨床実習

作業療法参加型臨床実習は, 2020年4月から施行された新しい指定規則に基づいて行われる実習方法である。これは, 作業療法士は診療を行わないが, 臨床的な技能や思考過程を実践的に指導し, 経験を通じて理解を深めることを重視するものである。実際の作業療法の現場に参加しながら学習を進めるため, 「作業療法参加型臨床実習」とよばれる。

■ 認知的徒弟制と正統的周辺参加

作業療法参加型臨床実習は, 認知的徒弟制と正統的周辺参加という2つの学習理論に基づいている。両者は, 実践的な経験を通じて知識やスキルを獲得する過程に焦点を当てている。また学習者が実際の現場での臨床

試験対策 Point

作業療法参加型臨床実習の背景にある理論の特徴や指導方法の原則, リスク管理について理解しておこう。

養成教育と卒後教育, 作業療法士のキャリア形成

行為に参加することで，専門的なスキルや知識を身につける点が挙げられる。加えて，学習が社会的なコンテクスト（文脈）や，文化的な環境のなかで行われることを強調しており，学習者がコミュニティやグループの一員として活動することで，より深い理解や専門性を獲得することができる。

● 認知的徒弟制

認知的徒弟制[6]*2とは，継続的な実践や活動をとおして，技能と知識を身につける理論であり，アプローチ方法である。

ここで重要なのは，**仕事に必要なスキル***3を身につけるうえで，そのスキルが独立して存在するのではなく，その状況や文脈に即して身につける必要があるという点である。どのような状況で使用することが最適か，またいつもと違う状況に置かれたときに，どのような工夫をするとうまくいくかなど，同じスキルであってもその使い方は状況や文脈によって異なることを学ぶことの重要性を説明している。

そして冒頭に「認知的」とついているのは，スキルの向上には同じスキルを少しずつ異なる状況で試すことで，学習者（学生）自身のなかに自分の戦略性をモデル化することが必要だからである。具体的な指導方法は**表1**に示すとおりである。ここまで述べてきたように，現場の経験から認知スキルを身体的スキルとして体現する循環（**図2**）が，認知的徒弟制の意味するところである。

> **＊2 徒弟制**
> 大工職人や寿司職人のように実際の仕事のスキルや方法，立ち居振る舞いを，自身が師事する師匠から見様見真似で学ぶことである。

> **＊3 仕事に必要なスキル**
> 例えば「共感」というスキルは，対象者との治療関係を築くうえで重要である。一方で境界性パーソナリティ障害の対象者に対する共感の仕方には，共依存のリスクがあるために注意が必要となる。

表1　認知的徒弟制の指導方法

- modeling：教育者がまず学習者にデモンストレーションを見せる
- coaching：教育者は学習者に実際にその技能を練習させ，その様子を観察しながらフィードバックする
- scaffolding：学習者はさらにさまざまな作業に挑戦する。教育者は学習者の作業難易度に合わせて足場を作って手助けしたり，成長に伴って徐々に支援を減らしていく（fading）
- articulation：学びを確実なものにするため，教育者は学習者の技術や思考を言語化させるよう促す
- reflection：教育者は学習者自身のパフォーマンスについて振り返り
- exploration：教育者は，次の課題を自主的に探索するよう学習者に考えさせる

図2　経験の循環

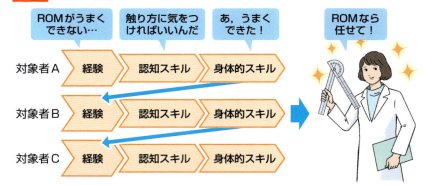

● 正統的周辺参加

正統的周辺参加の重要性は，その参加の仕方にある。個人の成長は，学習者が置かれている組織の環境や文脈に大きく依存し，実習指導者の指導に限らず学びを得る。

「所属先」で，学習者（学生）は「正当なメンバー」として扱われる。はじめは学習者の能力に応じた周辺的な役割を担いつつ，中心人物の仕事を見習い，徐々に中心的な役割を習得していく。その職業に必要なスキルや適切な立ち居振る舞いは，そのコミュニティの外側から見て学ぶことは非常に難しい。つまり，部外者ではなくそのコミュニティの正当なメンバーとして所属することで，学習者自身が多くのことを自ずと学んでいくのである（図3）。

コミュニティのなかには，特有の文化や人間関係，役割の配置，人の動き方がある。このように正統的周辺参加[7]は，職業に伴うスキルは現場の文化や文脈から切り離すことができない点を強調している。

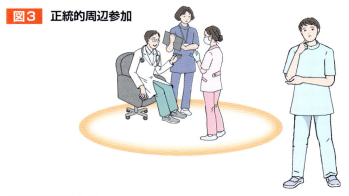

図3 正統的周辺参加

■ 見学模倣実施

ここまで述べてきたように，臨床実習では現場の文脈に身を置き，自らの経験をとおして学生自身の戦略性（モデル）を構築し，身体的スキルを構築していくことが求められる。そのために奨励されている指導方法が，「見学→模倣→実施」の手順である。

学生は実習指導者の行う検査や介入方法を見学し，重要なポイントやリスク管理を確認する。そのうえで，指導を受けながら実習指導者と同様の手順で対象者に行ってみる（模倣）。模倣を行った部分でうまくできた部分，次のステップに向けた課題の確認を行う。十分なスキルが習得できたところで，類似の対象者に**指導者**[*4]の監督の下で同じことを行う（実施）という段階的な指導が行われる（図4）。

このような技術的な指導を受けるなかで，なぜこのような検査や介入を行っているのかという臨床思考過程も同時に指導を受けることになる。さまざまな対象者の状態を経験するなかで，自らのスキルの調整を行い，戦略の修正とそのバリエーションを学生自身のなかに蓄積していくことで，経験豊かな実習が可能となる。

> **補足**
> 部活やアルバイトでそのコミュニティに入る前は印象がよかったが，実際に入ってみるとその印象が異なり，さまざまなルールに配慮しなくてはいけないことに気づき，自分の振る舞いを変えざるを得ない経験は，読者の方々にも少なからずあるだろう。

> **補足**
> 日本作業療法士協会は，その実習期間のなかで少なくとも1事例に対し，そのすべての作業療法過程を経験することを推奨している。卒業後，即戦力としてのスキルが求められる現場のニーズからもその必要性は大きい。加えて，その1事例以外にも経験できる検査・介入を，見学・模倣・実施の手順で経験を積むことが重要である。

> ***4 指導者**
> 一般的に指導者をバイザーと呼称されるが，visorの意味は庇（ひさし）・帽子のサンバイザーであり，指導者の意味はない。従ってケースバイザーという表現も誤用である。正しくは supervisor（監督者）・clinical educator（CE，臨床実習教育者）である。

図4 基本的態度・臨床技能・臨床思考過程の習得の流れ

| 見学 | 学生が臨床実習指導者の行う作業療法の解説を受けながら観察すること |

| 模倣 | 学生が臨床実習指導者の行う作業療法を指導を受けながら実際に行うこと |

| 実施 | 学生が臨床実習指導者の行う作業療法を監督の下，主体的に実際に行うこと |

(文献8より引用)

■ 臨床思考過程とその伝え方

臨床実習の目標[8]は，作業療法士としての

①倫理観や基本的態度を身につける，
②許容される臨床技能を実践できる，
③実習指導者の作業療法の臨床思考過程を説明し，作業療法の計画立案ができる

ことである。

基本的態度や臨床技能を高めることと同時に，臨床思考過程の理解を深めることは重要である。臨床思考過程は**図5**に示すように，作業療法の処方から評価，目標設定，介入，再評価に至る一連の過程の背景にある作業療法士の解釈と判断である。

臨床実習は実習指導者の指導・監督の下で行われるが，学生自身にも**能動的な学習態度**が求められる。そのためには，実習における一般目標・行動目標を把握することと，作業療法プロセスを踏まえ，対象者の次の過程に向けた思考を働かせることの2点が重要である。

臨床思考過程に関する一般目標と行動目標を**表2**に示す。これらを把握し，学生自身は臨床実習においてこの目標を達成するべく，自らに課題を課す姿勢が大切である。

また学生が能動的に動くためには，実習の只中にありながら，作業療法を俯瞰する視点をもつことが望ましい。つまり作業療法の一連の過程を念頭に置き，対象者の現状はどの過程にあるのか，次の過程に進むためにすべきことはなにかを，常に考えるのがよい。

加えて実習記録を活用することも有効である。実習記録は，その日に経験したなかでの疑問を検討するようなテーマを設定することで，対象者の次の段階へ向けた対応を導き出すことが可能となり，建設的な内容になる。例えば，実習中の見学で対象者の更衣動作がうまくいかない場面を見学し，実習指導者からその解説を受けたとする。その際の実習記録のテーマは「更衣動作が困難な要因の検討」とし，その検討のなかで動作がうまくいかない要因が明確になり，治療プログラムの設定理由が理解できるようになる。あるいは足りない評価情報がみえてくるかもしれない。このような検討の積み重ねが臨床思考過程の理解につながり，説明する，伝える技

*5 事例報告書
従来型の臨床実習では，この事例報告書の作成に過度な比重が置かれる傾向にあり，実習時間外の時間を圧迫していたという反省点もあることを踏まえておきたい。事例報告書の作成は3つある実習目標のうちの1つであり，残りの態度と技能の目標も等しく重要であるという認識をもつ必要がある。

能の土台となる。

また，実習中あるいは実習後に**事例報告書**[*5]をまとめることがある。事例報告書の作成は，①**対象者の状態の理解や課題分析**，②**目標設定の妥当性**，③**介入のリーズニング**，④**介入の妥当性の検討**をとおして理解を深めることが重要である。この作成には一定の労力を要するが，普段の実習記録において上記①～④を意識しながら行うことが望ましい。

図5 臨床思考過程

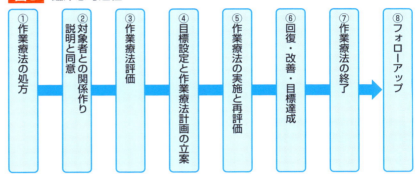

①作業療法の処方 → ②対象者との関係作り 説明と同意 → ③作業療法評価 → ④目標設定と作業療法計画の立案 → ⑤作業療法の実施と再評価 → ⑥回復・改善・目標達成 → ⑦作業療法の終了 → ⑧フォローアップ

表2 臨床思考過程に関する一般目標と行動目標

一般目標	行動目標
作業療法評価計画を立てることができる	対象者の疾患に関する一般的特徴について説明することができる
	対象者に必要な評価手段を選定できる
	選定した評価手段の目的・方法を説明できる
情報収集・面接・観察・検査測定ができる	対象者・家族に評価計画について説明し，同意を得ることができる
評価結果を整理し全体像を把握することができる	評価結果をICFに分類できる
	評価結果の肯定的側面と否定的側面について説明できる
	評価結果の相互関係をICFを用いて説明できる
	対応すべき課題を焦点化できる
	対象者の予後について説明することができる
	対応すべき生活課題を列挙することができる
	対応すべき生活課題に優先順位をつけることができる
目標設定することができる	リハビリテーション目標を説明できる
	作業療法の長期目標・短期目標を説明できる
	各目標の関連を説明できる
治療プログラムを立案することができる	目標に対応した治療プログラムを立案することができる
	治療プログラムの目的・方法を説明できる
治療プログラムを遂行できる	対象者・家族に治療計画について説明し，同意を得ることができる
	対象者の状態に対し，治療プログラムを変更することができる
リスク管理について理解できる	アクシデント・インシデントの原因・予防対策について説明できる
他部門との連携が取れる	他部門との連携の必要性について説明できる
	リハビリテーションチームにおける作業療法の役割について説明できる

（文献2を参考に作成）

養成教育と卒後教育，作業療法士のキャリア形成

Case Study

Question 2

臨床実習では，治療を実施している場面を見学することが多くある。そのようななかで作業療法のプロセスに焦点を当てた疑問を，どのようにもつことができるだろうか。　　　　　　　　　　　　　　　　　☞ 解答例 p.252

【引用文献】
1) 日本作業療法士協会：作業療法臨床実習指針，p.6-7，2018.
2) 日本作業療法士協会：作業療法臨床実習の手引き，p.26，2022.
3) Kolb DA：Experiential learning: Experience as the source of learning and development, Prentice Hall, p.20-38, 1984.
4) 理学療法士作業療法士養成校指導ガイドライン 医政発1005第1号，p.3，2018.
5) 小林幸治 ほか：作業療法のクリニカル・クラークシップガイド，p.1-30，三輪書店，2017.
6) Brown JS, et al.: Situated cognition and the culture of learning. Educational Researcher, 18(1):32-42, 1989.
7) Lave J, et al.: Situated learning: Legitimate peripheral participation. Cambridge University Press, 27-44, 1991.
8) 日本作業療法士協会：作業療法臨床実習指針，p.11-13，2018.

✔チェックテスト

Q
①臨床実習の目的は何か（☞p.212）。　基礎
②臨床実習の形態にはどのようなものがあるか（☞p.213）。　基礎
③検査実習と評価実習の違いは何か（☞p.213）。　基礎
④総合臨床実習は何に重きを置いた実習か（☞p.213）。　基礎
⑤臨床実習の意義は何か（☞p.214）。　基礎
⑥作業療法参加型臨床実習の理論的背景は何か（☞p.215）。　基礎
⑦認知的徒弟制と正統的周辺参加の共通点と相違点は何か（☞p.215〜217）。　臨床
⑧臨床実習の到達目標3つは何か（☞p.218）。　臨床
⑨臨床思考過程を学ぶうえで留意すべきことは何か（☞p.218）。　臨床

養成教育と卒後教育，作業療法士のキャリア形成

3 教育方法論

野本義則，生方 剛

Outline

- 教育目標について理解する。
- Bloom らの「教育目標の分類学」について理解する。
- 教育目標について理解し，所属する養成施設の教育目標に沿った行動ができる。
- 教育目標について理解し，将来の実習指導や後輩育成に活かす。
- 教育評価の意義を理解する。
- 総括的評価と形成的評価の用い方を理解する。
- 学習には，学習者に知識を付与するものと学習者が主体的な行動を重視，その直接的な経験や問題解決をとおして学習するものがある。臨床実習では，経験学習の様子が最も多く含まれる。
- 意味ある学習を実現するには，学習についての見識を深め，学習を促進する教授法を理解し，実践することが大切である。
- コーチングとティーチングの意味とその違いを理解することが，よりよい教育の実践のために大切である。
- GROW モデルはコーチングの基本構造である。GROW モデルを活用した質問は，学習者の成長，課題に能動的に取り組むきっかけとなり得る。

1 教育とは
野本義則

　広辞苑によれば，**教育**は「教え育てること。望ましい知識・技能・規範などの学習を促進する意図的な働きかけの諸活動」と説明されている[1]。ここにある**学習**については，「①まなびならうこと，②経験によって新しい知識・技能・態度・行動傾向・認知様式などを習得すること，およびそのための活動」と説明されている。すなわち，新しい知識・技能・態度などを習得する行為である学習を行うように促すことが教育といえる。より効果的な教育のあり方，その理論や実際について研究する学問に**教育学**がある。その対象は，**教育原理**[*1]，教育方法，教育制度，教育の歴史などと幅広い。

　勉強よりもゲームや友だちとの遊びのほうが好きだった筆者は，教師や親から「もっと勉強しろ！」と繰り返し叱咤されていた。教員となった現在では，作業療法学生に対して「勉強しましょう」と声をかけることも少なくない。

　しかし，闇雲な作業療法を行うことは決してあってはならないのと同様に，教育においても，ただ「勉強しなさい」と声をあげるのではなく，教育学から得た根拠に基づいて効果的に行われなければならない。

　本項目では，教育学のすべてを網羅することはできないが，教育原理の観点から，**教育目標**と**教育評価**について取り上げる。また教育方法として，**教育心理学**[*2]の範囲でもある**学習理論**，その実践の一つとしてティ

＊1 教育原理
「教育とは何か」について，その理論的基礎を明らかにすることを目指す。例えば，教育原理に関する著書には「人間を個性的な存在として発達させる代わりに，ある鋳型にはめ込もうとしたり，人を委縮させてしまったりする働きかけは，教育とは別物です」[2]と教育のあり方が述べられている。

＊2 教育心理学
心理学の手法を用いて効果的な教育の方法を明らかにしようとする，教育学の一分野である。また児童生徒の発達と成長にも焦点を当てる。

ーチング・コーチングについて概説する。

2 教育目標

　教育目標は，教育活動を一定の方向に秩序づけるものであり，教育活動の目的を実現するために達成すべき目標といえる。作業療法士養成施設では，「ディプロマポリシー」や「建学の精神」といった形で示されていることもある（p.235「養成校が求めるもの」参照）。作業療法士養成施設では，それぞれの養成施設に即した教育目標が示されている。

■ 教育の目標

　教育の目標とは，教育そのものの目標となる。どの学校にも当てはまる目標といえる。日本の教育基本法における教育の目標（第二条）を下記に示す[3]。

第二条 教育は，その目的を実現するため，学問の自由を尊重しつつ，次に掲げる目標を達成するよう行われるものとする。
一　幅広い知識と教養を身に付け，真理を求める態度を養い，豊かな情操と道徳心を培うとともに，健やかな身体を養うこと。
二　個人の価値を尊重して，その能力を伸ばし，創造性を培い，自主及び自律の精神を養うとともに，職業及び生活との関連を重視し，勤労を重んずる態度を養うこと。
三　正義と責任，男女の平等，自他の敬愛と協力を重んずるとともに，公共の精神に基づき，主体的に社会の形成に参画し，その発展に寄与する態度を養うこと。
四　生命を尊び，自然を大切にし，環境の保全に寄与する態度を養うこと。
五　伝統と文化を尊重し，それらをはぐくんできた我が国と郷土を愛するとともに，他国を尊重し，国際社会の平和と発展に寄与する態度を養うこと。

　作業療法士の職能団体である日本作業療法士協会が示す「教育理念」と「教育目標」は，各養成校の教育目標ではなく，作業療法士養成教育の目標の一つととらえることができる（p.206「養成教育の変遷」参照）。

■ 教育目標の明確化

● 教育活動における「ねらい」と「ねがい」

　教育目標を具体的に示すものとして，教育活動における「ねらい」と「ねがい」がある[4]（**表1**）。

表1　教育活動における「ねらい」と「ねがい」

ねらい	これだけはわからせたい，できるようにさせたい，体験させたいといったものであり，**具体的な到達目標である**
ねがい	ねらいの積み重ねにより学習者のなかに形成されていってほしい，深まってほしいという**教育者の思い，期待目標である**

ねらいは具体的な到達目標であり，各科目やある講義におけるねらいを明確にすることで，学習者は学ぶべきポイントが明確になる。

ねがいは期待目標であり，各科目や講義におけるねらいが達成された結果として「このようになってほしい」といった将来に対する期待が込められている。

● 医学教育における一般目標や行動目標

わが国の医学教育においては，その学習目標を，一般目標（GIO：general instructional objective）と行動目標（SBO：specific behavioral objectives）と表現されている（**表2**）。

表2　一般目標と行動目標

	内容	例
一般目標（GIO）	学習を修了した際に身につけていることを示したもの，期待される学習成果	リスク管理について理解できる
行動目標（SBO）	一般目標を達成するために，具体的にどのようなことができればよいかを示したもの	・アクシデント・インシデントの原因，予防対策について説明できる ・施設内感染防止の必要性・方法について説明できる

● 教育目標の分類体系（タキソノミー）

教育目標の分類体系（タキソノミー）は，米国の教育心理学者ブルームらが提唱した，教育の到達基準や教師の教育の評価のためなどに用いられる理論的な枠組みである。その枠組みは，「知識」に関する**認知的領域**，「態度・習慣」に関する**情意的領域**，「技能」に関する**精神運動的領域**の3領域に大別され，それぞれの領域ごとに単純なものから複雑なものへ，具体的なものから抽象的なものへと達成目標が高次化していく[5]（**表3**）。

表3　一般目標と教育目標

認知的領域	知識が知的能力や技能といったより高次化する課程	①知識：個別的なものや特定の手段，一般的なものを単純に想起できる ②理解：伝えられた内容をそのまま利用できる ③応用：特定の具体的な状況において抽象的概念を活用できる ④分析：要素やその相互関係を明らかにできる ⑤総合：知識から分析によって得られたものから新しいことを創出できる ⑥評価：素材や方法が目標の基準に合っているかどうかを判断できる
情意的領域	新しい課題を学習するための態度や価値観，動機づけが内面化していく過程	①受け入れ：適切な機会を与えられた場合に学習者が何かを意識する ②反応：現象に対してなんらかの反応をする ③価値づけ：信念や態度の特性の面で首尾一貫し，安定したものになる ④組織化：複数の価値が適切であることを理解し，それを統合することができる ⑤個性化：自己の内在化した価値による統制が個人を特徴でき，さらにその人の哲学や世界観を形作る
精神運動的領域	神経系と筋肉系の協応がより自動化する課程	①模倣：行動を繰り返し行うことができる ②操作：特定の操作が一応できるようになる ③精確化：一応できるようになった行為がより洗練された形で行えるようになる ④分節化：適切な時期に適切な順序で行為を行えるようになる ⑤自然化：行為が自動化し，特に意識することなくやれるようになる

※①から⑤・⑥へと低次から高次になる

養成教育と卒後教育，作業療法士のキャリア形成

■ 教育目標を理解する意義

教育の目標は原則として，学習者を主語として書かれている（例：作業療法士学生が〇〇を説明できる）。従って学習者が目標を正しくとらえることにより，各科目などで何を学習すべきか，それを達成できたかどうか理解できる。しかし，各科目などの到達目標である「ねらい」を理解し，それに即して学習することは重要であるが，それだけでは不十分といえる。すなわち，作業療法士養成教育であれば，各科目の「ねらい」の先には，「こんな作業療法士になってほしい」という「ねがい」がある。

それぞれの作業療法士養成校の教育目標や「ねがい」を作業療法学生が理解することにより，学習のモチベーションが維持向上されるものと考える。

図1 作業療法士養成教育における「ねらい」と「ねがい」の例

解剖学の「ねらい」
- 骨格構造について説明できる。
- 筋の付着（起始停止），支配神経，作用について説明できる。
- 内臓器の基本構造と機能を説明できる。

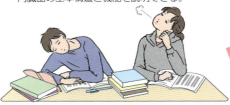

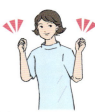

解剖学の「ねがい」
- 解剖学的知識に基づき，正しく評価・治療できる作業療法士になる。

3 教育評価

■ 教育評価の意義

「評価される」「評価をつけられる」ということに対して，苦手意識をもっている学生が多いと思われる。評価と聞くと，テストの結果や期末などにわたされる通知表など，ある科目について教員が学生の出来不出来を示すものを教育評価と思いがちである。

しかし教育評価の意義は，**教育がその目的や目標に達しているかどうかをみること**であり，その点からすると，教育評価は学習者（学生）に対する意義と教員または指導者（教育や指導を行う者）に対する意義がある[6,7]（**表4**）。

表4 教育評価の意義

	意義	例
学生に対する意義	学習のペースを作る	小テストや試験を目標にして，学習のスケジュールを作ることができる
	自己認識の機会	評価されることにより，学生が自己認識ができる。教育者からの激励（例：ここまでは覚えないといけないね，など）で学習の足りない部分を認識し，教員からの称賛（例：ここまでわかっていれば今は大丈夫だよ，など）で無理しすぎない
	学習の報告を再認識する	シラバスなどで述べられている目標などについて評価を受けることで，学習すべき内容やその程度などを再認識することができる
教員・指導者に対する意義	学習者の状態を把握する	評価することで，学生の知識，感じ方や考え方をとらえることができる。下記の事前的評価が重要となる
	教育目標の達成状況をとらえる	評価することで，教育目標（ねらいとねがい，など）の達成状況を確認でき，必要に応じて教育指導の方法を検討・変更することができる。下記の形成的評価が重要となる

■ 教育評価の種類

　教育評価には，教育評価を行う時期による分類があり，事前的評価，形成的評価，総括的評価がある（**表5**）。

表5 教育評価の分類

事前的評価	・入学試験やクラス分け試験のような教育計画に応じた適格性に従って，学習者を分類することを目的とする ・学生の能力や特性を把握し，その後の教育活動の戦略を立てるための資料を得ることを目的とする
形成的評価	・学習における中間段階での評価であり，その時点での評価情報を学習者にフィードバックし，学習活動の改善を導くことを目的とする
総括的評価	・一定期間の学習活動の成果を総括的に評価し，成果を把握することを目的とする ・教科単位の認定や一定の知識技術の所有者と公的に認めることを目的とする

■ 形成的評価と総括的評価の用い方

　評価といえば，成績表などの最終結果が注目されることが多い。そのような最終的な評価のことを**総括的評価**という。この最終段階に至る過程において中間的な評価を行い，それに合わせて学習の方法などを変更して，よりよい最終結果を得ることを目指す目的で行う評価を**形成的評価**という。

● 形成的評価の用い方

　形成的評価を行うことで，学習者の教育目標への到達状況を把握することができる。さらに，学習者の学習困難な点をつかむことができる。それらにより，教育者の指導法の反省や改善に用いることができる。形成的評価の用い方の例を**表6**に示す。

◎ 補 足

学生による授業評価（授業アンケート）

作業療法士養成施設では，各教科の全講義終了時などに，その教科を受講した学生に対して，授業の内容，自身の授業への準備，授業の満足度といった内容についての評価や意見を求めるアンケートを実施しているところがある。これは授業内容や方法を改善するための組織的な活動の一環であり，教員や養成施設全体で，授業改善や教育力向上，教育環境改善などを検討するための重要な資料となる。同時に，学生自身が授業への取り組みについて振り返る重要な機会となる。従って，**学生はこれらの授業アンケートの意義を理解し，真摯にアンケートに答えることが求められる。**

養成教育と卒後教育，作業療法士のキャリア形成

表6	形成的評価の用い方の例
授業中における反応の確認	学習者の表情や態度，質問に対する挙手などの反応を評価することにより，その時限の学習者の到達度を計り，その後の指導法の修正を行う
小テストや形成的テストの実施	単元内に設定された到達目標の達成度合いを計り，未達のものについては改善策を施し，すべての学習者が目標を達成できるようにするものである
期末テストの結果を踏まえた補習	期末テストや成績表などの総括的な評価を基に，当該科目の未達成の部分を把握し，その未達部分について，次の学期や学年開始までの間に補習を行い，未達部分の達成を目指す

● 総括的評価の用い方

　総括的評価は学習者の出来不出来を示すだけのものではない。学習者は，総括的評価を受け立った際には，教育目標に対する自身の学習の結果を理解し，不足した内容などについて，再学習するなどの資料として用いることができる。また教育者も，教育目標に対する自身の教育活動の成果を把握し，その改善点などを得るための資料として用いることができる。

● 形成的評価および総括的評価の活用

　形成的評価および総括的評価の活用に際しては，その科目や実習などでの教育目標を達成できたかどうか，不足した部分はどこか，といったことを把握することが重要である。従って，明確な教育目標の到達基準を定めることが求められる。到達目標を設定する際に考慮すべき点として以下の3点がある[6]。

①到達目標は，「最低ここまでは」といった最小限の期待内容を示すようにしなければならない。
②到達目標は，学習者の発達と教育の全体的なカリキュラム構造を反映するよう体系的なものでなければならない。
③到達目標は，その到達を確認する時期や方法，視点を異にする広範囲の目標が含まれねばならない。

■ 教育評価を理解する意義

　評価されることが多い学生にとっては，この教育評価を学ぶことに違和感を覚える学生がいるかもしれない。しかし教育評価の意義や種類，用い方を理解することにより，教員や指導者の評価の意図を汲み，自身の学習の変化につながることが見込まれるため，この理解は重要なものである。

　さらに作業療法学生も，将来では実習指導者や職場の先輩，あるいは教員として，指導する側に立つことがある。その際には，ここで学んだ教育評価を活かすことが期待される。

4 学習理論

生方 剛

■ 行動主義と学習理論

行動主義的な学習理論では，ある条件下（一定の刺激）である行動（一定の反応）が発生することを一つの行動単位と考え，刺激と反応の過程が形成・修正される過程を**学習**[8]*3とした。

学習によって期待される行動の出現率を高めるには報酬を与えるが，Skinner（スキナー）はこれを**強化**と称した[10]。スキナーはある一定の刺激に対し，期待される行動がとれるように変容していけば学習が成立するととらえる**行動主義**の考えに基づき，逐次接近法を実験で示した。これは目標となる高度な行動を達成するために，易しい行動から徐々に難度を上げ，それぞれの段階で期待される行動が出現すれば報酬を与え，その段階での行動が強化される。これを段階的に繰り返していくと，目標となる高度な目標に達成できるとしたものである（図2）。行動を説明するのに内的プロセスや知識を必要とせず，「観察される行動の変化」のみを学習とみなすのが特徴といえる。

> *3 学習
> 経験によって生じる比較的永続的な行動の変化[9]とされる。その学習に基づく諸理論を学習理論という。

図2 行動主義に基づく学習のイメージ

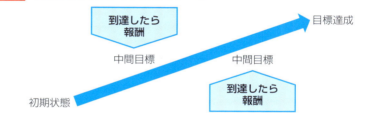

■ 認知論と学習理論

認知論は，行動主義ではみえない「知の働き」に着目している。これは，物事を認知する主体である人は，環境に対して能動的に働きかけて自分の内に取り込み（同化），自分の内部の機構を調節し，意味をつかむとされる。

認知論での学習は，発達が「質的な構造変化」にあるのに対して，「認知主体の量的な構造変化」[11]とされる。認知論的な学習理論は，人の認知機能に働きかけて期待される行動の変容を導こうとする認知療法として用いられている。

> **補足**
> 学習を促進させるためには報酬を与えるが，報酬が必ずしも学習を促進させるのではなく，低下させることもある。例えば報酬として給料を上げたとして，必ず仕事の質が高まるかは不明である（管理者としては質が高まってほしいが）。そのため，学習者が自発的に進んでやること（内発的動機づけに基づく行動）に着目し学習を促進するための研究も行われている。

■ Kolb（コルブ）の経験学習モデル

コルブの経験学習モデルとは，学習は具体的な経験をすることを起点として，その経験をさまざまな観点で振り返り，ほかの状況でも応用できるように自分なりの理論を作り上げ，その理論を新しい状況で実際に施行してさらに新しい具体的な経験を得るサイクルを繰り返すものである[12]（図3）。

作業療法の臨床教育では，学生はまず十分に作業療法を体験し，感じる

＊4 暗黙知
人の顔の認知や自転車の運転の仕方のように，明確に言葉で表現しにくい直観的，身体的，技能的な知識のこと。

必要がある。その体験をとおして感じたことを振り返り，どうすればうまくいくか理解する。さらに**暗黙知**＊4のようなその知識を，自分なりの理論に概念化し，それを同じような状態の対象者に応用してみる。これを繰り返すことで，作業療法士に必要な臨床思考や技術，態度を学ぶことができる。

作業療法参加型臨床実習に向けて
まずは学ぶことを意識することが大切である。そのためにはまず，感じることから始める。臨床実習は受け身の姿勢では学習成果は得られない。現場での患者，実習指導者，スタッフとのかかわりのなかで，自身の成長に必要なことを感じてほしい。

図3　コルブの経験学習モデル

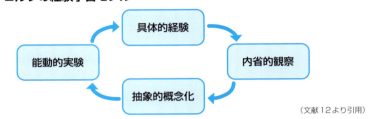

（文献12より引用）

アクティブラーニング ①
- 学習のための報酬にはどのようものがあるか，またどういうタイミングがよいか探してみよう。
- 暗黙知とはどのようなものか，調べてみよう。

Case Study
- 初めての臨床実習の学生がやってきた。実習指導者講習後，初めて受けもつ学生を前に，実習終了時点の到達目標の一つに，基本的な関節可動域測定が実習指導者の監視の下実施できる，とあった。

Question 1
基本的な関節可動域測定ができるようになるためには，実習指導者としてどのようなかかわり方をするのが望ましいか。
a 取り組みについて，学生に任せる。
b 到達目標につながるいくつかの中間目標を決めておく。
c 実習指導者の測定場面を見学するが，実際の経験の場は用意しない。
d 乗り越えるべき壁を高くして，乗り越えられるよう厳しく接する。

☞解答例 p.252

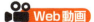Web動画

5　コーチング・ティーチング

■コーチング
　コーチングは，学習する人(学習者)の自発的な行動を促進させるコミュニケーション技術である(**図4**)。その目的は，目標を達成するために必要な知識や技術，ツールが何であるかを見つけ出し，それを学習者に備えさせる一連の過程を指す。双方向のやり取りのなかで学習者のアイデアを引き出すときや，やりたいことを明確にするとき，学習者のなかにある情報や考え方にアクセスしたいときに用いられる。

■ティーチング
　ティーチングは，「知識」「技術」「経験」などを相手に伝える(教える)ことが中心である。知識や技術の伝達において「教える＝ティーチング」は有効か

つ効率的であるが，一方向でアイデアを伝える，教えることになるため，コーチングに対して学習効果が得られにくいとされる。そのため，緊急性が高いときや基礎的な知識を教えるとき，ルールを徹底させるときに用いる。

このようにコーチングとティーチングは，**学習者に何を学んでほしいかに応じて手法を選択することが必要であり，コーチングとティーチングのどちらかが優れている，というわけではない**。従って，教育者は必要に応じて使い分けることが大切である。

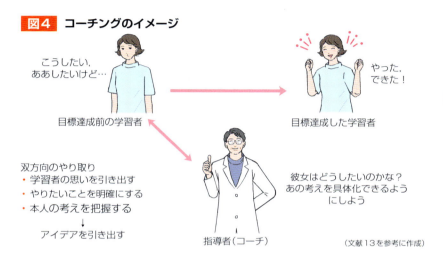

図4　コーチングのイメージ

（文献13を参考に作成）

コーチングは学習者のアイデアを引き出すが，それに必要なのが双方向であること，個別対応すること，継続することの3点である。また学習者が目標を達成するためには，いくつかの要素がある（**表8**）。

表8　目標達成に必要な要素

ビジョン	目標達成が必要な理由，目標達成により何が得られるか，目標とともに明確にする
知識	膨大な情報のなかから，必要な情報や知識を見つけ出す技術を身につける
技術	どのような技術が必要であるか，またそれを身につけるための方法や行動があるか，自ら決定し行動できる
ツール	役に立つもの，協力してくれる人を複数もち，効果的に選択して使用できる
ファウンデーション	前向きに行動を起こすには，安定した土台の上に立っている必要がある。人間関係の悪化や経済的不安は，前向きな行動を抑制する

（出江紳一　編著：リハスタッフのためのコーチング活用ガイド　第2版，医歯薬出版，2018．より引用）

■ GROWモデル

GROWモデルは，自らの目標や課題をより鮮明に見つけ，そのためのアプローチや考え方を深化させることを目的とする[14]。

このモデルを用いて教育者が質問することで，学習者の成長や課題に真剣に取り組む一助となるとされる。GROWモデルは，コーチングに必要

> **◎補足**
>
> **コーチングの基本構造**
> コーチングの基本構造は，①目標の設定，②現状と目標とのギャップの把握，③ギャップを埋めるために必要なものを備える，④行動を決定していくことである。その基本プロセスとして，GROWモデルがある。

なgoal（目標），reality（現状）／resource（資源），options（選択肢），will（意思）の頭文字をとったものである。GROWモデルに沿った質問の例を**表9**に示す。

表9 GROWモデルに沿った質問

goal	・目標の設定	「この実習でどのような成果を得たいですか」
reality	・現状の把握 ・目標と現状のギャップの把握	「今あなたにとって重要な課題は何ですか」
resource	・資源の発見	「教科書以外で調べる方法はありますか」
options	・選択肢や方法の検討	「最もよい方法は何ですか」 「ほかにも方法はありますか」
will	・意志の確認	「その計画で実行できそうですか」

（出江紳一 編著：リハスタッフのためのコーチング活用ガイド 第2版，医歯薬出版，2018．より引用）

このようなコーチングが機能しない場合もある。先に説明したが，緊急性が高いとき，基本的な知識を教えるとき，ルールを徹底させたいときには，まずはルールを明確にするためのティーチングを行うことが重要である（**表10**）。

表10 コーチングが機能しない人

- 人の話を聞けない人
- 約束（時間や行動）を守れない人
- 他者との信頼関係を築けない人
- 常に否定的で，攻撃的な人
- 思考や感情がコントロールできない人
- 他者に過度に依存する人
- 治療が必要な精神疾患を有する人

（出江紳一 編著：リハスタッフのためのコーチング活用ガイド 第2版，医歯薬出版，2018．より引用）

補足　Ward（ウォード）の言葉

米国の作家・牧師・教師であった，ウォードの言葉を紹介する[15]。教育者として作業療法の未来を担う学習者を指導する際の参考にしてほしい。
- 「普通の教師は，言わなければならないことを喋る」
- 「よい教師は，生徒にわかるように解説する」
- 「優れた教師は，自らやってみせる」
- 「そして本当に偉大な教師というのは，生徒の心に火をつける」

アクティブラーニング ②
- 自身の目標達成のための取り組み方について，GROWモデルで整理してみる。
- 学習者同士で指導者の立場に立ってコーチングを実施してみる。
- 学習者同士で学習者の立場に立ってコーチングを実施してみる。
- 指導者，学習者，双方の立場を経験して得られたことを共有する。

作業療法参加型臨床実習に向けて

現在の実習においては，一方向で教えられるだけではなく双方向でのコミュニケーションが欠かせないものになっている。臨床実習生は，自身のできるようになりたいこと，学びたいことを明確にして実習に臨んでほしい。また臨床実習指導者は学生の目標を達成し，さらなる成長をサポートするためのコーチングを行うのが望ましい。そのためには，臨床実習生とのコミュニケーションを継続することがポイントである。

試験対策 Point

コーチングやティーチングなどの教育手法は，実習における学生や後輩だけでなく，作業療法場面における患者対応にも活用できる。経験を積みながら学んでおくとよいだろう。

試験対策 Point

学習理論については，学習心理学という分野があるくらい，学習と心理学は密接にかかわっているため，心理学の学習を欠かさずしておこう。

Case Study

- あなたは3年目の作業療法士で，4月に入職したばかりの新人作業療法士の指導を担当することになった。新人作業療法士は，「実習では経験しているが，実際に働くということになるとものすごく不安だ」と話している。あなたは，新人作業療法士になんとか自信をつけてほしいと考えている。

Question 2

あなたならどういう順序で指導するか。最初に行うのが望ましいものは，a～dのどれか。
a 目標を決める
b 目標と現状のギャップの把握
c 選択肢や方法の検討
d 意志の確認

☞ 解答例 p.252

【引用文献】

1) 新村　出 編：広辞苑 第七版，岩波書店，2018.
2) 田島　一 ほか：やさしい教育原理 第3版，有斐閣アルマ，2016.
3) 文部科学省：教育基本法（https://www.mext.go.jp/b_menu/kihon/about/mext_00003.html，2024年9月現在）
4) 梶田叡一：教育評価 第2版補定2版），有斐閣，2010.
5) 日本作業療法士協会：日本作業療法士協会「作業療法士教育の教育水準」（改訂第5版），2020.
6) 梶田叡一：教育評価 第2版補定2版），有斐閣，2010.
7) 梶田叡一：教育評価入門，協同出版，2007.
8) 鹿毛雅治 編：学ぶこと・教えること－学校教育の心理学，金子書房，1997.
9) 有元典文：学習という観察．認知科学，20.3:281-282，2013.
10) 佐伯　胖：「学び」の構造，東洋館出版社，p.115-119，1975.
11) 大村彰道 編：教育心理学Ⅰ 発達と学習指導の心理学，東京大学出版会，p.205-226，1996.
12) Kolb DA：Experiential learning: Experience as the source of learning and development, Prentice Hall, 1984.
13) 日本作業療法士協会：作業療法臨床実習の手引き，2022.
14) John Whitmore：潜在能力をひきだすコーチングの技術，日本能率協会マネジメントセンター，1995.
15) 三好真史：教師の言葉かけ大全，東洋館出版社，2000.

【参考文献】

1. 辰野千壽：[三訂版]学習評価基本ハンドブック，図書文化，2010.
2. 菰田孝行：日本の医学教育における学習目標の表現に関する一考察．医学教育，40(4):259-263，2009.
3. 日本作業療法士協会：作業療法臨床実習の手引き(2022)，2022.
4. 辰野千壽：[三訂版]学習評価基本ハンドブック，図書文化，2010.

✓ チェックテスト

Q
①教育目標とはなにか（☞p.222）。 基礎
②教育活動における「ねらい」と「ねがい」とはなにか（☞p.222）。 基礎
③タキソノミーの3領域とは何か（☞p.223）。 基礎
④教育評価の意義は何か（☞p.224）。 基礎
⑤形成的評価とはなにか（☞p.225）。 基礎
⑥教育評価を理解する意義はなにか（☞p.226）。 基礎
⑦学習とは，経験によって生じる比較的「短期的」な行動の変化とされる。○か×か（☞p.227）。 基礎
⑧行動主義は，内的プロセスや知識を考えることを必要とするか（☞p.227）。 基礎
⑨認知論での学習は，「質的な構造変化」とされる。○か×か（☞p.227）。 基礎
⑩コルブの経験学習モデルでは，学習は自分なりの理論を概念化することを起点とする。○か×か（☞p.228）。 基礎
⑪教育者のアイデアを伝えるのがコーチング，教育者のアイデアを引き出すのがティーチングである。○か×か（☞p.228）。 臨床
⑫やりたいことを明確にするときには，コーチングの手法が有効である。○か×か（☞p.229）。 臨床
⑬GROWモデルのGはgoal(目標)，Wはwill(意思)を示す言葉である。○か×か（☞p.229）。 基礎
⑭常に否定的で攻撃的な人にはコーチングが十分に機能する。○か×か（☞p.230）。 基礎

養成教育と卒後教育，作業療法士のキャリア形成

養成教育と卒後教育，作業療法士のキャリア形成

4 作業療法学生が求められるもの

野本義則，古田常人，神山真美

Outline

● 「入学者受入れの方針（アドミッション・ポリシー）」「教育課程編成・実施の方針（カリキュラム・ポリシー）」「学位授与の方針（ディプロマ・ポリシー）」の3つのポリシーについて理解する。

● 自身が所属する（卒業した）作業療法士養成校の3つのポリシーや建学の精神などについて理解し，それに向けて研鑽する。

● 作業療法参加型臨床実習を説明できる。

● 基本的態度，臨床技能，臨床思考過程の修得の流れを学ぶ。

● 個人情報の取り扱いについて学ぶ。

● エンプロアビリティ（雇用されうる能力）の概念を理解する。

● 就職および就職後に必要とされる能力を理解し，在学中から向上させることが重要である。

1 養成校が求めるもの
野本義則

　この本を手にしている人の多くは，作業療法士養成施設に在籍中，もしくは卒業した人々と推察する。皆さんはどうして，その作業療法士養成施設に入学することができ，学び続けることができ，卒業することができたのであろうか。その理由は「高校の先生に推薦してもらったから」「試験に受かったから」ということではなく，それぞれの作業療法士養成施設が定める方針に則り入学を許可され，卒業を許可されたからである。

　あなたは，あなたの在籍する（卒業した）作業療法士養成施設のそれらの方針を知っているだろうか。ここでは，入学・学び・卒業に関連する3つのポリシー（図1）について学び，あなたの在籍する（卒業した）作業療法士養成施設の方針を理解し，それに向けて研鑽できるようになることを目指す。

◉補足

3つのポリシー
大学（短期大学および高等専門学校を含む）および大学院では，以降に述べる3つのポリシー策定が義務となっている。多くの作業療法士養成専門学校でも，3つのポリシーを制定していることが少なくない。

図1 3つのポリシー

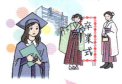
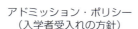
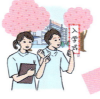

ディプロマ・ポリシー（学位授与の方針）
カリキュラム・ポリシー（教育課程編成・実施の方針）
アドミッション・ポリシー（入学者受入れの方針）

■アドミッション・ポリシー

アドミッション・ポリシーとは，「入学者受入れの方針」である。教育理念，ディプロマ・ポリシー，カリキュラム・ポリシーに基づく教育内容等を踏まえ，**入学者を受け入れるための基本的な方針を示したもの**である。大学として策定していたり，学科や専攻ごとに策定されたりする。また**求める学生像**といった表現で示す場合もある。各養成施設の特色や教育理念を反映したうえで，「どのような学生を求めているか」を示している。

> **アクティブラーニング①** あなたの在籍する（卒業した）作業療法士養成校のアドミッション・ポリシー，または「求める学生像」について確認しよう。

■カリキュラム・ポリシー

カリキュラム・ポリシーは，「教育課程編成・実施の方針」である。ディプロマ・ポリシーの達成のために，**どのような教育課程を編成し，どのように教育内容・方法を実施するのかを定める基本的な方針**である。科目の配置や授業の進め方の方針，教え方や学生自身の学び方にも言及するものもある。「学びの特徴」や「学びのステップ」といった表現で示されることもある。

> **アクティブラーニング②** あなたの在籍する（卒業した）作業療法士養成校のカリキュラム・ポリシー，または「学びの特徴」などについて確認しよう。

■ディプロマ・ポリシー

ディプロマ・ポリシーは，「学位授与の方針」である。**その教育理念を踏まえ，どのような力を身につければ学位を授与するのかを定める基本的な方針**である。卒業までの学生生活のなかで目指す目標が示されており，知識や技術，能力の修得だけではなく，人間的な成長や将来における人物像についても言及されていることが多い。「卒業認定の基準」「卒業生像」といった表現で示されることもある。

養成教育と卒後教育，作業療法士のキャリア形成

> **アクティブラーニング ③** あなたの在籍する（卒業した）作業療法士養成校のディプロマ・ポリシー，または「卒業認定の基準」などについて確認しよう。

■3つのポリシー以外に養成校が掲げるもの

　3つのポリシーの策定が義務化される以前から，大学等ではそれぞれの教育の目標や目的などをさまざまな形で示していた。代表的なものを**表1**に示す。

表1　3つのポリシー以外に養成校が掲げるもの

建学の精神	どのような人材を育成したいかなどの理念や，そのための独自的・個性的な教育の基盤となっているもの
学是，校是	学問や学校・大学が正しいととらえる方針
校訓	学校が定めた教育に関する目標や方針など
教育理念	その学校の教育によって到達を目指す理想的な姿

> **アクティブラーニング ④** あなたの在籍する（卒業した）作業療法士養成校の建学の精神や学是などについて確認しよう。

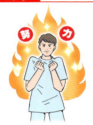

■3つのポリシーや建学の精神の達成に向けて

　3つのポリシーや建学の精神を理解するだけでは不十分である。各作業療法士養成施設が掲げる3つのポリシーや建学の精神は，それぞれの養成施設が求める作業療法学生像といえる。すなわち，それらの達成に向けて研鑽することが重要である。

> **アクティブラーニング ⑤** あなたの在籍する（卒業した）作業療法士養成校の3つのポリシーや建学の精神の達成のために，あなたはどのように行動すべきか，自身で考え，クラスメイトとその考えを分かち合おう。

2 臨床実習で求められるもの
　　　　　　　　　　　　　　　　　　　　　古田常人

■はじめに

　2020年4月から施行された新しい指定規則では，「診療参加型臨床実習」に基づいて実習を進めるのが望ましいとされた。これは作業療法士の場合には診療は行わないが，現場で臨床的な技能や思考過程を指導し，経験を通じて理解し，臨床の流れを遮らずに臨床のなかで実習を行うことを重視した実習方法をとることを指しており，実際の作業療法に参加しながら実習するという意味で「作業療法参加型臨床実習」とよばれることになった。
　この項では，臨床実習で学生が求められるものについて説明する。

■臨床実習の進め方[1]

　実習指導者の下で医療チームの一員として診療に参加する「作業療法参加型実習」を取り入れて進めていく。臨床実習の目的を理解し，作業療法への探求心をもって臨床に参加し，実習指導者の適格な言動や表情に気づき，実習指導者の指導・監視の下で自発的に行動することを目指す。

補足

学生は対象者への臨床技能の実践経験はほとんどなく、学内での学生同士などの健常者同士での実技練習の経験しかない。そのため臨床実習では、作業療法士として修得すべき基本的態度・臨床技能・臨床思考を育成する。この際、「学習の基本は模倣である」とし、実習指導者の指導・監督の下で臨床チームに参加し、実習指導者を手本（モデル）として、許容範囲の臨床体験を重ねることで、作業療法士としての基本的態度・臨床技能・臨床思考過程を修得していくという指導－学習形態をとる。

作業療法の臨床思考過程を理解するため、実習指導者の監督下で「見学」「模倣」「実施」の順に体験を重ねて学習する。体験によって得られた対象者の情報を国際生活機能分類（ICF：international classification of functioning, disability and health）を基に包括的に整理・解釈し、（実習指導者の）作業療法の臨床思考過程を説明できるようになるように学んでいく。

- 見学：学生が実習指導者の行う作業療法の解説を受けながら観察すること。
- 模倣：学生が実習指導者の行う作業療法の指導を受けながら実際に行うこと。
- 実施：学生が実習指導者の行う作業療法の監督の下、主体的に実際に行うこと。

● 学生が主体的な実習を行うために取り組むべきこと

学生は実習指導者の指導を受けながら、現場で経験した内容を自分のものにできるように①～⑤を日々繰り返すことが必要になる。

①チェックリストで自分の経験状況を確認する
②実習記録を書き、その日の経験を振り返る
③実習指導者とのディスカッションで臨床での考え方を学ぶ
④自己学習を通じて、経験したことと知識を結びつける
⑤患者の安心・安全に配慮し、患者の心情や回復に関心をもつ

● 基本的態度・臨床技能・臨床思考過程の修得の流れ

臨床実習から臨床実践に及ぶ基本的態度・臨床技能・臨床思考過程の修得の流れを**図2**に示す。臨床実習では、ラダーⅢまでの修得を目指す。将来的には、保健・医療・福祉において幅広く活躍できる人材を指すラダーⅣまでの修得が求められ、卒後を含めた臨床教育の一環であることを理解したうえで、現在の臨床実習の目標達成を目指す。

養成教育と卒後教育，作業療法士のキャリア形成

図2　作業療法教育における基本的態度・臨床技能・臨床思考過程の修得の流れ

	ラダーⅠ【実習生】	ラダーⅡ【ジュニア】	ラダーⅢ【シニア】	ラダーⅣ【スペシャリスト】
ラダーレベルと目標達成	臨床実習の目的を理解し、実習指導者の指導・監視の下で、「見学」「模倣」「実施」の順にリハビリテーション関係の体験を重ねて学習し、得られた情報をICFを参考に整理し、実習指導者の作業療法臨床思考過程を説明できるようになる	理念、方針に沿って指導下でリハビリテーション関係を実践できる	理念、方針に従って指導下でリハビリテーション関係を実践できる 学生のケースバイザー、新人のプリセプターができる 配属部署の実践向上、目標達成のため、役職者をサポートできる	法人の理念、方針ならびに目標に沿って、リハビリテーション部門の目標、方針を設定し組織の発展を牽引することができる 所属するセラピスト全体を指導、育成することができる リハビリテーション部門を計画・組織化・指示・調整・指揮・統率し、効率的運営・管理を実践する
ステップアップの課題	＃1 ラダーⅠ項目クリア ＃2 症例報告 ＃3 セミナー（討論）参加	＃1 ラダーⅡ項目クリア ＃2 症例研究発表 ＃3 新人教育プログラム参加	＃1 ラダーⅢ項目クリア ＃2 研究活動（症例、基礎） ＃3 各協会教育プログラム（認定または専門）修了	＃1 ラダーⅣ項目クリア ＃2 研究活動（症例、基礎） ＃3 各協会教育プログラム（認定または専門）修了
提出書類	①出欠席表 ②日々の学習記録 ③学生評価シート ④実習経験表 ⑤症例報告書	①個人目標管理シート ②実践能力評価表 ③個人研修履歴書 ④症例発表の抄録	①個人目標管理シート ②実践能力評価表 ③個人研修履歴書 ④研究活動の報告書（学会抄録または学術論文）	①個人目標管理シート ②実践能力評価表 ③個人研修履歴書 ④研究活動の報告書（学会抄録と学術論文）

● 臨床技能経験チェックリストの利用

臨床技能経験チェックリストは，実際の作業療法場面を想定し，学生が学ぶべき知識や技術を中心に一覧表としたものである。この臨床技能経験チェックリストは，在学期間をとおして学生が何をどの程度まで経験したか，今後は何を経験するべきかを学生と実習指導者とが共有するために用いる。

臨床技能経験チェックリストの記入方法（表2）

- 臨床技能経験チェックリストは，1年次の見学実習から4年次の総合臨床実習までの期間にわたって記入する。
- 臨床技能経験チェックリストを基に，実習指導者が見学・模倣・実施の機会を学生に提供したり，それを学生がどのように経験したかを実習指導者に報告させたりすることで，学生がその意義を考えたり，疑問をもち，質問するために記入する。
- そのため，1日の終わりに学生と実習指導者が一緒に記入するか，学生が記入したものを実習指導者が確認する。実習指導者によるコメントや両者でのディスカッションを通じて，学生が理解を深めていく。
- 学生が自らを振り返り，疑問をもち，課題を見つける習慣を身につけるよう，チェックリストの継続的な活用が期待される。

表2 臨床技能経験チェックリストの記入例

項目		見学	模倣	実施
運動の機能と身体構造	関節可動域測定	☑ ☑ ☑ ☑ ☐	☑ ☐ ☐ ☐ ☐	☐ ☐ ☐ ☐ ☐
	☑ 肩甲帯・肩関節　☑ 肘関節　☑ 前腕　☑ 手関節　☐ 頸部・体幹　☑ 股関節　☐ 膝関節　☐ 足関節			

「見学」にレ点を記入：肩関節の関節可動域（ROM：range of motion）訓練を見学させ，実際の仕方のポイントや，対象者のどういった反応に注意しているかを説明した。制限のある関節に，学生にゴニオメーターをあてさせてROMとゴニオメーターの使用方法を確認した。

「模倣」にレ点を記入：肩関節の他動運動時，代償動作がみられていたのでそれを説明し，学生に実際に確認させた。実施上のコツをどの程度理解できているかを学生に質問し，話してもらった。

「実施」にレ点を記入：同一の部位には，最終域感，その日の状態などに注意しながら，実習指導者の監督下で上肢ROM訓練を行えるようになり，学生から実施前後の報告をさせることで上肢ROM訓練をやってもらえるようになった。なお，どの部位を経験したかもわかるよう，該当部位名にレ点を記入する。

■ 臨床実習の評価

臨床実習の目的は，基本的な態度，臨床技能，臨床思考過程の3側面をとおして実践的なスキルを習得することである[2]。3つの側面に対しての臨床実習指導者，および学内での評価方法例に関して，**表3**に示した。

表3 基本的態度，臨床技能，臨床思考過程における臨床実習指導者と学内（教員）の評価方法

	臨床実習指導者	学内（教員）
基本的態度	チェックリストやルーブリックによる評価	OSCEの一部で評価
臨床技能	チェックリストやルーブリックによる評価	OSCEで評価
臨床思考過程	チェックリストやルーブリックによる評価	実習報告会での発表内容により評価模擬事例を提示し，筆記試験により評価

● 基本的態度

　基本的態度は情意領域の評価であるが，常時養成校の教員が実習施設で確認ができないので，この側面は実習指導者にゆだねる部分である。**表4**に基本的態度の内容（目標）を示した。臨床実習に向けての心構えとしても重要であるため，確認しておいてほしい。

表4 基本的態度における目標

一般目標	行動目標
職業人としての常識的態度を身につける	①状況に応じた適切な身なり
	②挨拶・自己紹介
	③職員に対する礼節のある言葉遣い・態度
	④患者に対する礼節のある言葉遣い
	⑤自発的な掃除・整理整頓
責任ある行動を身につける	⑥時間・期限の厳守
	⑦実習指導者からの指示の遵守
	⑧守秘義務・個人情報の取り扱いについての配慮
	⑨実習指導者への連絡・相談・報告
自己管理ができる	⑩自身の適切な生活管理
	⑪自身の行動目標設定・修正および自己評価
意欲的に取り組む姿勢（探求心・創造性）を身につける	⑫自身の目標達成するための具体的な取り組み
	⑬必要に応じた文献・資料の収集および理解
	⑭必要に応じた質問や意見の陳述

（文献1より許諾を得て転載）

● 管理運営

　『作業療法臨床実習の手引き（2022）』における管理運営の一般目標・行動目標として，**表5**を示している[1]。治療器具・道具の管理においては，作業療法室設備・備品・機器の整備や日々のメンテナンス，また感染予防の衛生管理が必要となり，安全な作業療法の提供には欠かせない（「セーフティマネジメント」p.113参照）。

| 表5 | 作業療法管理・運営の目標 |

一般目標	行動目標
治療器具・道具を安全に使用し管理できる	治療器具・道具の取り扱いが説明できる
	治療器具の整理整頓ができる
リスク管理について理解できる	アクシデント・インシデントの原因，予防対策について説明できる
	施設内の感染予防の必要性・方法について説明できる
記録文書（電子データ含む）の管理が適切にできる	個人情報の保護に留意した記録ができる
	記録の保管・廃棄ができる
他部門（他職種）との連携がとれる	他部門（他職種）との連携の必要性について説明できる
	リハビリテーションにおける作業療法の役割について説明できる
施設の特徴について理解できる	地域における該当施設の役割について説明できる
	当該施設の各部門について説明できる

(文献1より許諾を得て転載)

◉ 補足

個人情報保護に留意したプロフィールの記載

ADを呈した80歳代後半の女性。X－2年，物忘れ外来を受診するも，当時介護サービスの利用にはつながっていなかった。X－1年に買い物に行く途中で転倒し，大腿骨頸部骨折によりA病院入院。Y－3月にリハビリテーション目的で介護老人保健施設に入所するも，立ち上がりが頻回であること，帰宅欲求もみられたことで対応困難となり，X年Y月に当院入院。

● 記録

　記録は，個人情報の保護に関する法律（平成15年法律第57号）および「医療・介護関連事業者における個人情報の適切な取扱いのためのガイダンス」（平成29年4月14日厚生労働省）等の関連法令の規則に基づく必要がある。個人情報の取扱いに関する基本的な注意事項を示す（**表6**）。

| 表6 | 個人情報の取扱いに関する基本的な注意事項 |

基本的留意点	1）個人情報の取扱いに関して，実習中は実習施設の諸規則に遵守するとともに，実習指導者の指示に従う 2）実習等に関与しない対象者および家族の情報は収集しない 3）実習中の撮影・録画・録音は，実習指導者および担当教員が必要と判断し，かつ対象者の了解を得られた場合を除き禁止する 4）実習中知り得た情報や，個人の特定につながるような情報は，実習関係者以外の場では口外しない。また，SNS，ブログ，掲示板，動画投稿サイト等には一切投稿してはならない 5）実習上必要な場所以外では，対象者および家族の情報について話をしたり，実習記録を書いたりしない 6）不用意に対象者および家族の病名・治療に関する情報を本人，家族に告げない 7）記録物の置き忘れや紛失および盗難等のないように十分注意する
診療記録の閲覧	1）診療記録等の実習施設が作成した資料は指定された場所で閲覧し，施設の責任者の許可を得ない限り，施設から一切持ち出さない 2）電子カルテ等のパスワードやIDが付与されている場合，実習指導者の指導の下，閲覧させてもらう
実習記録の記載	1）実習記録の必要ない個人情報は記載しない 2）氏名，住所など個人が特定される情報は記載せず，意味のないアルファベット等で匿名化する 3）年齢は生年月日や年齢は記載せず，30代，50代後半などと表現する。発症日などの具体的な日付も記載せず，「X年X日」「X月X日＋7日」のように記号等を用いるか，「実習○日目」「発症○日目」等の日数で記載する 4）対象者の職業を記載する必要がある場合，具体的な職名や会社名等は記載せず，「会社員」「農業」のように抽象化して記載する
実習記録の保管	1）個人情報を含む実習記録は，原則として実習施設内で保管する。施設外に持ち出す必要がある場合は，実習指導者に相談する。なお，個人情報を含まないデイリーノートなどの記録に関してはこの限りではない 2）実習施設内であっても，実習中に個人情報を含む実習記録を携行できない場合は，施錠された棚等で保管するなど，管理に十分注意する 3）個人情報を含め実習記録を電子記録媒体（USBメモリ，SDカード，DVD，CD-R）等に保存する場合，パスワードの設定を行い，他者が閲覧できないようにする 4）電子記録媒体はほかの用途に使用せず，媒体を紛失しないために工夫（USBメモリであれば大きめのストラップをつける，必要のない場所に持ち運ばないなど）する 5）実習中および実習終了後に不要になった実習記録は，速やかにシュレッターで処分，ないしデータを削除する

● 臨床技能

　臨床実習では，すべての技能にコミュニケーション能力やリスク管理能力が求められる。例えば，ROM測定を実施するためには，患者に挨拶し，検査測定の旨を説明したうえで，実施の了承を得られなければならない。また測定中も，患者に対するリスク管理に努めなければならない。このように**客観的臨床能力試験**[*1]（OSCE：objective structured clinical examination）は，コミュニケーション能力やリスク管理能力を含めた技能を総合的に評価でき，臨床実習前後の学生の能力を評価できる。臨床実習に関する指定規則改定において，「臨床実習」の科目で「臨床実習前および臨床実習後の評価」を必修と示され，すべての養成校で臨床実習前後の学生の能力評価に活用されるようになっている。養成課程では，見学実習，評価実習，総合臨床実習が設定され，それぞれ目標が異なる。当然OSCEの内容もその目標にあったものが求められる（**表7**）。

　OSCEでは，試験後の学生に対するフィードバックが，教育として重要な役割を果たす。技能の要素ごとに採点された結果を試験直後にフィードバックされることによって，学生は「技能のどの部分ができなかったのか」を理解しやすくなる。また患者役からのフィードバックも貴重な助言となる。こちらは，試験終了後の全体へのフィードバックとして，模擬患者の視点からのフィードバックをもらうことが多い。

> **＊1　客観的臨床能力試験**
>
> OSCEは，1975年に英国のR. Harden らにより提唱され，医師および医学生の臨床能力（臨床実技）を客観的に評価するために開発された評価方法である[3]。日本では1993年に川崎医科大学で初めて導入され[4]，理学療法士・作業療法士などの教育にも導入されてきている。

表7 OSCEの種類と実施内容・評価項目例

	実施時期	設定事例	内容例	具体的評価項目
見学 OSCE	見学実習前		・自己紹介を含めた基本的態度 ・作業療法の紹介	・適切な言葉遣い ・適切な姿勢・態度 ・挨拶・自己紹介ができる ・相手の名前が確認できる ・了解を得て着席できる ・作業療法の紹介ができる
評価 OSCE	評価実習実習前後	・統合失調症 ・脳血管障害 ・認知症	・インテーク面接 ・作業面接 ・（生活課題）観察評価 ・血圧測定／片麻痺評価 ・HDS-R	・基本的なスキル：適切な言葉遣い，声の大きさ，スピード，適切な姿勢・態度，適切な言葉かけ・質問法を用いる，共感的・指示的な対応 ・面接の内容：作業の目的を確認できる，今後の生活プランを質問できる，対象者の発言に対する適切な対応 ・結果の報告：面接内容の報告，観察事項の報告，対象者の発言への対応に関して報告できる ・評価の進め方：要件（評価内容）を伝えることができる，適切な場所で観察できる，適切な態度で観察できる ・評価結果の報告：観察された問題行為などについて報告できる（例1：ブレーキのかけ忘れ・ボタンをかけていないことに気づかない，例2：ものとられ妄想，道具の使い方がわからない）
治療・介入 OSCE	総合臨床実習実習前後	・統合失調症 ・脳血管障害 ・認知症	・生活課題に対する治療・介入 ・作業課題実施時の対応	・介入の進め方：要件（介入目的）を伝えることができる，目的に合った介入ができる，対象者の反応に対応した課題の難易度を提示できる ・介入結果の報告：プログラム内容を報告できる，プログラムの根拠を報告できる，プログラム時の対象者の反応を報告できる，成果について報告できる，次回プログラムの修正に関して報告できる

● 臨床思考過程

　臨床思考過程は認知領域の評価である。これまではデイリーノート（ケースノートを含む）・症例報告書などの記述内容を基に，まず実習指導者が評価し，養成校教員も実習終了後の提出物の一部として評価対象としていた。経験する実習施設や事例により，評価に隔たりがあると感じている。

　学生の臨床思考過程を一定の共通基準で評価するには，実習終了後，養成校で実施される実習報告会の内容から評価する方法や模擬事例を提示し，その評価・介入プログラムについて記述解答させて評価する方法を併用するなどの評価方法も必要である（表8）。

表8　評価の機能によるタイプ

診断的評価：学習指導のレディネス（学修の準備状態）の評価	・準備状態の確認（個別・教育目標との整合性）と準備状態を創る教育機会の設定 ・認識の共有化（現状の認識と教育目標・教育内容）
形成的評価：学習者の理解度，学習の進捗の評価	・学習目標までの到達状況の確認と，学習者自身の学習状況の理解と学習活動の強化ポイント確認，その戦略の立案（学習機会の修正＋教育方法の見直し）
総括的評価：教育目標の達成状況の評価	・学習成果の評価，不足部分の補完や新たな学習目標の設定 ・教育の総合的な評価

3 就職活動で求められるもの　　　　神山真美

■ エンプロイアビリティ （employability）

　エンプロイアビリティ（employability）は，「雇用されうる能力」ととらえられ，大きく3つの考え方がある。1つは卒業時までに就職内定が獲得できる**内定獲得力**，2つ目は卒業後に就職先で働き続けることができる**実践的な就業能力**，3つ目は特定の職場にこだわらず職場を超えても活用できる汎用的なスキルと自分のキャリアを管理できる**生涯発展的な就業能力**である。

　作業療法士国家資格の取得や就職内定が最終目標ではなく，仕事のやりがいや役割を見出し，生涯にわたって自分の生き方や働き方を考える「生涯発展的な就業能力」を高めることが必要である。

■ エンプロイアビリティの構造

　2001年に厚生労働省は，エンプロイアビリティを「労働市場価値を含んだ就業能力，すなわち，労働市場における能力評価，能力開発目標の基準となる就業能力」と定義している[5]。

　エンプロイアビリティの構造として，A 職務遂行に必要となる特定の知識・技術などの顕在的なもの，B 協調性，積極的等，職務遂行にあたり，各個人が保持している思考特性や行動特性にかかわるもの，C 動機，人柄，性格，信念，価値観等の潜在的な個人属性に関するものと考えられている（図3）。

> **補足**
>
> **労働市場，市場価値**
> 労働市場とは，労働者と雇用する側で取引する場所で，労働力の対価として雇用側が報酬を支払う。市場価値とは，社内外問わず労働者個人が労働力として評価される能力を意味する。

図3　エンプロイアビリティの構造

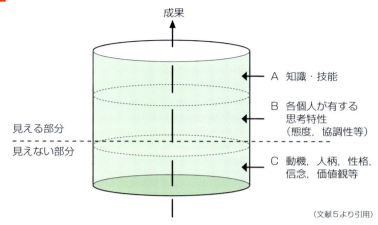

(文献5より引用)

■ 就職および臨床現場で働くために必要とされる能力

養成校から職場(臨床現場)にスムーズに移行すること，また臨床現場(労働需要)に適応できることが重要である。作業療法士として職務を遂行するにあたり，各個人が保持している思考特性や行動特性(協調性や積極性等)に着目し，臨床現場で必要とされ評価される能力について**表9**に整理した。これらの能力を，在学中から卒業後も意識し向上させることが必要である。

表9　臨床現場で必要とされる能力

業務推進力	・メンバーの意欲や能力をうまく引き出せる ・意見をまとめ牽引できる ・役割分担などチーム体制を作れる ・周囲の人を巻き込んで仕事を進められる
対人関係力 (共感・信頼)	・相手の話を注意深く聴き，考えや真意，気持ちをつかめる ・相手の意見や立場を尊重し理解できる ・どのような場面も協力的な関係を気づくことができる
適応力 (ストレス・環境)	・ストレスに感じることがあってもポジティブにとらえて対応できる ・自分なりの方法でストレスを溜め込まない(対処方法がある)
キャリア 形成力	・能力開発を行い，キャリアアップや自分の夢の実現のためにつなげられる ・将来の働き方や仕事について計画や夢をもっている
課題分析力	・必要な調査や情報収集など行って問題点をみつけることができる ・問題点を整理し，優先順位をつけることができる
責任感 (自覚・規律)	・社会の一員としての自覚をもっている(責任感) ・社会のルールや人としての約束を遵守して行動できる(規律性)
論理力 (文書表現力)	・報告書をデータや事例，根拠等を基にわかりやすく書ける ・考え方や意図が明確に伝わる文書で表現できる
リスク予測力	・起こりうるリスクを考え，計画へどんな影響があるか明確にできる ・起こりうるリスクを想定し，問題が生じた際の対応策を考えられる
柔軟性	・柔軟な見方ができ変化を楽しむことができる ・状況に応じて柔軟にやり方を変えることができる

【引用文献】

1) 日本作業療法士協会：作業療法臨床実習指針（2018）・作業療法臨床実習の手引き（2022）．（https://www.jaot.or.jp/files/%E4%BD%9C%E6%A5%AD%E7%99%82%E6%B3%95%E8%87%A8%E5%BA%8A%E5%AE%9F%E7%BF%92%E6%8C%87%E9%87%9D%E3%83%BB%E4%BD%9C%E6%A5%AD%E7%99%82%E6%B3%95%E8%87%A8%E5%BA%8A%E5%AE%9F%E7%BF%92%E3%81%AE%E6%89%8B%E5%BC%95%E3%81%8D%EF%BC%882022%EF%BC%89_220319.pdf，2024年9月現在）

2) 中川法一 編：セラピスト教育のためのクリニカル・クラークシップのすすめ 第2版，三輪書店，2013.

3) Harden RM, et al.: Assessment of clinical competence using objective structured examination. British Med J, 1:447-451, 1975.

4) 伴 信太郎：基本的身体診察法の教育に関する研究－重要性，目標，方略，評価－．川崎医会誌，24(4):231-242, 1998.

5) 厚生労働省：エンプロイアビリティの判断基準等に関する調査研究報告，2001.（https://www.mhlw.go.jp/houdou/0107/h0712-2.html，2024年9月現在）

【参考文献】

1. 文部科学省：大学教育部会（第40回）平成27年12月14日資料1-2.（https://www.mext.go.jp/b_menu/shingi/chukyo/chukyo4/015/attach/1365326.htm 2024年9月現在）

2. 田邊政裕：学士課程教育の三つのポリシーとアウトカム基盤型教育．医学教育，48(4)：237-242, 2017.

3. 理学療法士作業療法士学校養成施設指定規則（昭和四十一年三月三十日）（文部省／厚生省令第三号）.（https://www.jaot.or.jp/files/page/wp-content/uploads/2018/10/shiteikisokukaitei.pdf，2024年9月現在）

4. 理学療法士作業療法士学校養成施設指定規則の一部を改正する省令案について（概要）.（https://www.jaot.or.jp/files/page/wp-content/uploads/2018/10/gaiyou.pdf，2024年9月現在）

5. 理学療法士作業療法士養成施設指導ガイドラインについて（医政発1005第1号，平成30年10月5日.（https://www.jaot.or.jp/files/page/wp-content/uploads/2018/10/guideline.pdf，2024年9月現在）

6. 理学療法士作業療法士養成施設指導ガイドラインに関するQ&A（令和元年5月29日改訂版）.（https://www.jaot.or.jp/files/page/wp-content/uploads/2018/10/a8a9c6a523d24da4409328e1616b7b27.pdf，2024年9月現在）

7. Anderson, LW, et al.: A taxonomy for learning, teaching, and assessing: A revision of Bloom's taxonomy of education objectives, Longman, 2000.

8. 神山真美：作業療法士・理学療法士に必要とされるエンプロイアビリティ，国際医療福祉大学審査学位論文（博士），2021.

✔ チェックテスト

Q
①アドミッション・ポリシーとは何か，またあなたの所属する養成校のアドミッション・ポリシーは何か（☞p.233）。 **基礎**

②ディプロマ・ポリシーとは何か，またあなたの所属する養成校のディプロマ・ポリシーは何か（☞p.233）。 **基礎**

③エンプロイアビリティの3つの概念は何か（☞p.240）。 **基礎**

養成教育と卒後教育，作業療法士のキャリア形成

5 卒後教育とキャリア形成

奥原孝幸・沼田一恵・戸塚香代子・久保田哲夫

Outline

● 卒後教育とキャリア形成に関して，なぜ卒後教育，つまり自己研鑽である生涯教育，生涯学習が必要なのか，その自己研鑽の方法にはどのようなものがあるのか押さえる。
● キャリア形成と職業，ここでは職業の意義を学習し，キャリア形成の段階を理解する。
● 自己研鑽としての行動の基盤として重要な，セルエフィカシー（自己効力感）に関して学習する。
● 日本作業療法士協会の生涯教育制度を概観し，職能団体としての日本作業療法士協会が認定する認定作業療法士，専門作業療法士を理解する。
● 作業療法士のキャリア形成に関して，概要とさまざまな立場（企業に勤める作業療法士，子育て作業療法士）から実践例を述べる。

1 生涯にわたって学ぶ姿勢

奥原孝幸

　専門職は，知識や技術の向上のためには当たり前のように自己研鑽が必要であるが，これは個人のキャリアアップだけでなく，作業療法士あるいは作業療法士全体に対する，他職種や社会からの評価にもつながるものである。

　人々の作業を見つめるわれわれ作業療法士には，知識や技術に加えて，日々変化する社会情勢や多様な価値観に対応することが重要で，生涯にわたって学習し続ける必要がある。キャリアアップに向けた作業療法士の自己研鑽には，どのようなものがあるだろうか。

■ 臨床実践に必要な専門知識と技術のアップデート

　臨床実践の場やその経験によって，知識や技術をアップデートしていく自己学習と，職場内研修，外部の専門学会や専門職団体の認定制度を利用することなどである。エビデンスを求めての研究論文検索も重要である。なお，専門職団体に関しては後述する。

■ 職場外の学会，研修会等への参加

　これらの学会や研修会，勉強会などのSIG（special interest group）等への入会・参加は，職場での参加費負担，出張等も可能だがすべてとはいかず，自己負担にて参加することも多くある。またただ受講するだけではなく，演題発表や研究論文発表等，自身や仲間，指導者等と執筆した研究論文を発表する場合もある。ぜひともこのように，学術的な発表につなげることを強く奨励する。

■ 学術研究活動

　作業療法士という専門職であれば，臨床実践も重要だが，それにはエビデンスを検索して利用したり，自身の臨床実践を研究発表等として広げていくことも重要である。作業療法士が価値ある専門職として認められるには，避けては通れない道である。前述の学会発表と合わせて，研究学術誌への論文投稿を視野に入れてほしい。

■ 大学院等への進学

　大学院では，自己研鑽や学会参加と異なり，本格的な研究に関して学ぶことができる。詳細は次頁を参照。

2 日本作業療法士協会の生涯教育制度（図1）

　キャリア形成の一つとして，日本作業療法士協会認定の認定作業療法士，専門作業療法士の認定資格の取得がある。これは専門職能団体，つまり作業療法士であれば日本作業療法士協会が認定しているもので，当会に入会しないと，認定作業療法士，専門作業療法士の資格を取得することはできない。

　図1が，日本作業療法士協会の生涯教育制度の構造図である。基本的に

図1 日本作業療法士協会生涯教育制度の構造

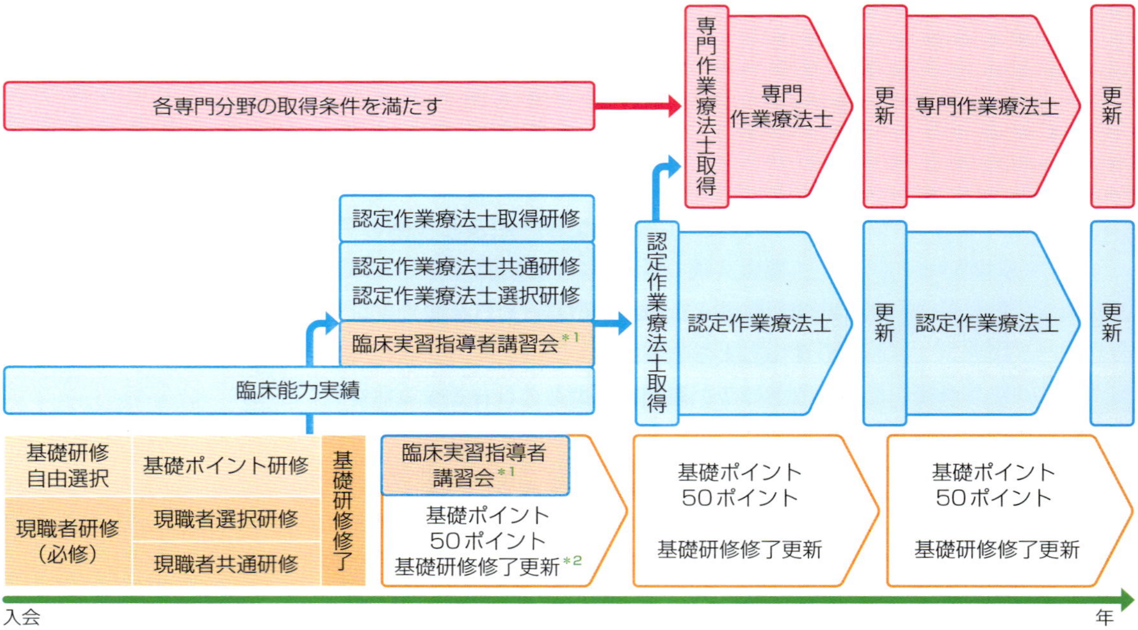

（日本作業療法士協会：生涯教育制度改定 2023 の概要．より許諾を得て転載）

＊1　免許取得後，実務経験4年以上で1回受講
＊2　臨床実習指導者講習会の受講は基礎研修修了の初回更新時の必須条件

3階建て構造となっており，1階から建て付けて（取得して）いくことになる。1階部分が作業療法士となって最初に受講する基礎的な部分で，ここは2階以上を建て付ける場合にも継続していく必要のある基礎的な部分である。その上階の2階部分が認定作業療法士，3階部分が専門作業療法士の制度となっている。

詳細は当会ホームページ等を細かく参照し，制度の改定に対して情報を常に収集して理解しておく必要がある。なお2024年5月1日現在，認定作業療法士は1,543名認定されている。

専門作業療法士は，**福祉用具，認知症，手外科，特別支援教育，高次脳機能障害，精神科急性期，摂食嚥下，訪問，がん，就労支援，脳血管障害**の11の専門領域を設定し，延べ162名の専門作業療法士が認定されている。

3 作業療法士と大学院教育

キャリア形成の一つとして，大学院に進学し，博士号や修士号を取得することがある。この学位取得は，作業療法士としての実践の広がりと深まり，また作業療法士養成校，特に養成校大学教員としてのキャリアの広がりにもつながる。それは自己実現，自身の成長の大きな機会となる。

自身の研究したいテーマに関して指導を受けながら，修士論文，博士論文を作成し，修士号，博士号の学位の取得に向けて学習する。現在は，作業療法学としての大学院設置も進んでいて，門戸は広がっている。

筆者としては，作業療法学の学位にこだわることなく，医学，保健学，福祉学，リハビリテーション学，総合学術，臨床心理学等の周辺学位のほうが，作業療法あるいは作業療法士を見つめることができ，学位取得後の広がりが期待できると考えている。

4 作業療法士のキャリア形成 奥原孝幸，沼田一恵，戸塚香代子，久保田哲夫

筆者はあまりキャリアを形成しようとして現職となったわけではなく，臨床や養成教育等を苦労しながら過ごすなかで，振り返ってみると道ができていたという印象である。やはり対象者にかかわる臨床は大切で，キャリアの出発はここからである，と考えている。

できた道をみると，もちろん満足感は大きく，自己実現にも結びついている。しかし現在では，この道筋を開発し形成するという道筋作り（キャリアパス）を意識化することが求められてきている。

また最近では，ワークライフバランスという言葉も登場している。これは生活のなかでの作業バランスに焦点を当てたもので，職業という作業とほかの作業とのバランス（調和）を重要視しているものであり，作業療法士的にはわかりやすい概念であるが，その実現はかなり困難である。個人の

補足

修士課程（master's course）
大学設置基準によると，広い視野に立って精深な学識を授け，専攻分野における研究能力またはこれに加えて高度の専門性が求められる職業を担うための卓越した能力を培うこととされ，2年間で修了するが長期履修制度を設けている大学院もある。基本的に修士論文を執筆する必要があり，修了すると修士号（master's degree）が授与される。

補足

博士課程（doctor's course）
大学設置基準によると，専攻分野について，研究者として自立して研究活動を行い，またはその他の高度に専門的な業務に従事するに必要な高度の研究能力およびその基礎となる豊かな学識を養うこととされる。3年間で修了するが，修士課程と博士課程の継続した5年間を博士課程とし，最初の2年間を博士前期課程，後半の3年間を博士後期課程として設置している大学院もある。基本的に博士論文を執筆する必要があり，修了すると博士号（PhD，doctor's degree）が授与される。

養成教育と卒後教育，作業療法士のキャリア形成

補足

学士・高度専門士・専門士

大学の学部を卒業すると，学士（bachelor）という学位が授与される。専門学校を卒業すると専門士という称号が授与され，大学への編入学が可能になる。加えて，文部科学大臣が認めた要件を満たした専門学校で4年間の教育課程を修了すると，高度専門士という称号が授与される。4年制の作業療法士養成専門学校はこれにあたり，学士と同等に評価され，大学院への進学も可能である。

価値観をより重要視してはいるが，個人の価値感に寄り過ぎず社会とのバランスを調整することは，独りよがりに陥らないために重要である。

　やはりキャリア形成は，職業人としてのキャリアを含む「1人の人としての成長である」といえる。

■ 職業とキャリア形成に関して

　職業は，キャリアや人としての成長に大きく影響を及ぼしていることはいうまでもない。そのためキャリア形成として，臨床実習指導者や後輩育成等の他者への指導的教育的役割，そして組織作りや社会貢献を担うことも並行して重要な側面となる。

　昨今，キャリア形成に関して耳にすることが多くなってきたので，ここで触れておく。別段目新しいことではないが，重要な視点が含まれている。

　職業の意義を以下にまとめた。

- 収入源
- 社会的欲求：所属，社会的評価や承認など。
- 自己実現の欲求と満足：職業選択理由の目的が満たされる，役に立っているという満足などのこと。この満足が，職業の意義として大きい。

　職業のとらえ方は，その人の自己実現，つまり人としての成長に大きく影響している。またキャリア形成に向けては，キャリア形成の段階を以下に示す。

①まずは，やりたいこと，なりたい自分を見つけること。
②やりたいこと，なりたい自分のなかで，できることを増やしていく。この部分が生涯学習の重要な部分である。
③上記①②のなかで与えられた責任を果たし，周囲からの期待に応え，認められる。

　結果としてキャリアが形成されてくると，自己実現の欲求に対する満足につながる。加えてキャリア形成には，自身の考えやその行動が重要である。そのなかで重要な視点として，Bundura の提唱したセルフエフィカシー（自己効力感）がある（**図2**）。セルフエフィカシーは，何か行動を起こそうとした際の，「どれくらいできるだろうか」という予測の程度を表す認識である。

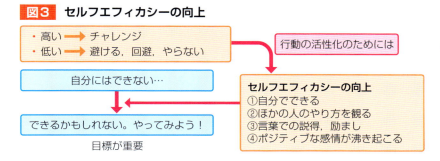

図2 セルフエフィカシー（自己効力感）とは

セルフエフィカシーは，図3のように①〜④の4点の繰り返しや相互作用のなかで向上していく。

図3 セルフエフィカシーの向上

- 高い ⇒ チャレンジ
- 低い ⇒ 避ける，回避，やらない

行動の活性化のためには

自分にはできない…

できるかもしれない。やってみよう！
目標が重要

セルフエフィカシーの向上
①自分でできる
②ほかの人のやり方を観る
③言葉での説得，励まし
④ポジティブな感情が沸き起こる

　人の成長は決して右肩上がりではない。筆者自身の臨床経験・年齢・健康，職場，作業療法士，社会等の変化のなかで，目の前のことをがむしゃらに頑張る時期から，リーダー，管理職，組織作り，専門職としての価値創造，社会貢献，加齢に伴う健康面，家族の役割等の変化，その変化のとらえ方，つまりはそれらの変化のバランスを取りながらキャリアを創造していき，その統合が人としての成長につながる。

　決して一直線ではなく，行きつ戻りつ，登りくだり，螺旋階段のように成長していくことを認識することが重要である。自身を振り返ると，作業療法にこだわることから，作業療法士にこだわることにシフトしてきた。キャリア形成は，変化を繰り返しながらの人生作りともいえる。

■作業療法士のキャリアの広がり

　ここでは3人の作業療法士の経験から，作業療法士の職域の広がり，ワークライフバランスの実際を学ぶ。

● 企業に勤める作業療法士〜福祉用具や介護ロボットの開発，販売にかかわって〜（沼田一恵）

　作業療法士は，高齢や障害により日常生活に困難が生じている人に，作業を用いて介入し，その人らしくより自立した生活ができるよう支援する生活支援の専門家である。生活をしやすくするために，心身機能・機能障害へのアプローチだけでなく，本人を取り巻く環境にもアプローチをす

る。例えば片麻痺により移動に車椅子が必要となった場合，居室の広さや動線，使用場面に合わせた車椅子の機種の選定，移動に支障となる段差解消の提案をし，本人と一緒に生活しやすい環境を整える。

　作業療法士として歩み始めた頃，生活を支援するスキルの一つとして福祉用具に関する知識が必要だと感じ，どのような人にどのような福祉用具が適応なのか，個々の対象者の状態に合わせた福祉用具について学んだ。車椅子シーティングが褥瘡の改善につながったケースを担当したときには，福祉用具の力を感じた。臨床現場で積極的に福祉用具を用いた環境調整をするなかで，福祉用具の販売，製造企業の人とたびたび協業する機会があり，製品開発や販売に興味をもっていった。大学院で福祉用具に関する研究をした後，福祉用具や介護ロボットを扱う一般企業で従事している（**表1**）。

　企業では病院や介護保険施設のように作業療法士の配置基準はなく，自分でできることを見つけ，提案していく。会社の経営理念・方針，事業計画に基づいて活動し，会社の利益に貢献することが求められる。自分の活動にどの程度のコストが発生するのか，それに見合った収益はどうやったら得られるのかを常に考えながら稼働することは，これまでの臨床では経験しないことで戸惑いは大きかった。一方で作業療法士としての経験が「こんな形で生きるのか！」という気づきもあった。

　障害や高齢により，生活動作や行為に困難さがある人の状態像や暮らしぶりを，客観的な指標を用いて評価し，根拠をもって他者に説明できるのは，ほかでもない作業療法士だからできるのである。ただ説明する相手は，医療や介護，福祉の専門職ではなく，経営者やエンジニア，営業職である。「多職種連携」ならぬ「異業種交流」であるため，例え話や具体的な事例を用いて説明することを常に心掛けている。

表1 キャリア

臨床	一般病院，障害者支援施設で約14年の臨床経験
進学	大学院で福祉用具の利用実態の調査研究
企業へ転職	介護ロボット開発，福祉用具の販売

● **作業療法士のワークとライフの調和～仕事・生活の変化と新たなチャレンジのなかで～（戸塚香代子）**

　一般社会において**ワークライフバランス**[*1]が提唱されて久しい。ただし社会に出ると，キャリア形成と数々のライフイベントを並行することが難しいことのように感じる瞬間に出くわすことがある。

　多くの人が作業療法士の養成学校を卒業すると，現場に出てから経験を積むことになる。それと並行して，20～30歳代で結婚や出産といったライフイベントを重ね，新しい家族をもつことになり，それはセラピストと

＊1　ワークライフバランス
内閣府の仕事と生活の調和（ワーク・ライフ・バランス）憲章[1]のなかでは，「誰もがやりがいや充実感を感じながら働き，仕事上の責任を果たす一方で，子育て・介護の時間や，家庭，地域，自己啓発等にかかる個人の時間を持てる健康で豊かな生活ができるよう，社会全体で仕事と生活の双方の調和の実現を希求していくこと」が提唱されている。

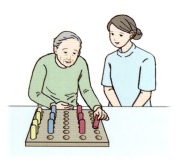

しての経験やキャリア形成と重なる時期でもある。またライフイベントは，自身や家族のけがや病気，介護といった，必ずしも喜ばしいことのみとは限らない。このような状況において，さまざまな個人の価値観の多様性が認められる時代の変化とともに，セラピスト個人の人生をどのように歩むかは，多くの人の関心ごとになっている。

筆者自身の臨床に出てからの10年以上を今振り返ると，毎年のように仕事・生活になんらかの変化や新たなチャレンジがあったように思う。日々臨床を重ねていくと，うまくいったこととうまくいかなかったことが出てくるが，その発見以上に，作業療法を通じて出会った患者や家族から学ばせていただくことが多いと感じる。例えば筆者が，認知症の患者にかかわらせていただいた経験は，後に自分の家族の介護に生かすことができた。またお子さんのリハビリテーションに際して，多くの保護者の子育ての工夫を実際に聴取した経験は，現在の自分の子育てに生かすことができていると感じている。このように，時を経て過去に患者や家族から得られた学びが，自分の生活にもリンクするという経験をした。これらは，ワークとライフの両方を持続的に実践していたことで得られた体験である。

われわれ作業療法士は，作業を分析し，参加や活動レベルで構成することに長けている職種である。仕事と生活それぞれの作業を調整し，個人と家族の双方の視点をもって仕事と生活の調和を図ることは，作業療法そのものであるといえるのではないか。大切なことは，われわれセラピスト自身も，自分のワークとライフの調和を模索し，そのときできる形で実践できるように，常にアップデートすることであると考える。

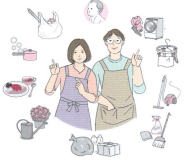

またワークとライフを調和し，自分の理想的な形に融合させるためには，周りの人の理解と協力が必要となることも多い。特に子育てや介護をしていると，自分1人ではなく，家族や支援者との協力が欠かせない。国や職場の制度の利用のほか，その制度を利用するに当たっては，家族や職場の人たちとも相談しながら活用することが望ましい。また同じ目的・目標をもつ仲間を見つけることも，非常に心強いだろう。それぞれ人によって，個人因子・環境因子は異なるが，人生100年時代にできる限り長く健康寿命を保ち続けるためには，そのときそのときで自分や家族の状況に応じて，仕事と生活を見直し，また，学び調整し続ける努力をしていくことが求められるだろう。

● 人生100年時代 作業療法士のスキルをリタイア後に活かす（久保田哲夫）

作業療法士のスキルを利用した退職後の自分自身の生活設計への役立て方を，私自身の例を示しながら説明する。

本書の読者のほとんどの方が，リタイアはずっと先のことと思っていることだろう。私は現在70歳を過ぎたところである。振り返ってみると，

養成教育と卒後教育，作業療法士のキャリア形成

意外にも時が経つのは早かった。それでも人生100年時代ということを考慮すると，およそ人生の3分の2が過ぎ去ったに過ぎない。

リタイア後は，「残りの人生を自分らしく生活するにはどうしたらよいか」が重要な問題となってくる。退職を前に，家族や先に仕事を退いた友人から「歳を重ねてもできる趣味を見つけておいたほうがよい」と言われていたが，なかなか思いつかなかった。たくさんの趣味をもってはいたが，その時々は楽しんだものの，年齢を重ねて続けられるものは少ないように思えた。

退職すると，組織に属さなくなり自由時間が大幅に増えるなど，大きく環境が変わる。自分自身が作業療法の対象者となるといってもよいだろう。実施時間やコストなどは，ほとんど自由に決められる。となると，かえって何をしてよいかわからなくなってくる。そこでまず，リタイア後のプログラムを決める条件を考えてみた（**表2**）。この条件に従って，自分のために組んだプログラムを以降に提示していく。

表2　リタイア後のプログラムを決める条件

- 自分で楽しいと思えるもの
- 歳を重ね，多少身体的精神的な能力が落ちても，難易度を下げるなどして続けられるもの
- あまり出費がかさまないもので，エネルギーや資源の無駄にならないもの
- 生活スペースを圧迫するほど，作業や保管の場所を取らないもの
- さらにモチベーションが上がるように，社会的なつながりがあるもの

独自のプログラムで生活の質（QOL：quality of life）アップ

①フリースクールのボランティア
- 内容：なんらかの理由で一般的な学校に通えない子どもたちに居場所を提供している，フリースクールのお手伝い。美術の時間の補助などを行う（**図4**）。

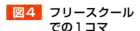
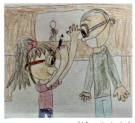

図4　フリースクールでの1コマ
（絵・ももか）

- 選んだ理由：(1)作業療法の経験を活かすことができ，それが社会の役に立つ，(2)自分が作業療法士になった理由の一つはモノづくりが好きである，(3)これまで経験したことのない子どもたちとの交流で，さらに学びや気づきがある。
- 結果：現役の頃，作業療法士としてかかわった対象者は20歳以上，特に高齢者だった。そのため小中高生に接すると毎回新しい発見があり，支援すると同時に自分自身の学びの場となっている。

②住宅改修
- 内容：今後を見越し，自宅（2階建て）の住宅改修を行う。心身機能の変化に対応する，バリアフリー住宅に近づける。
- 結果：動線を検討し，身体機能が低下した場合，1階平面生活にすぐに適応できるようにした。これまで老年期の利用者に提案してきた経験

や，東京都作業療法士会の研修会などで体系的に得た知識などが役に立った。改修に当たって，工務店とは意見の相違がかなり生じたが，自信をもって自分のプランを主張できた。現段階でかなり生活しやすくなっている。

究極のセルフマネジメントは，リタイアした後から

世間一般の常識に当てはめず，自分自身のための個別プログラムを立てる一例を示した。日程や予算など，何をするにも自由に決められることが，かえってプログラムをなかなか決められない原因となった。役立ったのが，私が作業療法士として活動してきた基礎，つまり主観的に眺めつつ，一方で客観的に考えることだった。

仮説に基づいてプログラムを立てそれを実施し，不都合な点は修正しつつ進めていく。このような作業療法士としての経験，特に老人保健施設での経験が自分の老後についての考えを深め，リタイア後の生活設計のヒントとなった。

これを読んでいる皆さんが高齢者となる頃は，定年退職という言葉はなくなっているかもしれない。そして多くの分野で，AIが身近な疑問に答えてくれるようになっているだろう。しかしどんなに時代が変わっても，身体機能だけでなく「人間の心」に寄り添う作業療法士という仕事は，ますます必要性を増してくると思う。特に高齢者にかかわる人は，仕事を将来の「自身の老後のシミュレーションの機会」ととらえると，対象者へのアプローチの仕方も違ってくるかもしれない。

提示したのは一例だが，これを読んでいる皆さんが，作業療法士として高齢者と向き合うことになったときの参考に，さらに皆さんが高齢者となるときの準備を，今から少しずつ始められるきっかけになればと思う。

アクティブラーニング ① 自身の理想的な仕事と生活の調和について考え，クラスメイトと分かち合ってみよう。

【引用文献】
1) 内閣府：仕事と生活の調和（ワーク・ライフ・バランス）憲章，2010.（https://wwwa.cao.go.jp/wlb/government/20barrier_html/20html/charter.html，2024年8月現在）

【参考文献】
1. Bandura, A：Self-efficacy. Toward a unifying theory of behavioral change. Psychological Review, 84(2),p.191-215, 1977.

2. 日本作業療法士協会：生涯教育制度改定2023の概要．（https://www.jaot.or.jp/files/page/kyouikubu/kikanshi131-2023-2-15_0001.pdf，2024年8月現在）
3. 日本作業療法士協会：教育部資格認定リスト.（https://www.jaot.or.jp/member/nirteiList/，2024年8月現在）
4. 奥原孝幸：認知行動療法と作業. 第3版 作業療法学ゴールド・マスター・テキスト 作業学（浅沼辰志 編），メジカルビュー社，2021.

養成教育と卒後教育，作業療法士のキャリア形成

Case Study　Answer

2　作業療法養成教育の臨床実習

Question 1

- 心身機能：廃用予防のための全身調整運動（体操など）。
- 活動：屋外歩行の距離や移動方法を確認する。オンラインで詩吟の会に参加するためのパソコン操作を確認する。
- 参加：オンラインで詩吟参加する，時期をみて実際に詩吟の会に参加する。

Question 2

今行われている治療はどのような目標に基づいて設定されているのか，今行われている治療はどのような評価や予後予測に基づいて設定されているのか，対象者の動作がうまくいかないのはなぜか，対象者のどのようなニーズに基づいて介入が行われているのかなど

3　教育方法論

Question 1

✕ a
○ b
✕ c
✕ d

Question 2

○ a：目標を決めることが第一
✕ b
✕ c
✕ d

索引

あ

アウトブレイク	103
アクシデント	101
アクシデントレポート	102
アドボカシー	22
アドミッション・ポリシー	233
暗黙知	228
医学モデル	199
意思決定ガイドライン	22
医師法	116
一般介護予防事業	172
一般目標	219
医は仁術なり	48
医療過誤	101
医療・介護ガイダンス	116
医療事故	101
医療保険	154
医療保険制度	159
医療倫理	48
インシデント	101
インシデントレポート	103
インフォームド・コンセント	22
エイジズム	25
営利法人	124
エピデミック	103
エンデミック	104
エンプロイアビリティ	240
応急修復期	108

か

開業	5
介護サービス	165
介護度	165

介護報酬	166
介護保険	156
介護予防事業	171
改善	71
ガウン	106
学士	246
学習	227
学修意欲	31
学修動機づけ	31
学修方略	31
学習理論	227
カスタマーハラスメント（カスハラ）	84
課題解決能力	32
学校教育法	129
学校保健	146
通いの場	178
カリキュラム	207
カリキュラム・ポリシー	233
カルチュラル・コンピテンシー	202
加齢	177
カンファレンス	37, 68, 132
管理運営	237
危険予知トレーニング	100
毀損	118
基本チェックリスト	171
基本的態度	237
基本報酬	166
義務論	46
虐待	19
逆パワハラ	84
客観的臨床能力試験	239
休憩時間	83
教育学	221

253

教育原理	221
教育心理学	221
教育目標	2, 210
教育理念	210
記録の訂正	113
勤怠管理	82
クラスター	103
クリニカル・クラークシップ	215
クリニカルラダー	77
ケアプロセス調査	134
計画	71
経験学習	214
形成的評価	225
欠格事由	13
見学実習	213
研究計画書	61
現況調査	134
検査実習	213
現地コーディネーター	109
憲法13条	17
憲法25条	17
後期高齢者医療制度	184
公共の福祉	17
合計特殊出生率	140
公衆衛生	146
更生相談所	175
高度専門士	246
行動主義	227
行動目標	219
功利主義	46
合理的配慮	32
高齢化	3, 140
高齢者医療確保法	183

高齢者の医療の確保に関する法律	183
国民皆保険制度	158
ゴーグル	106
心のバリアフリー	27
個人情報	117, 238
個人情報保護法	116
個人データ	119
個人の尊厳	17
個人防護具	106
コスト	73
国家試験	209
国家試験出題基準	209
コミュニケーション能力	32
雇用保険	156
コンセント	22
コンピテンシー	32
コンプライアンス	196

さ

災害フェーズ	107
作業療法白書	15
サーベイヤー	134
残業	83
産業保健	146
自己効力感	247
自己情報コントロール権	117
自己評価調査	134
市場価値	241
市場調査	125
施設基準	159, 162
市町村保健センター	147
疾患別リハビリテーション料	160
実行	71

実習指導者	82	職域保健	146
実践的な就業能力	240	職員採用	76
指定規則	2, 207	職業倫理指針	51
指導者	217	職務拡大	73, 75
児童相談所	175	職務充実	75
死亡率	144	書類の管理	114
社会人基礎力	29	事例報告書	219
社会的排除	27	ジレンマ	46
社会の激しい変化	30	人口ピラミッドグラフ	142
社会保険方式	164	人事考課	76
社会モデル	199	新人教育	78
就学支援	184	人物像の評価	77
修士課程	245	心理的安全性	86
就職状況	77	診療参加型実習	215
住宅改修	169	診療報酬制度	158
就労支援	176	スタンダードプリコーション	105
授業アンケート	225	ステレオタイプ	25
手指衛生	105	生活行為向上マネジメント（MTDLP）	180
守秘義務	14	生産年齢層	145
情意的領域	223	性自認	26
障害者基本法	173	精神運動的領域	223
障害者総合支援法	173	精神科作業療法	162
障害者手帳	175	精神科ショート・ケア	162
障害者福祉制度	173	清掃	87
障害程度区分	174	性的指向	26
生涯発展的な就業能力	240	正統的周辺参加	215, 217
障害福祉サービス	174	世界作業療法士連盟（WFOT）	192, 198
昇格審査	77	セクシャルハラスメント（セクハラ）	83
少子化	140	説明と同意	22
消毒	87	セルフエフィカシー	247
情報公表制度	134	専門士	246
情報通信技術（ICT）	95	総括的評価	225
情報の階層性	120	総合臨床実習	213

組織	91	電子カルテ	113
組織行動学	92	同職種連携	39
組織の見える化	93	特定疾病	165
ソーシャル・インクルージョン	26	特別支援学級	185
ソーシャル・エクスクルージョン	27	徒弟制	216
卒後教育	210	ドラッカー	92
卒前教育	210	トラブル	86
		ドレイファス兄弟	77
		トロッコ問題	46

た

待遇面	77
第三者評価	133
タキソノミー	223
多死社会	144
多職種連携	120
多様性	4, 22
多様性社会	22
地域ケア会議	178
地域ケア個別会議	179
地域ケア推進会議	179
地域作業療法	179
地域作業療法実習	213
地域包括ケアシステム	120, 177, 213
地域保健	146
地域保健法	147
チーム医療	4, 121
チームの条件	36
チームモデル	40
長寿医療制度	184
通級指導教室	185
通所リハビリテーション	168
定義	11
ディプロマ・ポリシー	233
テクニカル・スタンダード	32

な

内定獲得力	240
難民支援	201
ニーズ分析	125
日常生活支援総合事業	171
日本国憲法	147
入所リハビリテーション	169
認知的徒弟制	215
認知的領域	223
認知論	227
ねがい	222
ねらい	222
年金保険	155
ノーマライゼーション	26
ノーリスク幻想	98

は

ハイリスクアプローチ	180
ハインリッヒの法則	101
博士課程	245
パターナリズム	19, 49
ハラスメント	83
パワーハラスメント(パワハラ)	84

バーンアウト	44	マーケティング	71
非営利法人	124	マスク	106
被災混乱期	108	学びの場	184
備品管理表	89	自ら学び続ける姿勢	32
ヒポクラテスの誓い	48	名称独占	14
評価	71	メタ認知	31
評価実習	213	滅失	118
評価調査者	134	模擬ケアプロセス	135
不安全行動	101	目標管理	72
不安全状態	101	問題解決力	32
フェイスシールド	106	問題志向型医療記録	114

福祉用具	169
復旧期	108

や

復興期	108
不適切行為	55
フリースクール	250
フレイル	178

ユニバーサルデザイン2020行動計画	27
要介護認定	167
養成教育	5
要配慮個人情報	118

プロジェクト・アリストテレス	87
平穏期	108
ペイシェントハラスメント	84

呼びかけ文	191
寄合	195

ヘルプマーク	108

ら・わ

ベルモントレポート	63
放課後等デイサービス	129, 177
法人	192
訪問看護ステーション	127

リアリティショック	79
理学療法士及び作業療法士法	13
リスクマネジメント	98
リスボン宣言	20, 49

訪問リハビリテーション	168
保健行政	147
保健所	147
保険診療	158
保守点検	89
ポピュレーションアプローチ	180

リーダー	79
リーダーシップ	79
リネン	87
リベラルアーツ教育	31
利用者負担	166
臨床技能経験チェックリスト	236

ま

臨床思考過程	218, 240

マインドセット	123
倫理綱領	50

257

倫理審査委員会	62
倫理的課題	56
倫理的ジレンマ	46
倫理の目標	44
レスパイト	181
レポート	102
漏えい	118
労災保険	155
老人居宅生活支援事業	181
老人福祉施設	181
老人福祉法	180
老人保健福祉計画	181
労働時間	82
労働市場	241
労務管理	82
ワークライフバランス	248

欧文

Action	71
advocacy	22
Check	71
Do	71
doctor's course	245
employability	240
GROWモデル	229
Heinrichの法則	101
information and communication technology（ICT）	95
interprofessional work（IPW）	120

Japan disaster rehabilitation assistance team（JRAT）	109
JICA青年海外協力隊	201
LGBTQ+	26
management tool for daily life performance（MTDLP）	180
master's course	245
new employee training	78
normalization	26
objective structured clinical examination（OSCE）	239
OT entry level	35
PDCAサイクル	70，180
Plan	71
Project Aristotle	87
psychological safety	86
quality evaluation strategy tool（QUEST）	131，199
SMART	73
SOAP	115
social inclusion	26
VUCA	72
well being	12
World Federation of Occupational Therapist（WFOT）	192，198

数字

2025年問題	3，141，163
2040年問題	141，164

作業療法学　ゴールド・マスター・テキスト
作業療法管理学

2024 年 12 月 10 日　第 1 版第 1 刷発行

- ■ **監　修**　　長﨑重信　　ながさき　しげのぶ

- ■ **編　集**　　野本義則　　のもと　よしのり

- ■ **発行者**　　吉田富生

- ■ **発行所**　　株式会社メジカルビュー社
　　　　　　　〒162-0845 東京都新宿区市谷本村町2-30
　　　　　　　電話　03(5228)2050(代表)
　　　　　　　ホームページ　https://www.medicalview.co.jp

　　　　　　　営業部　FAX　03(5228)2059
　　　　　　　　　　　E-mail　eigyo@medicalview.co.jp

　　　　　　　編集部　FAX　03(5228)2062
　　　　　　　　　　　E-mail　ed@medicalview.co.jp

- ■ **印刷所**　　シナノ印刷株式会社

ISBN 978-4-7583-2265-2 C3347

©MEDICAL VIEW, 2024. Printed in Japan

・本書に掲載された著作物の複写・複製・転載・翻訳・データベースへの取り込みおよび送信（送信可能化権を含む）・上映・譲渡に関する許諾権は，（株）メジカルビュー社が保有しています．
・ **JCOPY** 〈出版者著作権管理機構 委託出版物〉
本書の無断複製は著作権法上での例外を除き禁じられています．複製される場合は，そのつど事前に，出版者著作権管理機構（電話 03-5244-5088，FAX 03-5244-5089，e-mail：info@jcopy.or.jp）の許諾を得てください．

・本書をコピー，スキャン，デジタルデータ化するなどの複製を無許諾で行う行為は，著作権法上での限られた例外（「私的使用のための複製」など）を除き禁じられています．大学，病院，企業などにおいて，研究活動，診察を含み業務上使用する目的で上記の行為を行うことは私的使用には該当せず違法です．また私的使用のためであっても，代行業者等の第三者に依頼して上記の行為を行うことは違法となります．

第3版 作業療法学 ゴールド・マスター・テキスト シリーズ

監修 長﨑 重信　文京学院大学 保健医療技術学部 作業療法学科 教授

改訂のポイント

さらに学習しやすく教えやすいテキストになりました！
① 紙面のフルカラー化
② 試験対策がさらに充実
③ 考える力を養う囲み記事「アクティブラーニング」を新設
④ 新しい実習形式である作業療法参加型臨床実習の解説を新設
⑤ 事例提示（「Case Study」）内に，授業や自習で活用できる問題（「Question」）を追加
⑥ 事例などのWeb動画，事例集の追加

※ Web動画，事例集については，収載されない巻もあります

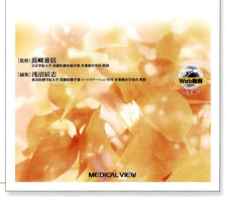

全巻構成（全13巻）

作業療法学概論
■B5判・448頁・定価4,840円（本体4,400円＋税10％）

作業学
■B5判・392頁・定価5,280円（本体4,800円＋税10％）

作業療法評価学
■B5判・560頁・定価6,380円（本体5,800円＋税10％）

身体障害作業療法学
■B5判・568頁・定価6,160円（本体5,600円＋税10％）

高次脳機能障害作業療法学
■B5判・328頁・定価4,840円（本体4,400円＋税10％）

精神障害作業療法学
■B5判・388頁・定価4,840円（本体4,400円＋税10％）

発達障害作業療法学
■B5判・336頁・定価5,170円（本体4,700円＋税10％）

老年期作業療法学

地域作業療法学
■B5判・364頁・定価4,620円（本体4,200円＋税10％）

日常生活活動学（ADL）
■B5判・320頁・定価4,620円（本体4,200円＋税10％）

福祉用具学
■B5判・320頁・定価4,620円（本体4,200円＋税10％）

義肢装具学
■B5判・340頁・定価6,160円（本体5,600円＋税10％）

作業療法管理学
■B5判・272頁・定価4,400円（本体4,000円＋税10％）

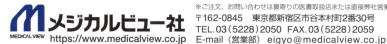

※ご注文，お問い合わせは最寄りの医書取扱店または直接弊社営業部まで．
〒162-0845　東京都新宿区市谷本村町2番30号
TEL.03（5228）2050　FAX.03（5228）2059
E-mail（営業部）eigyo@medicalview.co.jp

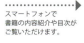

スマートフォンで書籍の内容紹介や目次がご覧いただけます．